New Wun Ching Developmental Publishing Co., Ltd.

New Age · New Choice · The Best Selected Educational Publications — NEW WCDP

生命科學
fe Sciences

Medical Microbiology
and Immunology

＋醫用

微生物
及免疫學

汪蕙蘭・編著

FOURTH
EDITION 第**4**版

國家圖書館出版品預行編目資料

醫用微生物及免疫學／汪蕙蘭編著.－ 第四版. －
新北市：新文京開發出版股份有限公司, 2024.12
面 ； 公分

ISBN 978-626-392-089-7（平裝）

1.微生物學 2.免疫學

369   113018282

醫用微生物及免疫學（四版）　　　　（書號：B385e4）

編　著　者	汪蕙蘭
出　版　者	新文京開發出版股份有限公司
地　　　址	新北市中和區中山路二段 362 號 9 樓
電　　　話	(02) 2244-8188（代表號）
Ｆ　Ａ　Ｘ	(02) 2244-8189
郵　　　撥	1958730-2
初　　　版	西元 2014 年 09 月 01 日
第　二　版	西元 2018 年 09 月 03 日
第　三　版	西元 2020 年 07 月 03 日
第　四　版	西元 2024 年 12 月 20 日

承蒙新文京開發出版股份有限公司鼎力支持,《微生物免疫學》才能挺進第四版。十年前獨自完成此書時的志忐不僅被成就感逐漸取代,書中的條列式簡述亦因添加許多內容與圖表而豐富起來。

　　相較於先前版次,本版中有著更多增刪。首先是加入凱米颱風相關的類鼻疽、寶來茶室粿條的邦克列酸、從非洲向各處擴散的 M 痘、新冠併發重症的預防與治療等必須強烈關注的焦點。其次是將原第 4 章<革蘭氏陽性桿菌>的分枝桿菌移入第 7 章<螺旋體與分枝桿菌>,因分枝桿菌的細胞壁結構不同內容中的其他菌種,修改後可以降低閱讀時的疑惑。

　　第三版次中的「免疫學篇」有諸多說明不足之處,新版修訂時不僅加入更多內容且使用更精準的文字進行敘述。除此之外,各章末另闢「重點整理」篇幅,讓讀者能更快速回顧以加深學習的內容;「學習評量」亦收錄近五年的微生物與免疫學國考題目,輕鬆掌握考題方向。

　　《微生物免疫學》第四版得以順利付梓必須感謝江品慧編輯,她的專業讓本人在編修過程中充分信任,她的耐心亦讓本人在無壓力下完成校閱。本書如有任何疏漏、錯誤,尚祈各界指正,以供未來修正之參考。

汪蕙蘭 謹識

AUTHOR

編著者簡介

 汪蕙蘭

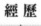 經 歷

輔英科技大學醫事檢驗生物技術系暨護理系副教授

學 歷

美國羅格斯大學(Rutgers University)微生物免疫學博士

CONTENTS 目錄 ✚

01
Chapter

緒　論
Introduction

1-1　微生物的分類

　　若就字義解讀，微生物(microorganisms, microbes)指的是微小生物，但巨大的靈芝與身長達數公尺的條蟲仍是微生物，因此體型大小並非決定微生物的絕對因素。更真確地說，**構造及特性才是定義、區分微生物的重要準則**。學理上依此概念將微生物分為病毒、細菌、真菌、寄生蟲四大類。

一、細菌 (Bacterium, Bacteria) ― 原核微生物

　　細菌屬於單細胞原核生物(prokaryotes)，其直徑或寬度約 0.1~2 微米(micrometer, μm; 1 μm=10^{-6} m)；光學顯微鏡下可以觀察它的外型，若要進一步觀察細部結構則需使用電子顯微鏡。此種微生物擁有細胞壁、細胞質、細胞膜與二種核酸（DNA 及 RNA），但**缺少細胞核膜（因此稱為原核生物）**、粒線體、高基氏體、內質網，中心體等執行特定功能之胞器(organelle)，如表 1-1 所示。

　　存在環境或動植物體表、體內之細菌通常以無性生殖法（二分裂或稱橫分裂）繁衍後代。依據外型、生長條件、細胞壁組成以及感染對象，能將細菌分為下列數群，其中包含**對人類具致病能力之菌種，它們大多屬於嗜溫菌、嗜中性菌、化合異營菌**。

1. **外型**：球菌、桿菌、弧菌、螺旋體。
2. **生長條件**
   (1) 溫度：嗜冷菌、嗜溫菌、嗜熱菌。
   (2) 酸鹼值：嗜酸菌、嗜中性菌、嗜鹼菌。
   (3) 氧氣需求：需氧菌、厭氧菌、微需氧菌、兼性厭氧菌。
   (4) 能量與碳素來源：光合自營菌、光合異營菌、化合自營菌、化合異營菌。

3. **細胞壁組成**：革蘭氏陽性菌、革蘭氏陰性菌。

4. **感染對象**：病原菌、伺機性病原菌。

二、真菌 (Fungus, Fungi) ― 真核微生物

真菌（俗稱黴菌，注意「霉菌」非正確寫法）是一群單細胞或多細胞真核生物 (eukaryotes)，單細胞的是酵母菌型(yeast form)真菌，例如酵母菌、隱球菌等，必須以光學顯微鏡觀察；多細胞的是菌絲型(mold form)真菌，例如可直接以肉眼觀察之蕈類（俗稱菇類）。值得提醒的是部分真菌擁有二型性(dimorphic form)，它們在室溫下呈菌絲型，進入人體後轉為酵母菌型，此類真菌包括念珠菌、芽生菌、組織漿菌、粗球孢子菌。

真菌的構造比細菌複雜，擁有細胞壁、細胞膜、細胞質、二種核酸以及執行特定功能之胞器，例如中心體、粒線體、高基氏體、內質網、溶小體等，見表 1-1。染色體因存在細胞核膜內而被稱為真核生物。

無性生殖與有性生殖是真菌的繁殖方式，但前者較為常見；多數真菌利用關節孢子、子囊孢子或芽生孢子進行增生。少數真菌利用雌配子與雄配子進行有性生殖。雌、雄配子經核融合與減數分裂後產生有性孢子，再分裂出新生之子代。若依據生理特性可將真菌分為子囊菌綱、接合菌綱、擔子菌綱、不完全菌綱；其中**感染人類的多屬於不完全菌綱，它們引起的疾病包括皮下、表淺性、全身性與伺機性真菌病。**

三、寄生蟲 (Parasite, Parasites) ― 最複雜的真核微生物

寄生蟲的構造與真菌極為相似，如表 1-1 所示，但生長過程需多種宿主（host，意指受感染之個體）參與。

學理上稱必須以顯微鏡觀察之**單細胞寄生蟲為原蟲**(protozoum, protozoa)，如弓蟲、瘧原蟲、阿米巴、陰道滴蟲、隱孢子蟲等，它們會利用無性或有性生殖增加數目。可以為肉眼所視之**多細胞寄生蟲為蠕蟲**(helminth, helmonths)，如線蟲、吸蟲、條蟲等。值得一提的是，蠕蟲多為雌雄異體，少數為雌雄同體（肝吸蟲、肺吸蟲、腸吸蟲），但二者皆是以卵、精子結合而成之受精卵（蟲卵）產生後代。

四、 病毒 (Virus, Viruses) ── 介於生物與非生物間之微生物

　　目前所知形體最小、構造最簡單的致病性微生物是病毒，它們的直徑約 20 至 400 奈米(nanometer, nm; 1 nm=10^{-9} m)，因此觀察時必須使用放大倍率較高之電子顯微鏡。

　　病毒不具任何細胞構造，見表 1-1，它是由蛋白質外殼與單一種核酸（DNA 或 RNA）組成的物種。學理上多根據其核酸成分進行分類，擁有 DNA 者為 DNA 病毒，RNA 者為 RNA 病毒。

　　病毒除擁有單一核酸外，它亦無法合成能量，必須依賴遭其感染之宿主（細菌、真菌、寄生蟲、動物、植物與人類）提供。當病毒利用醣蛋白與接受器的結合進入宿主細胞後，立即掌控存在其中的核糖體及產能酵素，目的是替它製造繁殖所需的能量、核酸與蛋白質。因此之故，病毒被列入**絕對細胞內病原菌**(obligate intracellular pathogens)之範疇內。

表 1-1　病毒與原核微生物、真核微生物的比較

名　稱	病毒		原核微生物	真核微生物		
	DNA 病毒	RNA 病毒	細菌	真菌	原蟲	蠕蟲
細胞構造	無	無	有	有	有	有
・細胞壁	無	無	有，胜醣組成；但黴漿菌、尿漿菌缺此構造	有，葡聚醣與幾丁質組成	無	無
・細胞膜	無	無	有，成分為蛋白質、磷酸、脂質；但黴漿菌、尿漿菌的細胞膜含有固醇	有，由蛋白質、磷酸、脂質、固醇組成		
細胞質內的胞器						
核糖體	無	無	有，30S 與 50S 次單位組成具功能的 70S 核糖體	有，40S 與 60S 次單位組成具功能的 80S 核糖體		
粒線體	無			有		

表 1-1　病毒與原核微生物、真核微生物的比較（續）

名　稱	病毒		原核微生物	真核微生物		
	DNA 病毒	RNA 病毒	細菌	真菌	原蟲	蠕蟲
內質網	無			有		
高基氏體	無			有		
中心體	無			有		
核仁	無			有		
溶小體	無			有		
細胞核（膜）	無			有		
‧核酸	1.線狀雙股 DNA 2.線狀單股 DNA 3.環狀雙股 DNA	1.單條線狀單股 RNA 2.多條線狀單股 RNA 3.多條線狀雙股 RNA 4.環狀單股 RNA	單一環狀雙股 DNA	線狀雙股 DNA，數目因種類而異		
繁殖法	一步驟繁殖法：合成殼體與核酸後再組合為新病毒		無性生殖（二分裂）	有性生殖或無性生殖		有性生殖

1-2　感染途徑與傳染性疾病

Transmission Route and Infectious Diseases

　　致病性微生物（病原菌，pathogens）經由不同途徑進入人體引起疾病，其中有些甚至與癌症發生有關。所幸學者發現以微生物或其產物製成之疫苗具有預防感染的效果，近年來不僅有新疫苗上市，亦有以改良式疫苗取代副作用較大之舊型疫苗。

一、感染途徑 (Transmission Route)

　　微生物進入人體的途徑有二，一是水平途徑，二是垂直途徑。

1. **水平途徑(horizontal transmission route)**
   (1) 空氣：呼吸道。
   (2) 水、食物：胃腸道。
   (3) 直接接觸：接吻、性行為或手的接觸。

(4) 病獸咬傷與病媒叮咬：皮膚或血液。

(5) 輸血、共用針頭：血液。

(6) 人為因素：滅菌不全之醫療器械或操作不當之醫療行為。

2. **垂直途徑(vertical transmission route)**

(1) 胎盤。

(2) 產道。

(3) 乳汁。

二、傳染性疾病 (Infectious Diseases)

細菌、真菌、病毒、寄生蟲引起的疾病計有以下數類。

1. **敗血症(septicemia, sepsis)**：細菌進入血液中繁殖，接著釋出毒素，造成全身性感染症，死亡率甚高。

2. **外毒素血症(toxemia)**：簡稱毒血症，細菌在感染處繁殖後將外毒素(exotoxin)釋入血中，必須一提的是這些細菌通常不會進入血液。它們引起的疾病包括白喉、破傷風，以及臘腸桿菌與金黃色葡萄球菌型食物中毒。

3. **內毒素血症(endotoxemia)**：革蘭氏陰性菌（相關說明見第 2 章）繁殖或死亡後，存在細胞壁的內毒素進入血液，即謂之內毒素血症。學理上將其分為外源性與內源性二型，顧名思義前者是外來的細菌入侵人體所致，後者多是存在腸胃道內的細菌大量繁殖造成，此種現象多出現在免疫功能不足者。

4. **菌血症(bacteremia)**：血中有革蘭氏陽性菌（相關說明見第 2 章）或陰性菌，可分為過渡性、間歇性與持續性菌血症。

(1) **過渡性菌血症(transient bacteremia)**：刷牙或牙科手術後細菌進入血液，數分鐘至數小時內隨即被免疫系統清除，通常不會造成病變。

(2) **間歇性菌血症(intermittent bacteremia)**：誘發骨髓炎或心內膜炎的細菌會週期性進入血液，血流將它帶至其他部位引起疾病；只要原發處的感染症治癒後，間歇性菌血症即消失。

(3) **持續性菌血症(persistent bacteremia)**：將患者的檢體接種至二套培養系統（相關說明見第 2 章）且長出相同細菌，隔一段時間後再重複相同試驗，若結果仍是陽性反應則表示為持續性菌血症。

5. **病毒血症(viremia)**：血中有病毒。

(1) **主動型病毒血症(active viremia)**：病毒經各種途徑入侵血液且在其中繁殖，最後引起病變。

(2) 被動型病毒血症(passive viremia)：利用輸血、傷口、病媒叮咬等媒介進入血液的病毒，有時可以不經過繁殖便能造成疾病。

6. **呼吸道感染症**(respiratory infections)：肺炎、流感、百日咳、氣管炎等。

7. **胃腸道感染症**(gastrointestinal infections)：霍亂、痢疾、腸胃炎等。

8. **生殖泌尿道感染**(genitourinary infections)：淋病、梅毒、滴蟲症、生殖器疣等。

9. **皮膚感染症**(skin infections)：癬症、痲瘋、麻疹、皮膚疣等。

10. **肌肉感染症**(muscular infections)：心肌炎、心內膜炎、旋毛蟲症、壞死性筋膜炎等。

11. **中樞神經系統感染症**(central nervous system infections)：腦炎、腦膜炎等。

12. **人畜共同疾病**(zoonoses)：鼠疫、炭疽病、鉤端螺旋體病等。

13. **伺機性感染症**(opportunistic infections)：多發生在孕婦、嬰幼兒、老人、洗腎者、罹癌者、糖尿病患者、愛滋病患、器官移植者等免疫功能不足之個體。

14. **院內感染**(nosocomial infections)：患者住院後 2 日內發生的感染症，病因多是醫院常見的大腸桿菌、綠膿桿菌、鮑氏不動桿菌、金黃色葡萄球菌等抗藥菌種。

　　衛福部依據「傳染病防治法」中的發生率、致死率、傳播速度將微生物感染症分為五大類，它們便是俗稱的法定傳染病(official communicable disease)，詳細五大類法定傳染病請掃描 QR Code。此種分類會隨著危害程度改變而調整，例如「嚴重特殊傳染性肺炎」（即新冠肺炎）在全球蔓延時（2020 年）屬於第五類法定傳染病，2023 年 5 月被降為第四類，2024 年 9 月 1 日正式更名為「新冠併發重症」。

五大類
法定傳染病

三、腫瘤 (Carcinomas)

　　細菌或病毒感染可能與腫瘤發生有關，其中最重要的有：

1. **EB 病毒**：鼻咽癌、伯氏淋巴癌、B 細胞淋巴癌。

2. **人類疱疹病毒 8 型**：卡波西氏肉瘤，好發於愛滋病患。

3. **B 型、C 型肝炎病毒**：肝癌。

4. **人類乳突瘤病毒 16、18 型**：子宮頸癌、陰莖癌。

5. **人類嗜 T 細胞病毒**：成人 T 細胞白血病。

6. **幽門螺旋桿菌**：胃癌。

四、疫苗 (Vaccines)

(一) 活減毒疫苗 (Live-Attenuated Vaccines)

　　重複多次將微生物接種至培養基、活細胞或動物體內，其致病力會逐漸下降，收集純化後，便能製成活減毒疫苗（表 1-2）。它能刺激接種者產生對抗感染的免疫力，但成分中的活減毒微生物可能恢復致病力，造成接種疫苗後發生感染之憾事。

(二) 非活性疫苗 (Inactivated Vaccines)

　　以物理方法（加熱）或化學製劑（甲醛）處理微生物，使其成為無致病力、具抗原性之非活性疫苗（如表 1-3 所示），它提供的保護效果雖不如活減毒疫苗，但安全性較高，可供免疫力不足者使用。

表1-2　活減毒疫苗

名　稱	成　分	預　防
卡介苗(Bacille Calmette-Guerin vaccine, BCG)	活減毒牛型結核桿菌	結核
麻疹、腮腺炎、德國麻疹疫苗 (Measles, Mumps and Rubella vaccine, MMR vaccine)	活減毒麻疹病毒、腮腺炎病毒與德國麻疹病毒	麻疹、腮腺炎、德國麻疹
沙賓疫苗(Sabin vaccine, OPV)	活減毒小兒麻痺病毒 1、2、3 型	脊髓灰白質炎（小兒麻痺症）
水痘疫苗(Varicella vaccine)	活減毒水痘帶狀疱疹病毒	水痘
天花疫苗(Smallpox vaccine)	活減毒痘苗病毒	天花，此症已於 1980 年絕跡，世界各國自該年起停止接種
新型日本腦炎疫苗 (Japanese encephalitis vaccine)	活減毒日本腦炎病毒	日本腦炎，台灣自 2017 年 5 月 22 日啟用

表 1-3 非活性疫苗

名　稱	成　分	預　防
霍亂疫苗（口服型）(Cholera vaccine)	非活性 O1 與 O139 霍亂弧菌	霍亂
沙克疫苗(Salk vaccine, IPV)	非活性小兒麻痺病毒 1、2、3 型	脊髓灰白質炎
舊型日本腦炎疫苗(Japanese encephalitis vaccine)	非活性日本腦炎病毒	日本腦炎
A 型肝炎疫苗(Hepatitis A vaccine)	非活性 A 型肝炎病毒	A 型肝炎
流感疫苗（三價疫苗）(Influenza vaccine)	二種非活性 A 型流感病毒、一種非活性 B 型流感病毒	流行性感冒
流感疫苗（四價疫苗）	二種非活性 A 型流感病毒、二種非活性 B 型流感病毒	
人類用狂犬病疫苗(Rabies vaccine for human)	非活性狂犬病毒	預防或治療狂犬病
動物用狂犬病疫苗(Rabies vaccine for animals)	非活性狂犬病毒	預防動物感染狂犬病
13 價結合型肺炎鏈球菌疫苗(pneumococcal conjugate vaccine, PCV13)	1, 3, 4, 5, 6A, 6B, 7F, 9V, 14, 18C, 19A, 19F, 23F 型非活性肺炎鏈球菌	肺炎鏈球菌引起之肺炎、中耳炎、腦膜炎，2015 年起全面接種
15 價結合型肺炎鏈球菌疫苗(pneumococcal conjugate vaccine, PCV15)	上項疫苗中加入 22F 與 33F 型非活性肺炎鏈球菌	與上項相同

(三) 次單位疫苗 (Subunit Vaccines)

　　為提升保護效果或降低接種疫苗後出現副作用之機率，業界研發出次單位疫苗（基因重組疫苗、重組蛋白疫苗，見表 1-4），它含有微生物的部分結構，例如細菌莢膜、細菌毒素或病毒構造蛋白。值得一提的是，此類疫苗中常見之**類毒素，便是以甲醛處理細菌外毒素後的產物。**

表 1-4 次單位疫苗

名　稱	成　分	預　防
白喉、百日咳、破傷風疫苗(DPT vaccine)	白喉類毒素(D)、非活性百日咳桿菌(P)、破傷風類毒素(T)	白喉、百日咳、破傷風，接種後可能出現過敏、抽搐，嚴重者會死亡
新型白喉、百日咳、破傷風疫苗(DTaP vaccine)	白喉類毒素(D)、百日咳桿菌蛋白質(aP)、破傷風類毒素(T)	白喉、百日咳、破傷風，對神經細胞之傷害較低

表 1-4　次單位疫苗（續）

名　稱	成　分	預　防
流感嗜血桿菌疫苗 (Hib vaccine)	b 型流感嗜血桿菌莢膜	幼兒腦膜炎、會厭炎與呼吸道感染症
流感嗜血桿菌疫苗 (HbCV vaccine)	b 型流感嗜血桿菌莢膜、蛋白質佐劑[註1]	幼兒腦膜炎、會厭炎與呼吸道感染症，保護效果較上項佳
B 型肝炎疫苗 (Hepatitis B vaccine)	B 型肝炎表面抗原(HBsAg)	B 型肝炎
子宮頸癌疫苗 (Cervical carcinoma vaccine)	6、11、16、18 型人類乳突瘤病毒之構造蛋白	生殖器疣（菜花）、子宮頸癌、陰莖癌
23 價多醣體肺炎鏈球菌疫苗 (Pneumococcal polysaccharide vaccine, PPV)	1、2、3、4、5、6B、7F、8、9N、9V、10A、11A、12F、14、15B、17F、18C、19A、19F、20、22F、23F、33F 型肺炎鏈球菌莢膜	鏈球菌性肺炎、中耳炎、腦膜炎
五合一疫苗[註2] (DTaP-Hib-IPV) （IPV=沙克疫苗=注射型小兒麻痺疫苗）	白喉類毒素、百日咳桿菌蛋白質、破傷風類毒素、b 型流感嗜血桿菌莢膜、非活性小兒麻痺病毒 1、2、3	白喉、百日咳、破傷風、小兒麻痺症，流感嗜血桿菌型腦膜炎、會厭炎、呼吸道感染症
動物用狂犬病疫苗 (Rabies vaccine for animals)	狂犬病毒的結構蛋白	預防動物感染狂犬病
Novavax 疫苗 (Novavax Covid-19 vaccine)	SAR-CoV-2 棘蛋白（含佐劑 Matrix-M）	嚴重特殊傳染性肺炎（現改稱為「新冠併發重症」）
AZ 疫苗 (Astra-Zeneca Covid-19 vaccine)	SAR-CoV-2 棘蛋白	
高端疫苗 (MVC Covid-19 vaccine)		

註 1. 佐劑(adjuvant)：疫苗的組成之一，它具有活化抗原呈現細胞、刺激細胞激素分泌的功能，因此可以協助誘發、延長或增強對目標抗原，產生非特異性與特異性免疫反應。詳細內容見第 20~22 章。

註 2. (1) 衛生福利部自 2010 年 3 月 1 日起使用五合一疫苗，嬰兒出生後滿 2 個月、4 個月、6 個月時各接種一劑，並於 1 歲半時追加一劑。

　　　(2) 2017 年國際 B 型肝炎疫苗產能失衡，導致衛福部疾管署無法購足國內所需之劑量，僅能以六合一疫苗應急，同時規定自該年 5 月 1 日起全面對嬰兒進行施打；原本接受過二劑 B 型肝炎疫苗者的第三劑則是以六合一疫苗取代。貨源充足後（2019 年 12 月）即恢復原來的五合一疫苗接種計畫。讀者不難由前段文字看出，六合一疫苗其實就是五合一疫苗加 B 型肝炎疫苗。

(四) 核酸疫苗 (Nucleic Acid Vaccines)

　　自愛滋病被發現以來，治療劑的問世已逐步達成緩解患者症狀且延長其生命的效果，但隨之而來的抗藥性讓醫界與藥界思考預防性疫苗的必要性。然而經過十數載投下大量金錢與人力，愛滋病疫苗仍止於研發階段。若非嚴重特殊傳染性肺炎（現改稱為「新冠併發重症」）來得既快且兇猛，便不會有救命疫苗（mRNA 疫苗，表 1-5）的使用。這個在急就章下製造出的產品也許是開啟核酸疫苗大門的鑰匙，但人們依舊懼怕外來核酸（尤其是 DNA）進入人體後，是否能改變細胞內的訊息？又是否會啟動原本靜默的癌基因，誘導腫瘤發生？

表 1-5 核酸疫苗

名　稱	成　分	預　防
BNT 疫苗 (Pfizer-BioNTech Covid-19 vaccine)	製造 SARS-CoV-19 棘蛋白之 mRNA	新冠併發重症
默德納疫苗 (Moderna Covid-19 vaccine)		

1-3　微生物的清除 ☑
The Clearance of Microorganisms

　　存在環境中或物體表面的微生物可以被清潔、抑菌、消毒、滅菌等方法清除。當致病性微生物經由皮膚、血液、呼吸道、胃腸道、生殖泌尿道等途徑入侵人體時，免疫系統（相關說明見第 20~22 章）亦可對其展開殲滅行動；然一旦出現症狀，就必須依賴抗微生物製劑的治療，患者才能恢復健康。

一、清潔 (Cleaness)

　　減少物體或人體表面微生物數目的過程稱為清潔，具此能力的是清潔劑 (detergents)或界面活性劑(surfactants)，如肥皂、洗衣精、洗碗精、沐浴乳等。它們能使微生物自物體表面脫離，但必須提醒的是沐浴後 2 小時內，體表（尤其是腋下、鼠蹊部等皺摺處）的微生物數目會回復至清潔前。

　　學理上依據化學結構將**清潔劑分為陽離子型、陰離子型與非離子型三大類**，前二者的去汙力最強、且具有抗菌效果，因此能清潔皮膚、食具、器具，臨床上常用之 antiseptol 便是一種擁有四級銨結構之陽離子型清潔劑。

二、抑菌 (Bacteriostasis)

　　抑制微生物繁殖即為抑菌，由於微生物並未死亡，抑菌壓力一旦移除，微生物便能恢復繁殖能力。冰箱是保存食物的最佳抑菌設備，但存放於冷藏櫃之食物應在 3 日內吃完，冷凍櫃的食物亦最好在 2~3 週內食畢。必須冷凍的食品（尤其是肉類），應先分裝後再保存，避免在反覆冰凍、解凍下滋生細菌。

三、消毒 (Disinfection, Antisepsis)

　　利用物理或化學方法使微生物喪失感染力者謂之消毒，它僅對具繁殖能力之細菌、真菌、病毒、寄生蟲有效，無法去除細菌芽孢、真菌孢子與耐熱性較強之 B 型肝炎病毒。目前常用的消毒方式如下所列。

(一) 煮沸法 (Boiling)－家庭中最常使用之消毒法

1. **消毒原理**：破壞蛋白質，使微生物死亡或喪失感染力。
2. **溫度與時間**：100°C，煮沸 10~15 分鐘即可；若要提高效果必須將時間延長至 30~60 分鐘，抑或在水中加入硼酸、重碳酸鈉或氫氧化鈉，然此種處理僅能用在消毒器皿上。
3. **適用對象**：飲水、食具、床單、玻璃製品等，塑膠製品禁用此法。

(二) 低溫消毒法 (Pasturization)

　　此法由 19 世紀法國微生物學家巴斯德首創，後人因此稱它為巴斯德消毒法或巴氏消毒法。

1. **消毒原理**：破壞蛋白質，導致微生物死亡或失去感染力。
2. **溫度與時間**：62°C，30 分鐘或 72°C，15 秒，台灣的酪農多以後者處理鮮乳。
3. **適用對象**：牛奶、酒類等不耐熱飲品。巴氏消毒法僅能除去牛奶中的布魯氏桿菌、牛型結核桿菌等不耐濕熱之微生物，因此牛奶內仍存有乳酸桿菌及其他耐熱性微生物。乳製品應保存在 4°C 中，若置於室溫中 30 分鐘以上，容易變酸、腐敗，最好不要飲用。

(三) 過濾法 (Filtration)

1. **消毒原理**：帶正電的濾膜能吸附帶負之微生物，再加上濾膜孔徑極小，凡大於孔徑者即無法通過，因此能有效清除微生物。為提高液體通過濾膜的速度，過程中必須使用真空幫浦。

2. **濾膜**：目前常用之濾膜有二種，其一之孔徑為 0.45 微米(μm)，其二之孔徑為 0.22 微米；前者能清除溶液中大部分細菌，後者用於移除體積較小的黴漿菌、尿漿菌、披衣菌。由於濾液中可能含有更小的微生物，因此不能久置，最好在 2~3 週內用完。

3. **適用對象**：含血清、抗生素、蛋白質等懼熱溶液或培養基。

(四) 紫外線照射法 (UV Irradiation)

1. **消毒原理**：核酸（尤其是 **DNA**）在紫外線(ultraviolet, UV)照射下，序列中二個**相鄰之胸腺嘧啶(thymidine)會形成雙偶體(T-T dimer)**，導致突變發生，微生物因此無法順利複製核酸，最後死亡。

2. **消毒時間**：波長 **254~260 nm** 的紫外線消毒能力最強，但它不具穿透性，因此需照射 30 分鐘以上才有效果，若空間愈大照射時間必須愈長。

3. **適用對象**：消毒病房、藥廠、候診室、診療室、食品廠、微生物實驗室等處的空氣。由於紫外線會傷害眼睛與皮膚，因此必須確定上述地點無人後才能使用。除此之外，使用時必須關閉日光燈或其他燈源，避免紫外線的消毒效果遭受干擾或破壞。

(五) 酒精 (Alcohol)

1. **消毒原理**：溶解細胞膜、使蛋白質變性，導致微生物脫水死亡，酒精亦稱乙醇(ethanol)，是目前應用範圍最廣的醇類。

2. **濃度**：70~75%之酒精消毒效果最佳，市售之藥用酒精（濃度為 95%）必須稀釋後才能使用，理由是它的水含量過低，無法進入微生物體內，因此不具消毒效果。

3. **適用對象**：皮膚、棉球、體溫計，由於酒精對黏膜具刺激性，僅能用於無傷口之皮膚。

(六) 優碘 (Betadine, Povidone-iodine)

1. **消毒原理**：碘具氧化性，能破壞蛋白質，使微生物死亡。碘中若加入酒精即為碘酒，由於刺激性強，目前已極少使用。碘若與 polyvinyl pyrrolidine 結合即為優碘。

2. **適用對象**：傷口、皮膚，**優碘已取代酒精成為最常用的皮膚消毒劑**。值得提醒的是優碘會抑制傷口處的肉芽組織生長，造成傷口癒合不易。建議塗抹優碘後再以生理食鹽水充分洗淨，重複二至三次後，再視傷口大小，決定是否進一步處理。

(七) 氯 (Chloride)

1. **消毒原理**：氯具氧化性，能破壞蛋白質，使微生物死亡。若將其衍生物（次氯酸鈉，NaOCl）稀釋至 5%，即是家中常用之漂白水。

2. **適用對象**：飲用水、游泳池水。

(八) 酚 (Phenol)

1. **消毒原理**：此種化學消毒劑亦稱石碳酸(carbolic acid)，它既能破壞細胞膜、亦能使蛋白質變性，導致微生物死亡。

2. **適用對象**：酚的刺激性與腐蝕性皆強，僅能用於處理醫院地板與患者排泄物。

(九) 葡萄糖酸氯己啶 (Chorhexidine gluconate)

1. **消毒原理**：溶解細菌的細胞膜，能殺滅革蘭氏陽性與陰性菌。

2. **適用對象**：皮膚、靜脈導管的消毒。業界製作漱口水時會加入葡萄糖酸氯己啶，目的在降低牙周病的發生率。必須注意此種消毒劑在內用與外用上的濃度不同，內用(0.1~0.2%)約是外用(2%)的十分之一。

四、滅菌 (Sterilization)

最徹底、最有效的清除微生物行為應屬「滅菌」，它既能殺死微生物繁殖體，亦能破壞細菌芽孢、真菌孢子，更能解除 B 型肝炎病毒的感染力。學理上稱滅菌的結果為無菌(sterile)，具此效果者有以下四種。

(一) 高壓蒸氣滅菌法 (Autoclaving)

1. **滅菌原理**：破壞蛋白質，導致微生物死亡。

2. **溫度與時間**：將高壓蒸氣釜的**壓力固定在 15 磅／平方英吋(15 lb/in²)**，溫度便能由 100°C **上升至 121°C**；物體若存在此種狀態下達 **15~20 分鐘**，其表面或內部之微生物、芽孢、孢子即全數死亡。若要處理大量溶液，必須將滅菌時間延長至 1 小時。

3. **適用對象**
   (1) 未使用或使用過之棉花、紗布、手術衣，但二者必須分開處理。
   (2) 手術器械與玻璃器皿，滅菌完畢後會留下水氣，有時必須烘乾後再使用。
   (3) 生理食鹽水、基礎培養基。
   (4) 患者的體液、血液、排泄物。
   (5) 受致病性微生物汙染的患者衣物以及床單，必須先以高壓蒸氣滅菌法處理後再洗滌。

4. **禁用對象**：油脂、石蠟、塑膠製品等懼熱物件。

(二) 乾熱滅菌法 (Dry Heat Steralization)

1. **滅菌原理**：破壞蛋白質，造成微生物死亡。

2. **溫度與時間**：160~180°C，3~4 小時。

3. **適用對象**：油脂、石蠟、玻璃器皿。

4. **禁用對象**：棉花、紗布、手術衣、塑膠製品。

(三) 火焰法 (Flamming)

1. **滅菌原理**：以火焰的高熱直接燒死微生物。

2. **適用對象**：試管口、玻璃瓶口，培養細菌時使用之接種環與接種針。

(四) 氣體滅菌 (Gas Steralization)

1. **滅菌原理**：破壞蛋白質，使微生物死亡或失去感染力。

2. **氣體**：氧化乙烯(ethylene oxide, ETO)，由於它具有爆炸性，使用前必須先與二氧化碳混合，比例為 1：9 (ETO：CO_2)。

3. **適用對象**：不耐熱之塑膠製品，如針筒、導管、培養皿等。

(五) 戊二醛 (Glutaldehyde)

1. **滅菌原理**：破壞蛋白質，使微生物死亡或失去感染力。

2. **濃度與時間**：2~3%，處理 10 小時。

3. **適用對象**：內視鏡，如胃鏡、大腸鏡、食道鏡、口腔鏡等侵入性醫療儀器。

五、抗微生物製劑 (Antimcrobial Agents)

(一) 抗細菌劑 (Antibacterial Agents)—俗稱抗生素

1. **抑制細胞壁合成**：penicillin、cephalosporin、vancomycin。

2. **干擾細胞膜通透性**：polymyxin。

3. **抑制蛋白質合成**：chloramphenicol、erythromycin、tetracycline、streptomycin。

4. **干擾核酸複製、轉錄**：rifampin、quinolone、sulfonamide、trimethoprim。

(二) 抗真菌劑 (Antifungal Agents)

1. **抑制細胞壁合成**：nikomycin、polyoxin。

2. **抑制細胞膜合成、干擾細胞膜功能**：azoles、polyene。

3. **抑制 DNA 合成**：5-flucytosine、trimethoprim。

4. **抑制蛋白質合成**：blasticidin、sinefungin。

(三) 抗病毒劑 (Antiviaral Agents)

1. **破壞 DNA 聚合酶活性**：acyclovir、foscarnet、ganciclovir。

2. **抑制反轉錄酶活性**：azidothymidine、didanosine、lamivudine。

3. **干擾蛋白酶活性**：indinavir、ritonavir、saquinavir。

(四) 抗寄生蟲劑 (Antiparasital Agents)

1. **抗原蟲藥物**：metronidazole、pentamidine。

2. **抗蠕蟲藥物**：mebendazole、piperazine、praziquantel。

六、免疫系統 (Immune System)

(一) 先天性免疫 (Non-Specific Immunity)

1. **無特異性、無記憶性**。

2. **屏障**：皮膚、黏膜、纖毛、胃酸、溶菌酶、常在菌等。

3. **吞噬作用**：單核球、巨噬細胞、樹突細胞、嗜中性白血球等具有吞食入侵微生物（尤其是細菌）的能力。

4. **發炎反應**：組織受微生物感染後會出現紅、腫、熱、痛。

5. **補體活化**：溶解細胞、加強吞噬作用、參與發炎及過敏反應。

(二) 後天性免疫 (Specific Immunity)

1. **具特異性與記憶性**。

2. **體液性免疫**
   (1) 參與者：抗體、B 細胞、漿細胞、記憶細胞。
   (2) 作用機轉
   　　A. 對抗寄生在組織、血液、淋巴的微生物。
   　　B. 中和細菌毒素。
   　　C. 加強吞噬作用。
   　　D. 排斥移植物。

3. **細胞性免疫**
   (1) 參與者：輔助性 T 細胞、毒殺性 T 細胞、自然殺手細胞、巨噬細胞。
   (2) 作用機轉
   　　A. 對抗寄生在細胞內的微生物，如結核桿菌、痲瘋桿菌、立克次體、披衣菌、病毒。
   　　B. 毒殺腫瘤細胞。
   　　C. 免疫調理作用。
   　　D. 排斥移植物。

☑ **重點整理**

微生物清除法	條件（濃度）與清除機轉	適用對象
煮沸法	100℃，10~15 分鐘；破壞蛋白質	飲水、食具、床單、玻璃製品
低溫消毒法（巴氏消毒法）	62℃，30 分鐘或 72℃，15 秒；破壞蛋白質	牛奶、酒精
過濾法	孔徑 0.45nm 或 0.22nm，去除帶負電之微生物	含血清、抗生素、蛋白質的溶液
紫外線照射法	254~260nm 紫外線，引起 DNA 突變	空氣
酒精	70~75%溶解細胞膜	皮膚、棉球、溫度計
優碘	破壞蛋白質	傷口、皮膚
氯		飲用水、游泳池水
酚	破壞細胞膜與蛋白質	醫院地板、患者排泄物
高壓蒸氣滅菌法	15lb/in^2，121℃，15~20 分鐘；破壞蛋白質	紗布、棉花、手術衣、手術器械、生理食鹽水、基礎培養皿以及患者之體液、血液、排泄物
乾熱滅菌法	160~180℃，3~4 小時；破壞蛋白質	油脂、石蠟、玻璃器皿
氣體滅菌法	氧化乙烯，破壞蛋白質	針筒、導管、培養皿
戊二醛	2~3%，破壞蛋白質	胃鏡、大腸鏡、食道鏡、口腔鏡
氯己啶	溶解細胞膜	0.1~0.2%：漱口水，2%：外用

18 醫用微生物及免疫學
Medical Microbiology and Immunology

EXERCISE　學習評量　　　　　✓ 解答 QR Code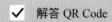

(　) 1.　高壓蒸汽滅菌法的條件是？(A) 160°C，10 分鐘　(B) 121°C，15 分鐘　(C) 115°C，20 分鐘　(D) 100°C，30 分鐘

(　) 2.　有關 70%乙醇之殺菌作用的敘述，下列何者錯誤？(A)溶解細胞膜之脂肪　(B)讓細菌脫水　(C)讓蛋白質變性　(D)使核酸分解

(　) 3.　紫外光殺菌，主要是因為下列何種原因？(A)蛋白質因吸收了波長 260 奈米的紫外光而被分解　(B)細胞壁被紫外光破壞　(C)分解細胞膜　(D)染色體 DNA 形成了 pyrimidine dimer，因而影響其機能

(　) 4.　下列何者是常用的消毒牛乳方法？(A)高壓蒸氣法　(B)紫外線照射法　(C)過濾法　(D)巴斯德滅菌法

(　) 5.　醫院內的毛巾被褥及衣服，用何種方法滅菌最適當？(A)噴灑 70%酒精　(B)噴灑 1%石碳酸溶液　(C)高壓蒸氣法，在 121℃加熱十五分鐘　(D)乾熱法，在 180℃加熱六十分鐘

(　) 6.　有關抗菌和滅菌處理的敘述，下列何者錯誤？(A)以酒精進行皮膚消毒，70%濃度之酒精比 95%有效　(B)戊二醛(glutaraldehyde)可殺死大部分黴菌、細菌及其孢子　(C)多數高壓滅菌器之滅菌處理為 100℃處理 15 分鐘　(D)紫外線常用於滅菌，但其穿透力差，使用時必須直接照射

(　) 7.　下列對於滅菌作用機制的描述，何者正確？(A)酒精的殺菌作用是破壞細胞膜　(B)紫外線的殺菌作用是破壞細胞膜　(C)戊二醛(glutaraldehyde)的殺菌作用是破壞核酸　(D)石碳酸化合物（例如 Lysol）的殺菌作用是阻礙核酸合成

(　) 8.　在醫院群聚型院內細菌感染傳播中，下列哪一種疏失是最常見的原因？(A)病人的食物供應不足　(B)病人的訪客太多　(C)醫護人員於照護病人時洗手不徹底　(D)病人醫囑不服從

(　) 9.　有關細菌與黴菌之比較，下列何者錯誤？(A)細菌為原核細胞，黴菌為真核細胞　(B)細菌皆單一細胞，黴菌皆多細胞　(C)細菌為無性生殖，黴菌可有性生殖　(D)細菌細胞壁含肽聚醣，黴菌細胞壁含葡聚醣和幾丁質

(　) 10.　下列何者存在於動物細胞，而不存在於細菌？(A)核糖體(ribosome)　(B)細胞壁(cell wall)　(C)質體(plasmid)　(D)溶酶體(lysosome)

（　）11. 有關真菌的敘述，下列何者錯誤？(A)化合異營生物(chemoheterotroph)，且不含葉綠素　(B)單細胞或多細胞生物　(C)可行無性或有性生殖　(D)沒細胞核，但有細胞壁

（　）12. 被下列何種病毒感染後，仍可接種疫苗，預防症狀發生？(A)流感病毒　(B)愛滋病毒　(C)狂犬病毒　(D)腸病毒

（　）13. 預防白喉之疫苗成分為：(A)活性減毒的菌株　(B)死菌　(C) DNA　(D)類毒素

（　）14. 下列何種疫苗是從微生物的部分結構製備而成的次單原(subunit)疫苗？(A) B肝疫苗　(B)沙賓疫苗　(C)卡介苗　(D)天花疫苗

（　）15. 預防破傷風需注射何種疫苗？(A)流感疫苗　(B)牛痘疫苗　(C) BCG 疫苗 (D) DPT 疫苗

（　）16. 下列何種病毒目前尚無有效的疫苗可以預防感染？(A)小兒麻痺病毒 (Poliovirus)　(B)登革熱病毒(Dengue virus)　(C)麻疹病毒(Measles virus)　(D)流行性感冒病毒(Influenza virus)

（　）17. 所謂 MMR 三合一疫苗，是針對下列何者病毒之合稱？(A)麻疹、小兒麻痺病毒、腸病毒　(B)麻疹、腮腺炎、德國麻疹　(C)麻疹、腮腺炎、呼吸道融合病毒　(D)麻疹、天花病毒、輪狀病毒

（　）18. 預防白喉可注射何種疫苗？(A) DPT 三合一疫苗　(B)卡介苗 BCG　(C)麻疹疫苗 MR　(D)牛痘疫苗

（　）19. 下列何種疫苗是用活的微生物製備而成？(A) B 型肝炎疫苗　(B)百日咳疫苗 (C)沙克疫苗　(D)麻疹疫苗

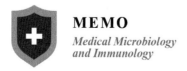

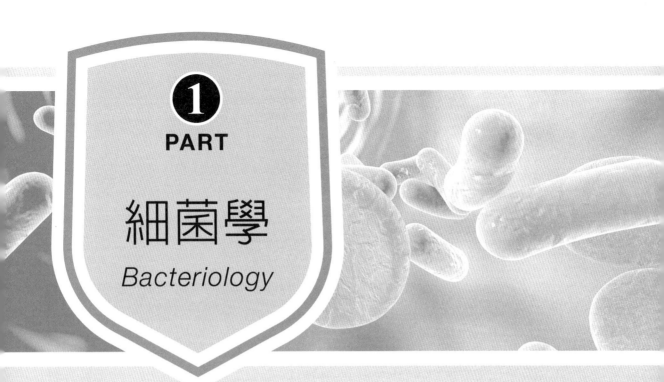

細菌學
Bacteriology

如前章所述，**細菌既是一群原核生物(prokaryotes)，亦是一群構造簡單、營養需求較低、繁殖快速的單細胞生物**。它們分布的範圍極廣，從水、空氣、土壤到人類居住的環境，從動物、人類的體表至體內。

細菌多屬無害，有些甚至對人類有益，例如參與食物分解、合成造血所需的維生素 K、分泌細菌素維持腸道菌叢恆定等。具有致病能力之細菌僅占極小比例，有些（伺機性病原菌）則僅對個體免疫力不足者具威脅性。

本篇內容分為六部分：(1)概說細菌、(2)革蘭氏陽性與陰性球菌、(3)革蘭氏陽性桿菌、(4)革蘭氏陰性桿菌、(5)螺旋體與分枝桿菌、(6)特殊細菌：黴漿菌、立克次體、披衣菌。

Medical Microbiology
and Immunology

02
Chapter

概說細菌
The Synopsis of Bacteria

2-1　細菌解剖學
The Anatomy of Bacteria

　　細菌為單細胞微生物(single-cell microbes)，分類上屬於原核生物，構造儘管簡單，仍可分為共同與特殊二類。前者是生存所需之構造，後者則與存活無關，因此僅部分菌種擁有。

　　細菌的直徑或寬度約 0.1~2 微米(μm)，染色後以光學顯微鏡（放大1,000~1,500 倍）觀察。學理上依據外形為細菌進行命名，似乒乓球的是球菌(coccus, cocci)、似球棒的是桿菌(bacillus, bacilli)、擁有逗點般外形的謂之弧菌(vibrio, vibrios)、如蛇般彎曲的則是螺旋體(spirochete, spirochetes)，見圖 2-1 與表2-1。

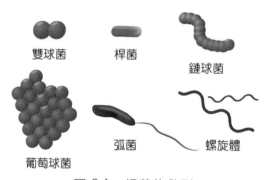

雙球菌　　桿菌　　鏈球菌

葡萄球菌　　弧菌　　螺旋體

圖 2-1　細菌的外型

表 2-1 細菌的種類

種　類	名　稱	常見菌種
球菌	雙球菌	淋病雙球菌、腦膜炎雙球菌
	鏈球菌	肺炎鏈球菌、化膿性鏈球菌、無乳性鏈球菌
	葡萄球菌	金黃色葡萄球菌、表皮葡萄球菌、腐生性葡萄球菌
	四聯球菌（罕見）	四聯微球菌
	八聯球菌（罕見）	尿素八聯球菌
桿菌	球桿菌	流感嗜血桿菌、百日咳桿菌
	雙桿菌	結膜炎摩拉克氏桿菌
	鏈桿菌	念珠狀鏈桿菌
螺旋體	疏螺旋體	回歸熱螺旋體、包氏疏螺旋體
	密螺旋體	梅毒螺旋體、品他螺旋體
	鉤端螺旋體	腎臟螺旋體
弧菌		霍亂弧菌、腸炎弧菌、創傷弧菌

一、共同構造 (Common Structures)

細胞壁、細胞膜、細胞質、核糖體、染色體是細菌體內與體表的構造（圖 2-2），它們是生命存續的關鍵。

(一) 細胞壁 (Cell Wall)

1. **位置**：菌體的最外層。
2. **功能**：對抗滲透壓，決定且維持菌體的外形。

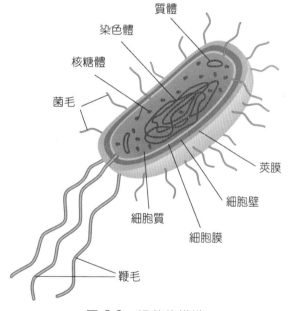

圖 2-2　細菌的構造

3. **種類**：依據細胞壁組成的不同，將細菌分為以下二大類。

(1) 革蘭氏陽性菌〔Gram-positive bacteria, G(+)菌〕，圖 2-3。

A. 革蘭氏法（相關說明見第三節）染色後呈現藍色或紫色。

B. **成分＝胜肽聚醣（胜醣，peptidoglycan）＋台口酸（胞壁酸，teichoic acid）**

胜肽聚醣＝4 個胺基酸＋N－乙醯胞壁酸＋ N－乙醯胺葡萄糖。

C. 特性：胜醣層較厚，不具選擇性，物質進出菌體的通透性較大，對抗生素的感受性較高，亦即較容易為抗生素所傷。

(2) 革蘭氏陰性菌〔Gram-negative bacteria, G(–)菌〕，圖 2-3。

A. 革蘭氏法染色後呈現紅色或粉紅色。

B. **成分＝胜肽聚醣＋外膜(outer membrane)。**

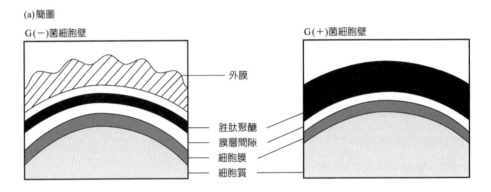

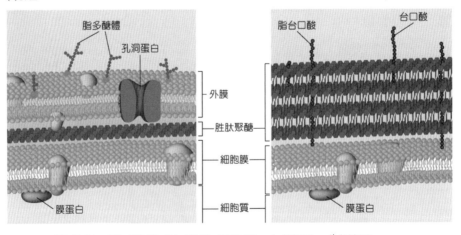

圖 2-3　G(+)菌與 G(–)菌的細胞壁：(a)簡圖；(b)詳圖

(a) 外膜＝脂多醣體＋孔洞蛋白＋脂質雙層。

(b) **脂多醣體(lipopolysaccharide, LPS)＝脂質（內毒素的主要成分）＋
多醣。**

(c) 孔洞(pore)：蛋白質嵌入外膜形成孔洞，負責控制物質進出。

(d) 脂質雙層(lipid bilayer)：脂質與磷酸形成之結構，見圖 2-4。

C. 特性：胜醣層較薄，存在胜肽聚醣外之外膜構造類似細胞膜，因此具選
擇性，物質進出菌體的通透性較小，使得革蘭氏陰性菌對抗生素的感受
性大大降低，不易被抗生素殺害。

註： 出現在圖 2-3 之膜層間隙(periplasmic space)，位於細胞膜與細胞壁間的構造，此處存有分
解營養素的酵素群。

4. **缺乏細胞壁之細菌**

(1) 黴漿菌(mycoplasma)：菌體因不具細胞壁呈現多形性，細胞膜內含有固醇，
能對抗滲透壓。黴漿菌對 penicillin、cephalosporin、vancomycin 等抑制胜醣
合成之抗生素無感受性，因此絕對不能以此類藥物治療它引起之感染症。值
得提醒的是觀察黴漿菌時，必須先處以金砂染色（相關說明見第三節）。

(2) L 型菌(L-form bacteria)：抗生素作用下喪失細胞壁之細菌即是 L 型菌，由於
無法對抗滲透壓，極容易死亡。治療細菌性感染症時，若使用之藥量不足或患
者自行停藥，L 型菌將重新合成細胞壁、恢復致病能力，導致症狀復發。

(3) 披衣菌：缺乏胜醣。

(二) 細胞膜 (Cell Membrane)

1. **位置**：介於細胞壁與細胞質之間，包裹細胞質。

2. **成分**：脂肪（厭水端）＋磷酸（親水端）＋蛋白質（膜蛋白，執行特定功能），
如圖 2-4 所示。

3. **功能**

(1) 選擇性通透：水、離子、營養素、二氧化碳、含氮廢物等利用擴散、主動運
輸或被動運輸，經蛋白質形成之通道（孔洞）進出菌體。

(2) 產生能量(ATP)：細菌缺乏產能胞器（粒線體），因此產能的重責必須由膜蛋
白擔負。

(3) 感應環境的變化：膜蛋白具有天線般功能，負責偵測所在環境中的毒物與營
養素，使細菌能趨吉（營養素）或避凶（毒物）。

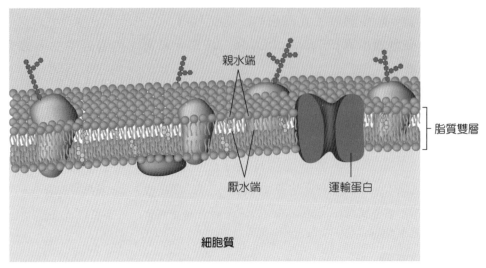

圖 2-4　細胞膜的構造

(4) 分裂：細胞膜會向內卷曲形成間體(mesosome)，負責在細菌繁殖時將環狀染色體分配至兩個新細胞（子細胞）內。

(5) 合成：製造胜醣、脂質等，它們是細菌繁殖時不可或缺之原料。

(三) 細胞質 (Cytoplasm)

1. **位置**：細胞膜內。

2. **成分**：細胞質是水(80%)組成的凝膠狀物質，其中含有離子、鹽類、醣類、酵素、蛋白質、核糖核酸(RNA)等。

3. **功能**：存在細胞質中的酵素能催化新陳代謝，mRNA 亦在此處被轉譯成蛋白質。

核糖體 (Ribosome)

1. **組成**：核糖體(70S) = 30S 次單位(30S subunit) + 50S 次單位（圖 2-5）。
   - 30S 次單位 = 16S rRNA + 21 種蛋白質
   - 50S 次單位 = 5S rRNA + 23S rRNA + 31 種蛋白質

2. **功能**：製造蛋白質，一隻細菌通常擁有數萬個核糖體。

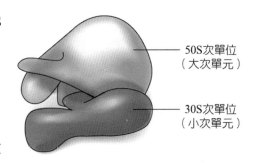

圖 2-5　核糖體的外型

染色體 (Chromosome)

細菌缺乏細胞核膜，染色體因此散布在細胞質中，學理上將其所在之處命名為類核體(nuclear body)或核區(nucleoid)。值得提醒的是正常情況下每隻細菌僅有 1 個染色體，僅在繁殖時染色體才會複製成 2 個序列完全相同的結構（圖 2-14）。

1. **外形**：環狀雙股螺旋。

2. **成分**：DNA（去氧核糖核酸）＝去氧核糖＋氮鹼基。

   氮鹼基＝胸腺嘧啶(thymidine, T)＋胞嘧啶(cytosine, C)＋腺嘌呤(adenine, A)＋鳥糞嘌呤(guanosine, G)。

3. **功能**：決定且遺傳細菌的外形與特性。

4. **傳遞**：菌種間會利用形質轉換(transformation)、形質導入(transduction)、接合生殖(conjugation)交換彼此的染色體，造成外形與特性的改變。

二、特殊構造 (Special Structures)

鞭毛、菌毛、莢膜、芽孢、質體、包涵體（圖 2-2）等特殊構造的存在雖無關生死，卻可以決定菌種的致病能力。

(一) 鞭毛 (Flagellum, Flagella)

1. **位置**：根植於細胞質，穿過細胞膜，固定在細胞壁上，最後延伸至細菌體外。

2. **成分**：鞭毛蛋白質。

3. **功能**：運動。

4. **種類**（圖 2-6）
   (1) 周鞭毛：鞭毛布滿菌體表面，大腸桿菌、沙門氏桿菌、變形桿菌等腸內菌多擁有此種鞭毛。
   (2) 單端鞭毛：鞭毛僅存在菌體的一端，擁有者如綠膿桿菌、霍亂弧菌、腸炎弧菌。
   (3) 雙端鞭毛：鞭毛位於菌體二端，較少見；擁有者如空腸曲狀桿菌。
   (4) 單端叢毛：菌體的一端集結多條鞭毛，擁有者如幽門螺旋桿菌。

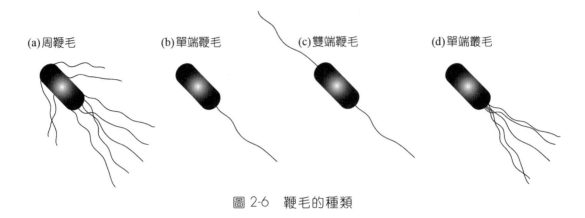

(a)周鞭毛　　　　(b)單端鞭毛　　　　(c)雙端鞭毛　　　　(d)單端叢毛

圖 2-6　鞭毛的種類

(二) 菌毛 (Pili, Fimbriae)

1. **位置**：固定在細胞壁上，數目較鞭毛多，長度較鞭毛短、細。

2. **別稱**：線毛、繖毛、纖毛。

3. **成分**：菌毛蛋白質。

4. **功能**

　(1) 吸附：使細菌附著在物體或宿主細胞表面，進而啟動感染。擁有此種功能的是普通菌毛(common pili)，淋病雙球菌、綠膿桿菌等病原菌便是利用它感染黏膜上皮細胞。

　(2) 有性生殖（接合生殖）：學理上稱特殊菌毛為性菌毛(sexual pilus)，它能誘導 2 隻細菌結合，再傳遞質體或染色體，但後者較為少見，如圖 2-7 所示。簡言之，雄性菌(F^+)經由接合生殖將 F 質體轉移給雌性菌(F^-)，後者因此能長出性菌毛，成為雄性菌。值得一提的是接合生殖亦能傳遞其他質體，例如製造酵素分解抗生素之 R 質體，導致抗藥性在菌種間不斷傳播擴散。

(三) 莢膜 (Capsule)

1. **位置**：細胞壁外（圖 2-2），包裹細胞壁；擁有莢膜的細菌能在人工培養基長成光滑型菌落。

2. **成分**

　(1) 多醣類：較常見，擁有此種莢膜的是綠膿桿菌、肺炎鏈球菌、流感嗜血桿菌、克雷白氏肺炎桿菌等。

　(2) 胺基酸（D－麩胺酸）：極為少見，擁有此種莢膜的是炭疽桿菌。

3. **功能**：對抗吞噬作用，細菌的重要致病因子。莢膜一旦消失，細菌的感染力即隨之降低。

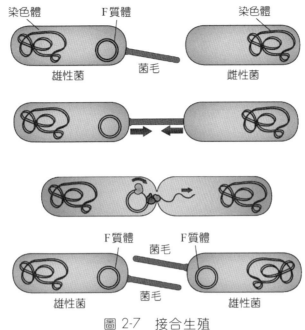

圖 2-7 接合生殖

(四) 質體 (Plasmid, Plasmids)—染色體外的遺傳物質

1. **位置**：細胞質。

2. **成分**：與染色體相同，即去氧核糖與 4 種氮鹼基。

3. **外型**：環狀雙股螺旋。

4. **功能**

   (1) F 質體(fertility plasmid)：合成菌毛蛋白質。

   (2) Vi 質體(virulent plasmid)：製造腸毒素、破傷風毒素或肉毒桿菌外毒素。

   (3) R 質體(resistant plasmid)：合成分解抗生素之酵素，產生抗藥性；其中影響最鉅的是 R 質體製造之 β－內醯胺酶(β-lactamase)，它能分解 pencillin 與 cephalosporin，使院內感染越趨嚴重。擁有此質體者的有綠膿桿菌、大腸桿菌、淋病雙球菌、金黃色葡萄球菌等臨床常見的超級細菌(superbugs)。

   (4) 製造分解苯環化合物之酵素，未來能運用在減少塑膠袋上。

5. **特性**

   (1) 能隨時複製，不受細菌繁殖機轉的控制；一隻細菌可以同時擁有數十、數百、數千甚至上萬個質體。

   (2) 藉接合生殖之助在相近菌種間傳遞。

(五) 包涵體 (Inclusions)

1. **位置**：細胞質。

2. **功能**：儲存能量或有機物，以備不時之需。

3. **成分**：包涵體內儲存的物質有肝醣、蠟酯、硫化物、藻青素、多磷酸鹽、三酸甘油酯、聚氫氧基烷氧酯等；這些成分因著菌種而不同，可作為臨床鑑定之用。

(六) 芽孢 (Spore)─休眠的細菌

1. **位置**：菌體中央、次末端或末端（圖 2-8）。

2. **成分**：吡啶二羧酸(dipicolinic acid, DPA)。

3. **構造**：如圖 2-9。

4. **特性**

   (1) 對抗乾燥、高溫、寒冷、化學消毒劑等不利生長的因子，使細菌得以長時存活在環境中。

   (2) 水分含量極低(10%)，無法進行代謝與分裂。

   (3) 環境適宜時，芽孢可萌芽為細菌原樣（繁殖體，水分含量為 80%），菌體即能重啟代謝、生長、繁殖等工作。

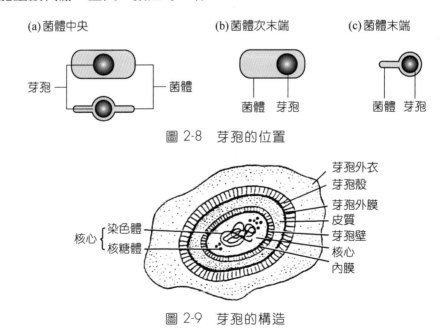

圖 2-8　芽孢的位置

圖 2-9　芽孢的構造

三、染色法 (Staining)

染色是鑑定檢體內病原菌的第一個步驟，完成後再以光學顯微鏡觀察，實驗室中常用的染色法有以下數類。

(一) 革蘭氏染色法 (Gram Stain)

1. **適用對象**：所有細菌，但披衣菌、黴漿菌、尿漿菌、螺旋體、分枝桿菌、立克次體除外。

2. **步驟**：如圖 2-10 所示。

3. **結果**：染色過程中結晶紫會嵌入革蘭氏陽性菌之胜醣層，再加上碘液的固定，因此不會被酒精脫色，最後呈現藍色。相反的，革蘭氏陰性菌因胜醣層較薄，結晶紫的嵌入效果較低，酒精可輕易將其脫色，最後被番紅染上而呈現紅色。

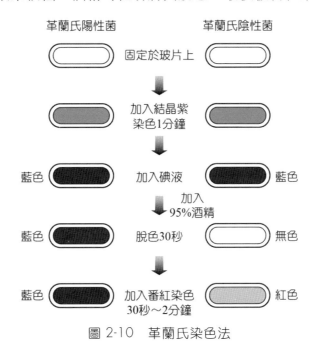

圖 2-10　革蘭氏染色法

(二) 抗酸性染色法 (Acid-Fast Stain)

1. **適用對象**：分枝桿菌（結核桿菌、麻瘋桿菌），臨床上常稱它們為**抗酸菌(acid-fast bacteria)**。

2. **步驟**：如圖 2-11 所示。

3. **結果**：分枝桿菌呈紅色，其他細菌呈藍色。

(三) 金砂染色法 (Giemsa Stain)

1. **適用對象**：立克次體、披衣菌、黴漿菌、螺旋體等。

2. **步驟**：如圖 2-12 所示。

3. **結果**：菌體呈藍色。

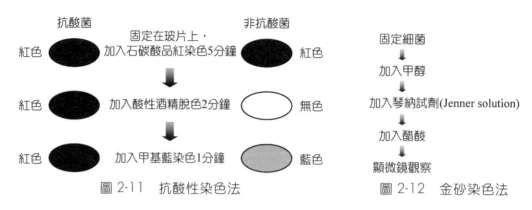

圖 2-11　抗酸性染色法　　　　　　　圖 2-12　金砂染色法

(四) 陰性染色法 (Negative Stain)

1. **適用對象**：螺旋體。

2. **步驟**：固定細菌→加入碘墨(iodine ink)→暗視野顯微鏡觀察。

3. **結果**：細菌無色，背景呈黑色。

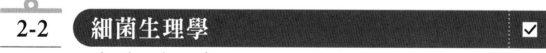

2-2 細菌生理學
The Physiology of Bacteria

　　凡具有生命現象者即是生物，但何謂「生命現象」？根據定義，它是營養（代謝）、生長、生殖、感應、運動的總和，其中前三項是本節討論的重點。

一、生長 (Growth)

　　細菌生長時需要水、碳素、能源、鹽類，以及適合的溫度、酸鹼度與氧含量。

1. **碳與能源**

   (1) 光合自營菌(photosynthetic autotrophs)：綠硫菌、紫硫菌、藍綠藻菌等利用菌綠素吸收日光產生能量，同時以二氧化碳為碳素來源，合成繁殖所需之物質。

   (2) 光合異營菌(photosynthetic heterotrophs)：紫色非硫菌、綠色非硫菌等所需之碳素來自有機物（含碳物質，但 CO 與 CO_2 除外），能源來自日光。

   (3) 化合自營菌(chemosynthetic autotrophs)：氫細菌、硫細菌、鐵細菌、硝化細菌等化合自營菌所需之碳素及能源分別來自二氧化碳與無機物（不含碳之物質）。

   (4) 化合異營菌(chemosynthetic heterotrophs)：此類菌種的碳素與能源皆來自有機物，**感染人類與動物的病原菌多是化合異營菌**。

2. **溫度**

   (1) 嗜冷菌、嗜低溫菌(psychophiles)：此類細菌的生長溫度為-10~20°C，它們通常存在北極、北冰洋或冰層裂縫；環境中的嗜冷菌會經由牛乳或其他媒介進入人體造成感染，如李斯特桿菌、假單胞桿菌。

   (2) 嗜溫菌(mesophiles)：地表上的菌種多屬此類，**包括感染人類與動物的病原菌，它們通常生長在 10~45°C**。

   (3) 嗜熱菌(thermophiles)： 50~100°C 最適合此類細菌生長，高溫、多硫的火山口與熱泉區是它們的棲息地。基因工程、發酵工業、廢水處理工程、礦產探勘業等，皆需嗜熱菌的參與才能完成。

3. **酸鹼值（pH 值）**

   (1) 嗜酸菌(acidophiles)：此類細菌多分布在酸性熱泉與礦泉中，適合它們生長的酸鹼值為 1~5，如嗜酸硫桿菌、氧化亞硫桿菌。除此之外，製作優酪乳時添加的乳酸桿菌、雙歧桿菌亦屬於嗜酸菌。

   (2) 嗜中性菌(neutrophiles)：生長在中性環境(pH 5.5~8.0)的菌種數最多，**感染人類的病原菌通常屬於此類**。

   (3) 嗜鹼菌(alkaliphiles)：生存在鹼水泉與石灰鹽湖的黃桿菌、產芽孢桿菌。值得一提的是感染人類的霍亂弧菌、腸炎弧菌、創傷弧菌僅能生長在鹼性環境(pH 9~11)中。

4. 氧氣

(1) 絕對需氧菌(obligate aerobes)：簡稱需氧菌、嗜氧菌或好氧菌，生長環境的氧濃度必須是 20%，如結核桿菌、白喉桿菌、綠膿桿菌。

(2) 微需氧菌(microaerophiles)：生長環境的氧含量為 2~10%，如空腸曲狀桿菌、幽門螺旋桿菌。

(3) 絕對厭氧菌(obligate anaerobes)：簡稱厭氧菌，**此類細菌缺乏觸酶與超氧歧化酶無法分解過氧化氫、超氧自由基等有毒代謝物質，故僅能在氧濃度小於 0.5%的環境下生長**，如破傷風桿菌、肉毒桿菌、產氣莢膜桿菌、困難梭狀芽孢桿菌。

(4) 兼性厭氧菌(facultative anaerobes)：有氧與無氧環境中均能生長，如大腸桿菌、金黃色葡萄球菌。

二、代謝 (Metabolism)

細菌的代謝包括產能的分解作用與耗能之合成作用，分述如下。

(一) 分解作用、異化作用 (Catabolism)

菌體內的酵素群將大分子營養素（多醣、脂肪、蛋白質）分解為小分子的單醣、脂肪酸、胺基酸（圖 2-13），再進入有氧呼吸或發酵反應繼續分解，最後產生可直接使用之能量。值得一提的是核酸亦屬大分子，但它與產能無關。

1. 有氧呼吸(respiration)：對生物而言，**葡萄糖是最主要的能量來源**，它在糖解作用下成為丙酮酸，之後進入克氏循環(Kreb's cycle)，交由酵素群分解產生 FAD、NADH。二者雖富含能量卻無法為細菌直接利用，因此必須再經電子傳遞鏈(electron transport system)與氧化磷酸化反應(oxidative phosphorylation)轉化為可用之腺嘌呤核苷三磷酸(adenosine triphosphate, ATP)，如圖 2-13 所示。正常情況下，**1 莫耳葡萄糖（180 公克）經上述過程後，能生成水、二氧化碳以及 38 分子 ATP**。

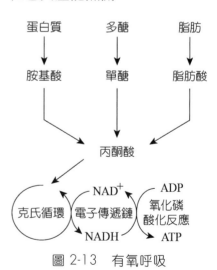

圖 2-13 有氧呼吸

2. **發酵反應**(fermentation)：無氧下，葡萄糖經糖解作用形成丙酮酸，後者若繼續在**無氧**下分解為醇類（如甲醇、酒精、丙醇）、有機酸（如乳酸、醋酸）與二氧化碳，即謂之發酵反應。由於克氏循環與電子傳遞鏈未參與其中，因此產生的直接可用能量極少；**1 莫耳葡萄糖僅產生 2 分子 ATP，其餘能量儲存在醇類、有機酸內**。由於菌種產生之醇與酸各有不同，因此可作為鑑定之用。

(二) 合成作用、同化作用 (Anabolism)

細菌利用分解所得之能量將單醣、脂肪酸、胺基酸進行不同組合，形成細菌繁殖時所需的構造或酵素，例如醣類與胺基酸構成胜醣，脂肪、蛋白質與磷酸組成細胞膜，多種醣類聚集後成為莢膜。

三、繁殖 (Replication)

細菌利用不同方式增加數目與重量，最後形成菌落(colony, colonies)；菌落中的成員不僅能相互協助，更能在感染人類的過程中發揮加乘效果。

(一) 方法

1. **常用**：二分裂或橫分裂，如圖 2-14 所示。分裂伊始，菌體變長、染色體複製，接著間體將染色體帶向菌體二端。細胞壁與細胞膜隨即向內凹陷，最後成為二個外型、組成完全相同的子細胞。

2. **極少使用**：孢子生殖、出芽生殖。

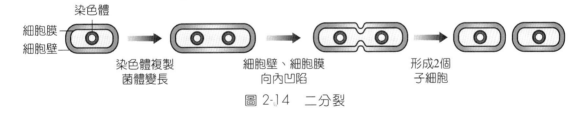

圖 2-14　二分裂

(二) 分代時間 (Generation Time)

學理上稱菌數增加一倍所需時間為分代時間，細菌的分代時間為 20~30 分鐘，但下列菌種除外。

1. **氣性壞疽桿菌**：分代時間為 8 分鐘，是目前所知分裂最快速的菌種之一。

2. **黴漿菌**：分代時間為 1~3 小時。

3. **結核桿菌**：分代時間為 13~18 小時。

4. **立克次體**：分代時間為 18 小時。

5. **梅毒螺旋體**：平均 33 小時分裂 1 次，是目前分裂速度最慢的菌種。

(三) 生長曲線 (Growth Curve)

　　將細菌培養在液體培養基後每隔一段時間取出定量菌液，計算菌數後，再繪製出以 X 軸為時間、Y 軸為菌數之生長曲線，如圖 2-15 所示。必須提醒的是生長曲線僅適用於實驗室裡成分固定之培養基，生長在自然環境中的細菌則無此現象。

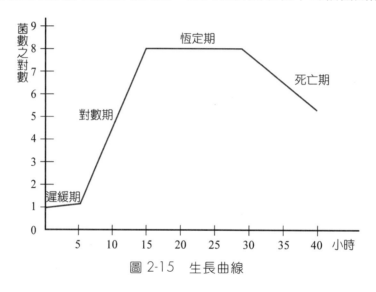

圖 2-15　生長曲線

1. **遲緩期**(lag phase)：亦稱遲滯期，細菌被接種至液體培養基後，準備開始繁殖，新生的細菌未明顯增加。

2. **對數期**(log phase)：亦稱指數期，細菌適應環境後大量繁殖，**菌數呈幾何級數(2^n)增加。此期細菌的代謝最旺盛，外形與特性亦最為相似，因此是絕佳的研究材料。**它們對化學製劑最敏感，極容易為其所傷。

3. **恆定期**(stationary phase)：菌數快速增加導致養分耗竭，產生的代謝廢物使培養基逐漸變酸，細菌開始死亡，最後新生菌數與死亡菌數達平衡狀態、亦即總菌數不會改變。

4. **死亡期**(death phase)：當細菌的死亡速度遠大於繁殖速度時即進入死亡期，若未將它們移入新培養基中，最後可能全數死亡。這個階段的細菌對化學製劑的感受性最低，有時甚至出現抗藥性。

四、培養 (Cultivation)

以培養基(medium)繁殖細菌之目的是檢驗與研究，前者是治療細菌性傳染病前不可或缺的要件。學理上依據形態、成分或功能對培養基進行分類，但它們的區分有時並不明顯。舉例而言，血液瓊脂培養基可以是增殖培養基、亦能是鑑別培養基，EMB 與 MacConkey 培養基既是鑑別培養基、亦是選擇性培養基。

(一) 依形態分類

1. **液體培養基**(broth medium)：直接將培養基粉末與去離子水混合均勻，再以高壓蒸氣滅菌法處理即可，通常作為繁殖細菌之用。

2. **固體培養基**(solid medium)：在含有 1.5~2%瓊脂（洋菜、寒天）之培養基粉末中加入去離子水，混合均勻後以高壓蒸氣滅菌。之後分裝入試管或培養皿內，當溫度降至室溫後自然凝固。此類培養基亦稱平板(plate)，多用於分離或純化細菌。

3. **半固體培養基**(semi-solid medium)：製備方式與前者相同，但其中所含的瓊脂較少(＜1%)，因此外形介於液體與固體培養基之間。主要用於保存菌種，或觀察細菌的活動力。

(二) 依組成分類

1. **天然培養基**(natural medium)：含有蛋白腖、牛肉膏、馬鈴薯、酵母萃取液等成分，營養較為豐富；但其化學組成多數不詳，因此又稱為複雜培養基或成分未明培養基。

2. **合成培養基**(synthetic medium)：含有已知且濃度固定之化學成分，較為昂貴，因此多用於研究上。

3. **半合成培養基**(semi-synthetic medium)：使用最多、用途最廣之培養基，它既有天然成分，亦有化學成分。

(三) 依功能分類

1. **基礎培養基**(nutrient medium)
   (1) 成分：鹽類、蛋白腖、酵母萃取液等，提供細菌生長所需的碳素、氮源與等張環境。
   (2) 培養對象：一般細菌。

2. **增殖培養基**(enriched medium)

(1) 成分：基礎培養基中添加血液、血清或其他營養成分。

(2) 培養對象：營養需求較高之細菌。

(3) 種類

　　A. 血液瓊脂培養基(blood agar medium)：亦稱血液瓊脂平板(blood agar plate, BAP)，用於培養化膿性鏈球菌、肺炎鏈球菌。

　　B. 巧克力瓊脂培養基(chocolate agar plate)：將綿羊血加熱至 80°C 再加入基礎培養基中。由於血液遭受破壞後會釋出 X 與 V 因子，因此用於培養淋病雙球菌、腦膜炎雙球菌、流感嗜血桿菌等營養需求較為特殊之菌種。

3. **鑑別培養基**(differential medium)

(1) 成分：基礎培養基中加入特定物質，用於鑑定菌種。

(2) 種類

　　A. 血液瓊脂培養基：鑑定溶血型菌種。

　　B. EMB 培養基(EMB agar medium)：鑑定乳糖發酵菌種。

　　　　(a) 成分：基礎培養基、乳糖、甲基藍（染劑）、嗜伊紅 Y（染劑）。

　　　　(b) 培養對象：腸內菌，發酵乳糖的菌種長成黑色菌落，不發酵乳糖的長成白色透明菌落。

　　C. MacConkey 培養基(MacConkey agar medium)：鑑定乳糖發酵菌種。

　　　　(a) 成分：基礎培養基、乳糖、膽鹽、結晶紫、中性紅（染劑），其中膽鹽與結晶紫能抑制 G(+)菌生長。

　　　　(b) 培養對象：腸內菌，發酵乳糖的菌種長成紅色菌落，不發酵乳糖的長成白色透明菌落。

4. **選擇培養基**(selective medium)

(1) 成分：基礎培養基中加入抑制其他菌種生長或促進特定菌種生長之物質。

(2) 種類

　　A. EMB 培養基：如上項所述。

　　B. MacConkey 培養基：如上項所述。

　　C. TCBS 培養基

　　　　(a) 成分：基礎培養基、膽鹽、蔗糖、硫酸鹽、檸檬酸、溴酚藍（染劑）。

　　　　(b) 培養對象：霍亂弧菌、腸炎弧菌、創傷弧菌等嗜鹼菌。

D. Lowenstein-Jensen (L-J)培養基

(a) 成分：雞蛋、澱粉、甘油、鹽類、孔雀綠，其中孔雀綠能抑制結核桿菌以外的菌種生長。

(b) 培養對象：結核桿菌。

2-3 細菌病理學
The Pathology of Bacteria

病原菌進入人體後極可能引起疾病，因此明瞭其致病機轉是臨床治療與研發抗生素之基礎。

一、致病因子 (Virulent Factors)

細菌的致病能力來自酵素、毒素或特殊構造，其中的酵素能破壞抗體、細胞、蛋白質，使細菌得以在組織擴散或突破免疫系統設下的層層關卡。產毒菌種利用內毒素或外毒素破宿主細胞，至於直接參與致病之特殊構造則是莢膜與菌毛。

(一) 酵素 (Enzyme, Exoenzyme)

1. **玻璃糖酸酶**(hyaluronidase)：亦稱玻尿酸酶或擴散因子，它專門水解細胞間的黏著劑（玻璃糖酸），使細菌能在組織中迅速擴散，進而導致病變。化膿性鏈球菌、產氣莢膜桿菌、金黃色葡萄球菌等皆能分泌此種酵素。

2. **凝固酶**(coagulase)：它與凝血酶原形成之複合物能將纖維蛋白原轉化為纖維蛋白，當後者包裹在菌體表面時即可提供金黃色葡萄球菌等對抗吞噬作用的能力。

3. **蛋白酶**(protease)：此類酵素的種類最多，其中與致病力最相關的是 IgA 蛋白酶 (IgA protease)，它能分解抗體 IgA，削弱呼吸道、胃腸道、生殖泌尿道的抗菌能力（相關說明見第 21 章）。淋病雙球菌、腦膜炎雙球菌便是利用 IgA 蛋白酶進行破壞的重要病原菌。

4. **激酶**(kinase)：將纖維蛋白溶酶原轉化為纖維蛋白溶酶，後者再分解防堵細菌擴散之血塊。此外，激酶亦能分解補體 C3b 與抗體 IgG（相關說明見第 21 章），干擾免疫反應的進行。

5. **溶血素**(hemolysin)：此種酵素能破壞紅血球導致溶血，但這般現象通常出現在細菌生長的培養基上，宿主體內反而不顯著。值得注意的是溶血素亦能作用於白血球、單核球、巨噬細胞，免疫功能因此受損。

6. **脂肪酶**(lipase)：分解宿主細胞膜中的磷脂質，導致細胞死亡；新近研究結果顯示，脂肪酶亦能干擾訊息傳遞，使細胞喪失正常功能。

(二) 毒素 (Toxin)

1. **內毒素**(endotoxin)
   (1) 成分：**脂多醣體(lipopolysaccharide)，存在革蘭氏陰性菌外膜中**。通常在細菌死亡後釋出，但研究顯示，活菌亦能分泌此種毒素。
   (2) 特性
      A. 抗熱性較外毒素強。
      B. 不具抗原性。
      C. 刺激宿主腦下垂體，誘導發燒。
      D. 進入血液，引起內毒素血症(endotoxmeia)，破壞各種細胞，導致多重器官衰竭。

2. **外毒素**(exotoxin)
   (1) 成分：**蛋白質（具抗原性）**，多產自革蘭氏陽性菌，但少數革蘭氏陰性菌亦會製造此種毒素，例如大腸桿菌、綠膿桿菌、霍亂弧菌。
   (2) 特性
      A. 抗熱能力較內毒素弱。
      B. 經甲醛處理後可製成類毒素(toxoid)作為疫苗之用，如白喉類毒素、破傷風類毒素。
      C. 進入血液，引起毒血症(toxmeia)，破壞特定細胞。
   (3) 種類
      A. 腸毒素(enterotoxin)：破壞小腸絨毛細胞，抑制水與離子的再吸收，導致腹瀉與腹痛；如霍亂毒素、大腸桿菌腸毒素、金黃色葡萄球菌腸毒素。
      B. 細胞毒素(cytotoxin)：抑制宿主細胞合成蛋白質，造成組織壞死、器官失能；如白喉毒素、志賀毒素、綠膿桿菌外毒素 A。
      C. 神經毒素(neurotoxin)：抑制乙醯膽鹼釋放或干擾甘胺酸的作用，使神經傳導無法正常進行，如破傷風外毒素、肉毒桿菌外毒素。

(三) 特殊構造 (Special Structure)

1. **莢膜**：對抗吞噬作用，擁有此種構造之細菌即便被吞食，仍能存活於單核球、巨噬細胞或嗜中性白血球內。

2. **菌毛**：菌體利用此種構造吸附在宿主細胞表面繁殖，進而引起病變。

二、傳染性疾病 (Infectious Diseases)

(一) 全身性(Systemic Infections)

1. **菌血症**(bacteremia)：血中有細菌謂之菌血症，其部分病因來自身體其他部位的感染，例如肺炎、腦膜炎、腸胃炎。導尿、裝假牙、放置支架或心臟瓣膜等侵入性治療，亦可能引起菌血症。

2. **毒血症**(toxemia)：血中若出現細菌外毒素即為毒血症，引起此症者多屬不會入侵血液之白喉桿菌、破傷風桿菌、肉毒桿菌。它們先將毒素釋入血中再引起病變。

3. **敗血症**(septicemia)：病原菌入侵血液並在其中繁殖，產生毒素後即引起敗血症，它是一種急性、嚴重、預後不佳之全身性感染症。若為抗藥菌種所為，治療前更須慎選抗生素。

(二) 局部性(Local Infections)

1. **呼吸道感染症**(respiratory tract infections)：肺炎、咽炎、白喉、結核、流感、傷風、哮咳、會厭炎、百日咳、氣管炎、支氣管炎等。

2. **胃腸道感染**(gastrointestinal tract infections)：傷寒、霍亂、痢疾、腸胃炎、胃潰瘍、食物中毒、偽膜性結腸炎等。

3. **生殖泌尿道感染**(genitourinary infections)：淋病、梅毒、尿道炎、陰道炎、軟性下疳、花柳性淋巴肉芽腫等。

4. **皮膚與肌肉感染症**(skin and muscular infections)：癰、癤、膿疱、痲瘋、梅毒、心肌炎等。

5. **中樞神經感染症**(central nervous system infections)：腦炎、痲瘋、破傷風、肉毒桿菌症等。

三、抗生素 (Antibiotics)

就定義而言，抗生素是指產自真菌或化學合成的藥物，它們能抑制細菌生長甚至將其殺死，使患者得以從感染症中痊癒。理想的抗生素應具有以下特性：(1)僅作用於病原菌，不會影響正常菌叢（常在菌）的生長；(2)對人類細胞不具毒性、亦不會引起過敏反應；(3)吸收效果佳，經由血液到達感染處且仍具療效；(4)可製成錠劑與針劑，治療時能以口服、靜脈注射或肌肉注射進行；(5)病原菌不會對其產生抗藥性。

目前使用之抗生素極少符合上述所有條件，然每一種抗生素都有其獨特的作用機轉，再加上細菌與人類細胞的構造不同，除需長期服用此類藥物之患者外，其副作用通常可以為多數人忍受。

(一) 分類 (Classification)

1. 作用範圍

(1) 窄效性抗生素(narrow-spectrum antibiotics)

    A. 作用對象：特定之革蘭氏陽性菌或陰性菌。

    B. 優點：對正常菌叢影響較少，抗藥性發生率較低。

    C. 缺點：確認病原菌後才能使用，否則會延誤治療時機。

(2) 廣效性抗生素(broad-spectrum antibiotics)

    A. 作用對象：革蘭氏陽性菌與陰性菌。

    B. 優點：適用於多種感染症。

    C. 缺點：對正常菌叢影響較大，抗藥性發生率較高。

2. 依據作用機轉分類

(1) 抑制胜醣合成：使新生細菌因缺乏細胞壁而無法生長、分裂，最後死亡。

    A. 內醯胺環(β-lactams)

        (a) 常用藥物：penicillin、methicillin、amoxicillin、cephalosporin、carbapenem。

        (b) 副作用：過敏、胃腸道不適。

    B. 糖胜類(glycopeptides)

        (a) 常用藥物：vancomycin、teicoplanin。

        (b) 副作用：過敏、低血壓。

        (c) 給予方式：注射，口服給予胃腸道吸收不佳。

(2) 抑制細胞膜功能：細菌的產能、運輸、感應皆須依賴細胞膜，其功能若受抑制，細菌即快速死亡。

A. 種類：polymyxin B、polymyxin E (colistin)。

B. 副作用：具腎毒性、神經毒性，使用時必須謹慎。

(3) 抑制蛋白質合成：破壞核糖體功能，菌體因此無法生成代謝反應所需之酵素而死亡。

A. 作用於 30S 次單位核糖體

(a) 胺糖類(aminoglycoside)

· 常用藥物：gentamicin、neomycin、streptomycin。

· 副作用：傷害第八對腦神經，導致聽力受損。

(b) 四環黴素(tetracycline)

· 常用藥物：doxycycline、oxytetracycline、tigecycline。

· 副作用：傷害牙齒與骨骼，孕婦及嬰幼兒忌用。

B. 作用於 50S 次單位核糖體

(a) chloramphenicol (chlornitromycin)

· 副作用：此種抗生素能傷害骨髓細胞，導致貧血；使用時必須監控血球數量。

(b) erythromycin

· 副作用：過敏、肝毒性、胃腸道不適。

(c) clindamycin

· 副作用：長時使用可能導致腸道的梭狀芽孢桿菌大量繁殖，造成偽膜性結腸炎（相關說明見第 4 章）。

(4) 抑制核酸合成

A. 磺胺類(sulfonamide)

(a) 作用：抑制葉酸生成，核酸產量因此下降，影響細菌分裂。

(b) 常用藥物：sulfadiazine、sulfamethoxazole。

(c) 副作用：過敏、泌尿道結石、骨髓細胞受損。

B. trimethoprim

(a) 作用：與磺胺類相同，臨床上多與 sulfamethoxazole 合併使用(TMX-SMX)。

(b) 副作用：貧血，2 個月以下之嬰兒禁用。

C. rifamycin
(a) 作用：與 RNA 聚合酶結合，抑制菌體內的轉錄工作。
(b) 常用藥物：rifampicin、rifabiutin。
(c) 副作用：胃腸道不適、血小板減少、肝毒性、腎毒性。

四、抗藥性 (Drug Resisitance)

抗生素仍是目前治療細菌性感染症的首選，它從 20 世紀中葉起即開始協助人們擺脫疾病的夢魘，然而在長期誤用(misuse)與濫用(abuse)下，菌種已對這些藥物產生抗性。這是地球村裡的大問題，至於如何解決，仍需仰賴萬物之靈的人類。

(一) 肇因 (Causes)

1. **抗藥菌種在生物間傳播**：農業、畜牧業、養殖業大量使用抗生素，使得抗藥菌種由動物或植物被動轉移至人類。

2. **抗生素的濫用與誤用**
   (1) 民眾未持處方箋，逕自前往藥局購買抗生素。
   (2) 未對症下藥，例如醫師經常以抗生素治療病毒引起之感冒、咳嗽、氣管炎、喉嚨痛等感染症。
   (3) 抗菌物質的添加：市售之肥皂、洗衣精、洗碗精等清潔劑中通常含有抗菌物質，經年累月使用下亦能誘發抗藥菌種產生。
   (4) 近來環保署發現醫院排放水中含有抗生素，令人憂心的是抗藥菌種可能因此而生。

(二) 起源 (Origin)

1. **質體轉移**(transfer of plasmid)：抗藥質體(R plasmid)能製造多種分解抗生素之酵素，如 β−內醯胺酶，當它作用至 penicillin、cephalosporin 時，二者即喪失殺菌能力。更令人頭痛的是，抗藥質體不僅是抗藥性發生的主因，更能藉由接合生殖在菌種間擴散。

2. **染色體突變**(mutation of chromosome)：藥物作用標的之結構改變，或降低抗生素進入菌體的濃度皆與細菌染色體突變有關。例如金黃色葡萄球菌(MRSΛ)便是利用染色體的突變，改變它與 penicillin 結合的蛋白質結構，進而生成對抗內醯胺環類藥物的能力。

(三) 抗藥菌種 (Drug Resistant Bacteria)

1. **革蘭氏陽性菌**：腸球菌、金黃色葡萄球菌、肺炎鏈球菌、困難梭狀芽孢桿菌等。

2. **革蘭氏陰性菌**：大腸桿菌、綠膿桿菌、鮑氏不動桿菌、沙門氏桿菌、淋病雙球菌、流感嗜血桿菌、克雷白氏肺炎桿菌等。

3. **其他**：結核桿菌。

(四) 預防 (Prevention)

1. 鑑定感染原後再治療。

2. 抗生素僅能治療細菌性疾病，對其他微生物引起之感染症完全無效。

3. 使用正確抗生素，切莫過度依賴可同時對抗 G(+)菌與 G(-)菌之廣效性抗生素。

4. 治療期間不可因病情改善而擅自刪減藥量，甚至停藥。

☑ 重點整理

一、細胞構造

	名　稱	功　能	成　分
共同構造	細胞壁	抗滲透壓	胜醣
	細胞膜	通透、產能、感應、分裂、合成	脂肪、磷酸、蛋白質
	細胞質	進行代謝與轉譯蛋白質	含 80%水分之膠質
	核糖體	製造蛋白質	RNA、蛋白質
	染色體	決定且遺傳形性	DNA（去氧核糖＋氮鹼基）
特殊構造	鞭毛	運動	蛋白質
	菌毛	吸附	蛋白質
	性菌毛	接合生殖（傳遞質體）	蛋白質
	莢膜	抗吞噬	多醣類或胺基酸
	質體	合成菌毛、製造分解抗生素之酵素	DNA
	芽孢	抗寒、抗熱與抗化學藥劑	吡啶二羧酸

二、G(+)菌與 G(-)菌之細胞壁比較

組成與特性	G(+)菌	G(-)菌
胜醣	厚	薄
台口酸	有	無
外膜	無	有
內毒素	無	有
通透性	高	低
抗生素感受性	高	低
革蘭氏染色結果	藍色	紅色

三、內毒素與外毒素之比較

	內毒素	外毒素
成分	脂多醣體	蛋白質
特性	抗熱(60℃)，無抗原性	懼熱，具抗原性
毒性	低	高
誘導發燒	會	不會
製成疫苗	否	是，甲醛處理後可製成類毒素
症狀	內毒素血症，破壞多種細胞、器官	毒血症，破壞特定細胞、器官

四、抗生素的作用機轉、種類與副作用

作用機轉	抗生素種類	副作用
抑制胜醣合成	penicillin, methicillin, amoxicillin, cephalosporin, carbapenem	過敏、胃腸道不適
抑制細胞膜功能	polymyxin B, plymyxin E	肝、腎受損
抑制蛋白質合成	抑制 30S 核糖體：gentamycin, streptomycin, oxytetracycline	傷害聽神經、影響齒與骨發育
	抑制 50S 核糖體：erythromycin, clindamycin	胃腸道不適、誘發偽膜性結腸炎
抑制核酸合成	sulfadiazine, trimethoprim, rifampicin	過敏、貧血、肝毒性

( )1. 革蘭氏染色法(Gram stain)呈現陽性的原理是什麼？(A)外膜(outer membrane)吸收染劑　(B)活細菌吸入染劑　(C)加熱固定時暴露出可染色蛋白　(D)細菌細胞壁嵌入染劑

( )2. 以革蘭氏染色(Gram staining)來區分細菌，下列敘述何者錯誤？(A)革蘭氏陰性菌(Gram-negative bacteria)含有 lipopolysaccharides　(B)革蘭氏陰性菌細胞壁較厚　(C)革蘭氏陽性菌(Gram-positive bacteria)含有 peptidoglycan　(D)革蘭氏陽性菌細胞壁含 teichoic acids

( )3. 下列何種結構存於細菌之細胞質內？(A)粒線體　(B)中心體　(C)葉綠體　(D)核糖體

( )4. 下列對革蘭氏陽性細菌的描述，何者錯誤？(A)在革蘭氏染色之下呈現藍紫色　(B)富含脂多醣(lipopolysaccharide)　(C)細胞壁較厚　(D)葡萄球菌屬(Staphylococcus)是革蘭氏陽性菌

( )5. 有關內毒素的敘述，下列何者正確？(A)主要成分為脂多醣　(B)由真菌或黴菌的細胞質內產生的毒素　(C)毒性僅對血球細胞有作用　(D)經特殊處理能製成疫苗

( )6. 抗藥性的發生與下列何者有關：(A)包涵體　(B)芽孢　(C)質體　(D)莢膜

( )7. 細菌纖毛(fimbriae)的功能為何？(A)運動　(B)分裂增生　(C)運輸養分　(D)附著於細胞或物體表面

( )8. 細菌的哪一種構造可以抵抗宿主細胞之吞噬作用？(A)鞭毛　(B)芽孢　(C)細胞壁　(D)莢膜

( )9. 下列有關細菌生長的敘述，何者錯誤？(A)有些細菌可以在有氧的環境中生長，也可在無氧的環境中生長　(B)有些細菌可以利用 CO_2 作碳源　(C)可以行發酵的細菌，絕對不能在氧氣中生長　(D)細菌在對數期時，生長得最好

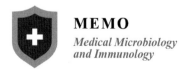

革蘭氏陽性與陰性球菌
Gram-Positive Cocci and Gram-Negative Cocci

Chapter **03**

學理上依據聚集方式對為數極眾之球菌進行分類，因此而有葡萄球菌屬、鏈球菌屬、雙球菌屬與腸球菌屬等。本章介紹的球菌中除淋病雙球菌、腦膜炎雙球菌為革蘭氏陰性菌外，其餘皆是革蘭氏陽性菌。另一項值得注意的重點是許多球菌與人體共存，它們的致病時機多選在個體免疫力不足的當下。

3-1 葡萄球菌屬

Staphylococcus

葡萄球菌屬於革蘭氏陽性菌，繁殖時慣性向二度空間（即 X、Y、Z 軸）延伸，最後聚集成串如葡萄；有時會出現單一、成雙或成鏈的現象，但較為罕見。屬中的菌種甚多，它們擁有的共同特徵包括：(1)營養需求低，能在18~40°C 繁殖，因此遍存於環境中；(2)不會形成芽孢，但能對抗高熱與乾燥；(3)具抗鹽性，能生長在泡菜內或含有10%氯化鈉(NaCl)的培養基上。

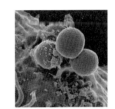

圖 3-1　葡萄球菌

目前已知可以感染人類的葡萄球菌約三十餘種，其中最常見、最重要的是金黃色葡萄球菌。除此之外，表皮葡萄球菌與腐生性葡萄球菌常棲息在人體的皮膚、腸道、陰道、呼吸道等處，成為常在菌(normal flora)之一；當個體免疫力下降時，極可能引起伺機性感染(opportunistic infection)。

一、金黃色葡萄球菌 (*Staphylococcus aureus*) [stæfɪləˋkakəs ˋorɪəs]

(一) 特性與構造

1. G(+)菌，營養需求低。

2. 抗熱、抗乾燥、抗高鹽；有氧與無氧下皆能繁殖，屬於兼性厭氧菌。

3. 細胞壁內的蛋白質 A 可以和抗體 IgG 構造中的 Fc（相關說明見第 21 章）結合，此種特性用於檢驗金黃色葡萄球菌引起之感染症上。

4. 存在人體的前鼻咽部。

(二) 致病因子

✿ 外毒素

1. **腸毒素**(enterotoxin)

   (1) 型別：計有九種（A~I 型），其中 A 型與腸胃炎最為相關。

   (2) 成分：蛋白質，屬於超級抗原[註]。

   (3) 特性：抗腸道酵素、抗熱（100°C、30 分），以食物為傳播媒介，引起腸胃道病變。

   註： 超級抗原(superantigan)：不需抗原呈現細胞的加工處理，即可刺激 T 細胞增生，釋出大量細胞激素後造成發炎與病變（相關說明見第 22 章）。

2. **中毒休克症候群毒素**(toxic shock syndrome toxin-1, TSST-1)：超級抗原之一，由蛋白質組成，它能破壞黏膜、內皮細胞，引起中毒休克症候群。

3. **脫皮毒素**(exfoliative toxin, ET)

   (1) 型別：A 型、B 型。

   (2) 特性：A 型(ETA)抗熱、B 型(ETB)懼熱，二者皆能破壞表皮細胞間的連結，造成脫皮症候群。

4. **細胞毒素**(cytotoxin)

   (1) 型別：α、β、γ、δ 四型。

   (2) α 毒素：破壞血管、白血球、紅血球、肝細胞。

   (3) β 毒素：分解細胞膜內的磷脂質，影響白血球、紅血球、巨噬細胞、纖維母細胞的功能。

   (4) γ 毒素：溶解單核球、巨噬細胞。

   (5) δ 毒素：作用機轉似界面活性劑，能溶解細胞膜中的脂質，使多種細胞受損。

✿ 酵素

1. **凝固酶**(coagulase)：將纖維蛋白原轉化為纖維蛋白，使血液凝固、形成血塊；纖維蛋白亦會堆積在菌體表面，使金黃色葡萄球菌能逃避吞噬細胞的攻擊。其他葡萄球菌缺乏凝固酶，因此可作為區隔之用。

2. **觸酶**(catalase)：分解吞噬細胞內的過氧化氫(H_2O_2)，降低吞噬泡內毒性物質的含量，對菌體造成傷害的程度因此大減。

3. **玻璃糖酸酶、玻尿酸酶**(hyaluronidase)：亦稱擴散因子，專門破壞琉璃糖酸（玻尿酸），細菌因此能在組織間快速穿梭與擴散。

4. **脂肪酶**(lipase)：分解脂肪，使菌體更容易在皮膚上繁殖。

(三) 疾病與傳播途徑

1. **食物中毒**(food poisoning)：廚房工作者鼻腔內或化膿傷口中的金黃色葡萄球菌，汙染火腿、蛋糕、生菜、冰淇淋、馬鈴薯沙拉所致。潛伏期約 30 分鐘至 3 小時，症狀包括嘔吐、腹瀉、腹部絞痛，通常在 24 小時內緩解。值得一提的是患者不會出現發燒。

2. **中毒休克症候群**(toxic shock syndrome, TSS)：好發於不當使用衛生棉條(tampons)的婦女，症狀包括發燒、腹瀉、紅疹、脫皮、低血壓。中毒休克症候群屬於全身性病變，若不謹慎處理，後果堪慮。

3. **脫皮症候群**(staphylococcal scaled skin syndrome, SSSS)：患者多是新生兒與嬰幼兒，初時嘴唇周圍皮膚出現紅斑，2 天後擴及全身，表皮細胞開始剝落。7~10 天內剝落處被新生的表皮細胞取代，不會留下任何疤痕。此段期間若出現續發性細菌感染，死亡率將攀升至百分之五。值得提醒的是免疫力不足或腎病變者若遭受金黃色葡萄球感染，且出現脫皮症候群，死亡率將高達六成。

4. **敗血症**(septicemia, sepsis)：金黃色葡萄球菌經皮膚入侵血液所致，好發於住院病人。細菌若由血液進入其他部位可能引起多種深部疾病，如肺炎(pneumonia)、骨髓炎(osteomyelitis)等，死亡率亦不可小覷。必須提醒的是毒癮者若感染此菌可能出現心內膜炎(endocarditis)。

5. **化膿性疾病**：癤(furuncle)、癰(carbuncle)、膿疱(impetigo)、毛囊炎(folliculitis)等皮膚感染症。「癤」與「癰」俗稱「疔仔」，它們其實是進階版的毛囊炎，多出現在臉部與臀部，常被患者誤認為青春痘而加以擠壓，結果快速惡化為敗血症，甚至有死亡之虞。皮膚上若出現紅腫化膿時，應盡速求醫，絕對不可自行處理。

(四) 治療

青黴素(penicillin)原是首選的治療藥物，但目前僅 5%金黃色葡萄球菌對此類抗生素具感受性，餘者(95%)皆擁有 R 質體。它不僅能製造對抗 penicillin 類抗生素之 β−內醯胺酶，尚能藉由接合生殖在菌種間擴散。

為解決前段的問題，醫學界成功研發出專門對抗 β−內醯胺酶之半合成青黴素(methicillin、oxacillin)。然而隨著時間推移，金黃色葡萄球菌繼續對這群新型製劑產生抗藥性，其中最令人頭痛的便是流竄全球各大小醫院、診所之超級細菌[註]−MRSA (methicillin-resistant *Staphylococcus aureus*)，它能對抗 penicillin 以及 methicillin。

必須說明的是，MRSA 對抗 methcillin 的能力來自染色體突變（非 R 質體），它改變細胞壁上專與 methicillin 結合的蛋白質結構，使得 methcillin 無法進入菌體內發揮毒殺效果。臨床上治療 MRSA 引起之感染症時會改用其他藥物，例如 vancomycin、clidamycin、doxycycline 等，其中 vancomycin 用於住院病人，clindamycin 與 doxycycline 用於門診患者。

目前最新的抗藥菌株是美國密西根州醫院 2002 年時，從洗腎病人使用的導管中分離出的 VRSA (vancomycin-resistant *Staphylococcus aureus*)。此種菌株能同時對抗 penicillin、methicillin 與 vancomycin。臨床上治療 VRSA 引起的感染症時通常會使用 daptomycin 或 TMX-SMX (trimethoprim＋sulfamethoxazole)。即便如此，在治療之前應以藥物敏感性試驗(drug-sensitive test)檢測病原菌對各種抗生素的感受性，之後再選擇適當、適量的製劑，病人始有康復機會。

註：超級細菌(superbugs)：對多種抗生素具抗藥性，臨床上常見的有肺炎鏈球菌、淋病雙球菌、金黃色葡萄球菌、屎腸球菌、糞腸球菌、大腸桿菌、綠膿桿菌、沙門氏桿菌、鮑氏不動桿菌、流感嗜血桿菌、克雷白氏肺炎桿菌。值得提醒的是當人類使用抗生素愈頻繁，超級細菌的種類將不斷增加，因此不得不謹慎。

(五) 預防

1. 手上有傷口者避免接觸或料理食物。

2. 婦女於月經期間不可憋尿，須勤快更換衛生棉條；使用時避免雙手接觸棉條表面。

3. 照顧患者時需勤於洗手，謹慎操作無菌技術，以免造成院內感染。

(六) 實驗室診斷

1. **培養**：以含有 7.5% NaCl 之血液瓊脂培養基進行培養，檢體中若有金黃色葡萄球菌，隔日可見周圍具溶血環之黃色菌落。

2. **凝固酶試驗**：陽性，其他葡萄球菌呈陰性反應。

3. **觸酶試驗**：陽性，鏈球菌呈陰性反應。

二、 表皮葡萄球菌
(*Staphylococcus epidermidis*) [stæfɪləˈkakəs ɛpɪˈdəmɪdɪs]

1. **特性與金黃色葡萄球菌相同，但不會製造凝固酶。**

2. **人類皮膚的常在菌。**

3. **疾病**：經導管、人工關節、心臟瓣膜、牙齒矯正器等侵入性補綴物，進犯免疫力不足者，引起心內膜炎與化膿性感染症。以上疾病皆與生物膜[註]的形成有關。

4. **治療**：penicillin，但已有部分表皮葡萄球菌對它產生抗性，治療時慎選抗生素。目前發現的抗藥菌株為 MRSE (methicillin-resistant *Staphylococcus epidermidis*)。

註：生物膜(biofilm)：細菌等微生物與它分泌之多醣類、蛋白質吸附在侵入性醫材或上皮細胞表面後形成的複合物，其厚度約 100~200 微米(μm)。此種結構不僅保護存在其中的微生物免受藥物及免疫系統攻擊，亦能快速因應所處環境出現的酸鹼值或滲透壓異常。根據統計近六成的細菌性疾病與生物膜有關，例如牙周病、骨髓炎、腎結石、鼻竇炎、心內膜炎、尿路感染症、呼吸道感染症、囊狀纖維支氣管炎等。侵入人體後經常形成生物膜的菌種除表皮葡萄球菌外，尚有綠膿桿菌、霍亂弧菌、退伍軍人桿菌、金黃色葡萄球菌。值得注意的是疾病復發或傷口癒合不易極可能與生物膜有關。

三、 腐生性葡萄球菌
(*Staphylococcus saprophyticus*) [stæfɪləˈkakəs sapraˈfaɪtɪkəs]

1. **特性與金黃色葡萄球菌相同，但不會製造凝固酶。**

2. **女性泌尿道的常在菌。**

3. **疾病**：頻尿、尿中有膿、解尿疼痛等，復發率極高；性行為頻繁者為好發族群。

4. **治療**：penicillin。

3-2 鏈球菌屬

Streptococcus

鏈球菌屬於革蘭氏陽性菌，繁殖時產生的子代會橫向排列，形成手鏈般群聚現象。外形上雖與葡萄球菌相似，但鏈球菌的營養需求高，對熱、乾燥環境的抵抗力較差，有時甚至出現自溶現象(autolysis)。屬中菌種極多，本節中僅討論臨床上常見的肺炎鏈球菌、化膿性鏈球菌，以及隸屬常在菌之無乳性鏈球菌與草綠色鏈球菌。

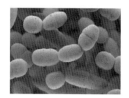

圖 3-2　鏈球菌

一、分類 (Classification)

鏈球菌的菌種數極多，學理上因此利用下列方法對它們進行分類。

1. **溶血程度分類法**
   (1) α 溶血性鏈球菌(α-hemolytic *Streptococci*)：如肺炎鏈球菌、草綠色鏈球菌，它們利用代謝後產生之過氧化氫破壞紅血球。由於它僅對紅血球造成部分破壞，因此又被稱為半溶血性鏈球菌。若將此類鏈球菌接種至血液瓊脂培養基，隔日會長出周圍有綠色溶血環之白色菌落。
   (2) β 溶血性鏈球菌(β-hemolytic *Streptococci*)：即全溶血性鏈球菌，其中最具代表性的是化膿性鏈球菌、無乳性鏈球菌，二者會分泌溶血素破壞紅血球。若將它們接種至血液瓊脂培養基，隔日即長出周圍有透明溶血環之白色菌落。
   (3) γ 溶血性鏈球菌(γ-hemolytic *Streptococci*)：亦稱不溶血性鏈球菌。此類細菌不具破壞紅血球的能力，因此在血液瓊脂培養基會形成周圍無溶血環之白色菌落。

2. **醣類分類法**（Lancefield 分類法）：依據細胞壁成分（C 醣體）對 β 溶血性鏈球菌進行分類，可得 19 族，即 A、B、C、D、E、F、G、H、K、L、M、N、O、P、Q、R、S、T、U；其中 **A 族為最主要的致病性鏈球菌**。

3. **蛋白質分類法**：依據細胞壁成分（M 蛋白質）再對 A 族鏈球菌進行分類，可得 80 餘型。

二、化膿性鏈球菌 (*Streptococcus pyogenes*) [strɛptəˈkakəs paɪˈadʒɪniz]

(一) 特性與構造

1. 營養需求高，無法對抗熱與乾燥。

2. 分泌溶血素溶解紅血球，**屬於 A 族 β 溶血性鏈球菌**（全溶血性鏈球菌）。

3. **具莢膜，細胞壁含有分類依據之 C 醣體與 M 蛋白質。**

(二) 致病因子

1. **莢膜**(capsule)、**M 蛋白質**：對抗吞噬作用，前者由多醣組成。

2. **溶血素**(streptolysin)
   (1) 溶血素 O：破壞紅血球、白血球、血小板，具抗原性，因此能**刺激患者產生特異性抗體 ASO (anti-streptolysin O)**。
   (2) 溶血素 S：作用機轉與溶血素 O 相同，但無抗原性，因此不會刺激宿主產生抗體。

3. **熱源外毒素**(pyogenic exotoxin)：舊稱紅斑毒素(erythrogenic toxin)，超級抗原之一；專門破壞 T 細胞、巨噬細胞，促進發炎物質的釋放，引起猩紅熱、壞死性筋膜炎、類中毒休克症候群等。

4. **玻璃糖酸酶、玻尿酸酶**(hyaluronidase)：破壞細胞間的玻璃糖酸，細菌得以在組織中穿梭與擴散。

5. **鏈球菌激酶**(streptokinase)：分解血塊與纖維蛋白，提升菌體的擴散能力。

(三) 疾病與傳播途徑

1. **膿疱**(impetigo)：最常見的鏈球菌性皮膚感染症，通常出現在臉部；症狀包括發炎、化膿、淋巴結腫大。膿疱好發於悶熱潮濕的夏季，患者多是衛生習慣不良的年輕人。

2. **咽炎**(pharyngitis)：潛伏期約 2~4 天，典型症狀為發燒、頭痛、喉嚨痛。細菌與病毒皆能引起咽炎，由於無法由症狀分辨，因此治療前應先確定病原菌。若屬病毒引起只需多休息、多喝水、盡量少說話，待抗體產生後症狀自然獲得緩解；絕對不可使用抗生素，因為此類藥劑對病毒毫無殺傷力。

3. **猩紅熱**(scarlet fever)：咽炎症狀出現後 1~2 天，有些患者的胸腹與四肢皮膚會長出紅疹，舌頭顏色轉為鮮紅，俗稱草莓舌(strawberry tongue)。1 週後紅疹逐漸退

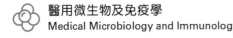
去、脫皮，症狀即消失。猩紅熱曾經是咽炎的嚴重併發症，許多患者甚至因此喪失生命；此種現象在抗生素問世後便極為少見。

4. **類中毒休克症候群**(toxic shock-like syndrome)：它的發生與衛生棉條全然無關，感染對象多是罹癌者、吸毒者、愛滋病患、心肺功能不佳者，症狀包括高燒、血壓驟降、多重器官衰竭等。此症亦稱鏈球菌中毒休克症候群(streptococal toxic shock syndrome, STSS)

5. **蜂窩性組織炎**(cellulitis)：引起此症之病原菌極多，除化膿性鏈球菌外，尚有創傷弧菌、產氣莢膜桿菌、金黃色葡萄球菌、多殺性巴斯德桿菌等。典型症狀包括發燒、局部淋巴結腫大、病灶處（皮下組織）紅腫與發炎。由於病程進展快速，若未即時處理，恐有截肢(amputation)之虞。

6. **丹毒**(erysipelas)：化膿性鏈球菌經皮膚裂縫入侵皮膚所致，好發於幼童及 30 歲以上之成人。症狀包括寒顫、高燒(>39°C)、淋巴結腫大，兩頰或小腿肚皮膚出現紅疹、腫痛。丹毒需及時治療，否則容易併發高致死性敗血症。除此之外，丹毒的復發率極高且復發時的病變處幾乎相同。

7. **壞死性筋膜炎**(necrotizing fasciitis)：化膿性鏈球菌經燒傷、刀傷、挫傷入侵真皮層，破壞肌肉與脂肪組織，擴散速度極快，死亡率甚高，臨床上又稱為飛馳的壞疽(galloping gangrene)或鏈球菌性壞疽(streptococcal gangrene)，並將引起此症之化膿性鏈球菌命名為噬肉菌(flesh-eating bacteria)。日本在 2024 年爆發壞死性筋膜炎疫情，其間計有千人以上感染。

8. **產褥熱**(puerperal fever)：感染子宮造成發炎與發燒，抗生素問世前，產婦常因此症死亡，目前極為罕見。

9. **續發性自體免疫疾病**

   (1) **風濕熱**(rheumatic fever)：化膿性鏈球菌感染後引起的嚴重併發症，好發於曾經罹患咽炎之兒童或青少年。致病原因可能和存在菌體細胞壁的 M 蛋白質有關，其發生機轉儘管不詳，部分專家認為是感染後免疫系統產生的抗體攻擊心臟、關節、中樞神經所致。風濕熱的症狀包括心肌炎、心內膜炎、遊走性關節發炎。

   (2) **急性腎絲球腎炎**(acute glomerulonephritis)：此症的發生亦與 M 蛋白質有關，其發生機轉為抗原(M protein)與抗體（IgG 或 IgM）作用後形成之免疫複合物（相關說明見第 23 章）堆積在腎絲球，導致急性發炎。症狀包括發燒、水腫、血尿、高血壓、蛋白尿等，患者恐需終生洗腎。

(四) 治療與預防

1. 化膿性鏈球菌的抗藥性不明顯，臨床上仍以 penicillin 治療為主，對此藥物過敏者可改用 erythromycin 或其他抗生素。

2. 治療高致死性壞死性筋膜炎時，必須合併使用手術與抗生素。

3. 感染過咽炎的個體應長期服用抗生素以預防再感染，此舉尚能降低自體免疫疾病（風濕熱、急性腎絲球腎炎）發生率。

(五) 實驗室診斷

1. **培養**：將檢體接種至血液瓊脂培養基，16~24 小時後若長出白色菌落且其周圍出現溶血環，表示檢體中可能含有化膿性鏈球菌，必須再以其他方法進行確認。

2. **抗鏈球菌溶血素 O (ASO)試驗**：患者通常在感染後四週產生溶血素 O 抗體(anti-ASO)，因此血清中若存在此種抗體，表示最近感染過 A 族鏈球菌。臨床上亦利用此種試驗確認化膿性鏈球菌引起之自體免疫疾病。

3. **C 醣體試驗**：直接對患者之咽喉拭子進行檢測，其中若含有 C 醣體即表示感染，但仍需以細菌培養法確認。

4. **狄克試驗(Dick test)**：檢驗個體對紅斑毒素的免疫力。將 0.1 毫升紅斑毒素注入待測者的前臂內皮，8~24 小時後觀察皮膚反應。若注射處出現紅腫且直徑大於 1 公分，表示未曾感染，因此無特異性抗體；若注射處無變化，表示感染過、且血清內存在特異性抗體。由於猩紅熱患者已不多見，臨床上極少使用此種試驗。

三、肺炎鏈球菌 (*Streptococcus pneumoniae*) [strɛptəˈkakəs njuˈmonɪe]

(一) 構造與特性

1. G(+)菌、**α 溶血性鏈球菌**（半溶血性鏈球菌）。

2. 所有鏈球菌中最容易出現自溶（細菌遭自身分泌之酵素溶解）。

3. 營養需求高，培養時必須使用血液瓊脂培養基。

4. 抗熱與抗乾燥的能力極差。

(二) 致病因子

1. 莢膜(capsule)
   (1) 多醣類組成，肺炎鏈球菌的主要致病因子。
   (2) 對抗吞噬作用：使菌體能在肺泡中快速繁殖。
   (3) 分型依據：學理上依據莢膜組成將肺炎鏈球菌分為 90 餘種血清型。
   (4) 影響菌落外形：具莢膜之肺炎鏈球菌會在血液瓊脂平板上長成表面光滑的菌落，無莢膜的肺炎鏈球菌則形成外表粗糙的菌落。

2. IgA 蛋白酶(IgA protease)：破壞分泌型 IgA（相關說明見第 21 章），肺炎鏈球菌因此能聚集在呼吸道黏膜大肆繁殖，造成病變。

3. 肺溶素(pneumolysin)：細胞毒素之一，專門破壞氣管內的纖毛與肺巨噬細胞。此種毒素亦能誘導細胞激素（相關說明見第 22 章）的分泌，導致發燒、組織發炎。

(三) 疾病

1. 肺炎(pneumonia)：臨床上經常將它列入伺機性感染(opportunistic infection)，理由是部分健康人的呼吸道中本就存有肺炎鏈球菌，再加上肺炎經常在酗酒、糖尿病、病毒感染時出現。由於病變處多集中在下肺葉，因此亦稱大葉性肺炎(lobar pneumonia)，**患者的痰液通常呈鐵鏽色。**

2. 菌血症(bacteremia)：肺炎鏈球菌進入血液後，可能入侵各組織器官，造成中耳炎(otitis media)、鼻竇炎(sinusitis)、腦膜炎(meningitis)。其中以腦膜炎最為嚴重，死亡率亦最高。中耳炎好發於兒童，且復發率極高，因此需謹慎照護，避免長大後出現重聽、平衡感不佳等後遺症。

3. 衛福部疾管署特別將以上疾病統稱為 **侵襲性肺炎鏈球菌感染症** (invasive pneumococcal diseases, IPD)。

(四) 治療與預防

1. 治療：首選藥物為 penicillin，但肺炎鏈球菌的抗藥性愈來愈嚴重，部分血清型別甚至能同時對抗 penicillin、erythromycin、tetracycline。治療前必須進行藥物敏感性試驗，審慎選擇適當抗生素，避免延誤病情。遇有重症病患時，建議給予 fluoroquinolone 或 vancomycin/ceftriaxone。

2. **預防**

(1) 13 價結合型肺炎鏈球菌疫苗(PCV13)：含有 1、3、4、5、6A、6B、7F、9V、14、18C、19A、19F、23F 型非活性肺炎鏈球菌，適用於滿 6 週以上之幼兒與青少年、成人、長者。台灣自 2015 年起全面施打。

(2) 15 價結合型肺炎鏈球菌疫苗(PCV15)：在 13 價疫苗中加入 23F 與 33F 型非活性肺炎鏈球菌，適用對象與 13 價相同。

(3) 23 價肺炎鏈球菌多醣體疫苗(PPV23)：含有 23 種(1、2、3、4、5、6B、7F、8、9B、9N、10A、11A、12F、14、15B、17F、18C、19A、19F、20、22F、23F、33F)肺炎鏈球菌莢膜，適用於 2~65 歲或以上之高危險群。2 歲以下之嬰幼兒不可使用，因為他們接種疫苗後無法產生保護性抗體。

(五) 實驗室診斷

1. **對痰檢體直接染色，再以顯微鏡觀察。**

2. **培養：** 將檢體接種在血液瓊脂培養基，隔日觀察菌落外形。

3. **膽汁溶解試驗：** 將膽汁滴在甲一菌落上，數分鐘後菌落若溶解，其中極可能存在肺炎鏈球菌。

4. **Optochin 試驗：** 肺炎鏈球菌對 optochin 具感受性。

四、其他重要的鏈球菌

(一) 無乳性鏈球菌 (*Streptococcus agalactiae*) [strɛptəˈkakəs ægəˈlækʃɪe]

1. **屬於 B 族全溶血性鏈球菌**（全溶血性鏈球菌），存在部分健康者的陰道、咽喉、大腸與膀胱。

2. **致病因子：** 多醣類組成之**莢膜**。

3. **疾病**

(1) 肺炎、腦膜炎、敗血症：產道中的無乳性鏈球菌感染新生兒所致，患者多是早產兒或先天免疫力不足之嬰兒，死亡率約 5%，後遺症包括失明、失聰、智能發育障礙。值得一提的是其他菌種，如大腸桿菌亦能引起類似疾病。

(2) 腦膜炎：好發於嬰兒，感染源來自母親或其他嬰兒，發生率與死亡率雖較新生兒腦膜炎低，但亦會出現類似的後遺症。

4. **預防**：美國疾病管制中心(Centers for Disease Control, CDC)建議，所有孕期達 35~37 週之婦女最好接受檢測。若陰道或直腸檢體培養出無乳性鏈球菌即屬於陽性反應，其新生兒出現腦膜炎之機率將大增。這些孕婦最好接受抗生素治療，避免新生兒在產道中遭受感染。

5. **治療**：penicillin，對此藥物過敏者可改用 vancomycin。

(二) 草綠色鏈球菌 (*Viridans streptococci*)

學理上將存在人類皮膚、口腔、咽喉與生殖道中的 30 餘種鏈球菌統稱為「草綠色鏈球菌」，它們屬於**半溶血性(α)或不溶血性(γ)鏈球菌**，致病力比溶血性(β)鏈球菌低，但有時亦能引起**嚴重的心臟病變**。

1. **轉醣鏈球菌**(*Streptococcus mutans*)：存在口腔內引起**蛀牙**（齲齒，dental caries），若進入血液則造成菌血症(bacteremia)。

2. **緩症鏈球菌**(*Streptococcus mitis*)：引起肺炎、腦膜炎、亞急性心內膜炎(subacute endocarditis)。

3. **咽峽炎鏈球菌**(*Streptococcus anginosus*)：引起膿胸、腦膿瘍(brain abscess)、肝膿瘍(liver abscess)。

(三) 血液鏈球菌 (*Streptococcus sanguis*)

存在部分健康者的口腔中，屬於 H 族 α 溶血性鏈球菌；若感染心臟可能引起心內膜炎(endocarditis)。

3-3　奈瑟氏雙球菌屬　

Neisseria

外形似蠶豆且成對排列之奈瑟氏雙球菌屬於革蘭氏陰性菌（注意：非革蘭氏陽性菌），它們當中有些是嗜氧菌，有些是微需氧菌；但皆對酸、鹼、熱、乾燥、消毒劑十分敏感，僅能短暫存活於環境中，學理上因此稱之為細胞內絕對寄生菌(obligate intracellular bacteria)。

一、腦膜炎雙球菌 (*Neisseria meningitidis*) [naɪˈsɪrɪə mɛnɪnˈdʒaɪtɪdɪs]

(一) 構造與特性

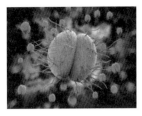

圖 3-3　雙球菌

1. G(–)菌，具莢膜與菌毛。

2. 營養需求較高。

3. 存在帶原者的鼻咽部。

4. 具化膿性，僅感染人類。

5. 鹼性環境下發生自溶現象。

(二) 致病因子

1. **莢膜**(capsule)
   (1) 多醣類組成，菌體遭吞噬後不僅能存活其中，甚至能隨之進入其他組織造成病變。
   (2) 分型依據：將腦膜炎雙球菌區分為 13 種血清型，其中感染率較高的是 A、B、C、Y 與 W135。

2. **菌毛**(pili)：協助菌體吸附在患者的鼻咽黏膜，亦能對抗吞噬作用。

3. **IgA 蛋白酶**(IgA protease)：破壞呼吸道黏膜表面之分泌型 IgA，降低其防禦能力。

4. **內毒素**(endotoxin)：自菌體釋出，造成發燒。

(三) 疾病與傳播途徑

1. **疾病**
   (1) 菌血症(bacteremia)：腦膜炎雙球菌經呼吸道入侵鼻咽部，再進犯血液，且在其中迅速繁殖，引起菌血症，之後隨血流各處散布。擴散範圍大小決定病情輕重，輕者如關節炎、出血性病變（軀幹與四肢皮膚），嚴重者恐出現休克、血管內凝血與腎上腺功能受損。
   (2) 腦膜炎(meningitis)：血中的腦膜炎雙球菌穿透血腦障壁(blood brain barrier, BBB)，進入腦脊髓液感染中樞神經造成發炎，典型症狀為嘔吐、頭痛、神智不清、背頸部僵硬。
   (3) 其他：咽喉炎、氣管炎、肺炎，但症狀較輕。

2. **傳播途徑**：飛沫或接觸帶原者。

(四) 治療與預防

1. **治療**：penicillin、cephalosporin。

2. **預防**：接種腦膜炎雙球菌莢膜多醣製成之次單位疫苗，即可產生預防效果。必須說明的是此種疫苗含有 4 型(A, C. W-135, Y)腦膜炎雙球菌莢膜，目前仍是自費疫苗。

(五) 實驗室診斷

1. **對腦脊髓液檢體進行革蘭氏染色，再以光學顯微鏡觀察。**

2. **培養**：將檢體接種至巧克力瓊脂培養基，若在培養箱中加入二氧化碳，生長狀況更佳。

3. **氧化酶試驗**：呈陽性反應。

4. **發酵反應**：發酵葡萄糖，產生酸性物質。

二、淋病雙球菌 (*Neisseria gonorrhoeae*) [narˈsırɪə gaˈnərie]

(一) 構造與特性

1. 簡稱：淋球菌。

2. G(−)菌，具菌毛。

3. 營養需求高。

4. **具化膿性，僅感染人類；存活於嗜中性白血球內。**

5. **菌體蛋白質變異率高，鹼性環境下常出現自體溶解。**

(二) 致病因子

1. **菌毛**(pili)：吸附在眼睛與生殖泌尿道的黏膜細胞上，亦能對抗單核球、巨噬細胞的吞噬作用。

2. **表面蛋白**(surface protein)：使菌體集結，增強其侵犯上皮細胞的能力。

3. **IgA 蛋白酶**(IgA protease)：分解 IgA，降低黏膜的防菌能力。

4. **內毒素**(endotoxin)：自菌體釋出，造成發燒。

5. **抗原的高度變異性**(antigenic variation)：基因突變造成菌體表面蛋白（抗原）的結構改變，使淋病雙球菌能逃避抗體作用，症狀因此經常復發。

(三) 疾病與傳播途徑

1. **疾病**
   (1) 淋病(gonorrhea)：潛伏期約 2~5 天，之後出現發炎、排尿困難、病變處釋出膿液等，男、女皆同，症狀嚴重者可能不孕。淋病不僅復發率高，且經常併發骨盆炎、副睪丸炎、輸卵管炎。
   (2) 新生兒眼炎(ophthalmia neonatorum)：亦稱膿漏眼。孕婦若患有淋病，產道中的淋病雙球菌可能感染新生兒，造成眼睛化膿、發炎，嚴重者恐失明。
   (3) 菌血症(bacteremia)：淋病雙球菌若經血液進入關節或皮膚，將引起紅疹、膿疱、化膿性關節炎等症。

2. **傳播途徑**：性行為、生產。

(四) 治療與預防

1. **治療**：青黴素(penicillin)曾是治療淋病的首選藥物，但已有許多菌株擁有製造β-內醯胺酶之質體，使青黴素不再有效。治療前應檢測淋病雙球菌對抗生素的感受性，再選用適當藥物。

2. **預防**：抗原快速改變，導致疫苗研發困難，因此「安全性行為」仍是預防淋病的唯一方法。

(五) 實驗室診斷

1. **顯微鏡觀察**：對檢體進行革蘭氏染色後觀察，可見嗜中性白血球內的淋病雙球菌。

2. **培養**：將檢體接種至巧克力培養基，次日觀察細菌的生長狀態。

3. **氧化酶試驗**：陽性反應。

4. **發酵反應**：發酵葡萄糖，且產生酸性物質。

3-4 腸球菌屬

Enterococcus

一、構造與特性

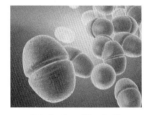

圖 3-4 腸球菌

1. 細胞壁成分與 D 族 β 溶血性鏈球菌十分相似，曾被歸入鏈球菌屬。
2. 革蘭氏陽性球菌，經常成對或集結成鏈，此種特性與肺炎鏈球菌相似。
3. 兼性厭氧菌，生長溫度為 10~45°C，亦能在高鹽或膽汁中繁殖。
4. 具有抗藥性。

二、致病因子 (Virulent Factors)

1. **吸附素**(adhesin)：使菌體附著在腸道與陰道的黏膜上。
2. **細胞溶解素**(cytolysin)：破壞腸道與陰道細胞。

三、重要菌種—糞腸球菌 (*Enterococcus faecalis*) [ɛntərəˈkakəs fɛˈkælɪs] 與屎腸球菌 (*Enterococcus faecium*) [ɛntərəˈkakəs fɛˈkæsəm]

糞腸球菌與屎腸球菌曾在 2017 年 10 月 19 日被衛生福利部列入益生菌中，之後因嚴重抗藥性遭到除名，甚至被要求不得加入市售的益生菌中。

1. **疾病**
   (1) 泌尿道感染(urinary tract infection, UTI)：好發於使用導尿管之住院病人，症狀包括排尿困難、尿中有膿。
   (2) 心內膜炎(endocarditis)：心臟瓣膜與血管內皮細胞遭受感染所致，常併發菌血症。
   (3) 腹膜炎(peritonitis)：多發生在手術或腹部創傷後，必須立即接受治療。
2. **治療**：由於糞腸球菌已具備多重抗藥性（較屎腸球菌嚴重），治療時必須謹慎選擇具療效之抗生素。處理抗藥菌種 VRE (vancomycin-resistant *Enterococcus*)引起之疾病時，應更謹慎。
3. **預防**：屎腸球菌普遍存在醫院與患者體內，實施病患隔離、穿戴手套與防護衣後再與病人接觸，皆能有效預防感染與院內傳播。

☑ 重點整理

一、革蘭氏陽性球菌

菌種	特性	致病因子	疾病
金黃色葡萄球菌	抗熱、抗鹽、抗乾燥	抗熱性腸毒素、中毒休克症候群毒素、脫皮毒素	腸胃炎、敗血症、心內膜炎、皮膚感染症、脫皮症候群、中毒休克症候群
表皮葡萄球菌		皮膚常在菌,不明顯	心內膜炎
腐生性葡萄球菌		泌尿道常在菌,不明顯	泌尿道感染症
化膿性鏈球菌	營養需求高,抗性極弱	莢膜、溶血素、紅斑毒素	膿疱、咽炎、丹毒、蜂窩性組織炎、壞死性筋膜炎,自體免疫疾病(風濕熱與急性腎絲球腎炎)
肺炎鏈球菌		莢膜	肺炎
無乳性鏈球菌		陰道、咽喉常在菌	新生兒腦膜炎、新生兒肺炎
草綠色鏈球菌			亞急性心內膜炎
屎腸球菌、糞腸球菌	抗熱、抗鹽,抗藥性強	吸附素	心內膜炎、腹膜炎、泌尿道感染症

二、革蘭氏陰性球菌

菌種	特性	致病因子	疾病
腦膜炎雙球菌	營養需求低、極脆弱	莢膜、菌毛、內毒素	腦膜炎
淋病雙球菌			淋病、膿漏眼

EXERCISE　學習評量　✔ 解答 QR Code

( ) 1. 關於肺炎鏈球菌(*Streptococcus pneumoniae*)之敘述，下列何者錯誤？(A)健康成人的上呼吸道可能有此菌之寄生　(B)主要致病因子是多醣類莢膜　(C)疫苗尚未發展成功　(D)對 penicillin 產生之抗藥性與 penicillin-binding protein 有關

( ) 2. 下列何者為婦女生殖道中的常在菌叢？(A)無乳性鏈球菌　(B)化膿性鏈球菌　(C)表皮葡萄球菌　(D)肺炎鏈球菌

( ) 3. 抗 methicillin 金黃色葡萄球菌(MRSA)之抗藥機制為何？(A)使用替代之代謝途徑　(B)核糖體結構改　(C)產生 β-lactamase 分解 penicillin　(D)細菌染色體突變造成青黴素結合蛋白(PBPs)構造改變

( ) 4. 下列何者會引起毒癮者心內膜炎？(A) A 族鏈球菌(Group A *Streptococcus*)　(B) 淋病雙球菌 (*Neisseria gonorrhoeae*)　(C) 腦膜炎雙球菌 (*Neisseria meningitidis*)　(D)金黃色葡萄球菌(*Staphylococcus aureus*)

( ) 5. 有關葡萄球菌的敘述，下列何者錯誤？(A)絕對厭氧性　(B)能生成觸酶　(C)可以在 9% NaCl 培養基中生長　(D)易產生抗藥性

( ) 6. 肺炎雙球菌的構造中，何者與其致病力有關？(A)酶　(B)莢膜　(C)細胞壁　(D)外毒素

( ) 7. 下列何者並非葡萄球菌腸毒素引起的食物中毒之特徵？(A)潛伏期短（通常在四小時內發生）　(B)嚴重嘔吐　(C)腹瀉　(D)發燒

( ) 8. 下列何種酶是由葡萄球菌分泌的？(A)凝固酶(coagulase)　(B)琉璃醣酶(hyaluronidase)　(C)鏈球菌激酶(streptokinase)　(D)去氧核醣核酸酶(deoxyribonucleic enzyme)

( ) 9. 毛囊炎(folliculitis)最常見的致病菌為：(A)鏈球菌　(B)金黃色葡萄球菌　(C)大腸桿菌　(D)綠膿桿菌

( ) 10. 有關化膿性鏈球菌之敘述，下列何者錯誤？(A)為具周鞭毛之產芽孢菌　(B) β 型溶血之鏈球菌在血液培養基上會形成透明環　(C)為猩紅熱致病菌　(D)急性腎絲球腎炎為感染之併發症

( ) 11. 化膿性鏈球菌溶血情形屬於哪　群？(A) α 溶血　(B) β 溶血　(C) γ 溶血　(D) δ 溶血

（　）12. 下列何種疾病是由葡萄球菌引起的？(A)急性腎絲球腎炎　(B)食物中毒　(C)風濕熱　(D)咽喉炎

（　）13. 婦女經期使用的衛生棉條不潔時，會引起毒性休克症候群，是下列何種細菌產生之毒素所引起的？(A)腦膜炎雙球菌(*Neisseriae meningitidis*)　(B) A 族性鏈球菌(group A *Streptococcus*)　(C)金黃色葡萄球菌(*Staphylococcus aureus*)　(D)淋病雙球菌(*Neisseriae gonorrhoeae*)

（　）14. 藍氏(Lancefield)血清學分類法，主要是依溶血性鏈球菌之何種構造的抗原不同加以分類？(A)細胞壁　(B)細胞膜　(C)細胞質　(D)細胞核

（　）15. 治療金黃色葡萄球菌造成的院內感染，下列何種抗生素最可能有效？(A)紅黴素(Erythromycin)　(B)萬古黴素(Vancomycin)　(C)氯黴素(Chloramphenicol)　(D)青黴素(Penicillin)

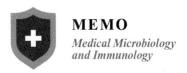
MEMO
*Medical Microbiology
and Immunology*

革蘭氏陽性桿菌

Gram-Positive Bacilli

　　本章介紹的是臨床常見的革蘭氏陽性桿菌，它們當中有些厭氧，如梭狀芽孢桿菌屬；有些需氧，如棒狀桿菌屬。有些能形成芽孢對抗惡劣環境，如桿菌屬、梭狀芽孢桿菌屬；有些可以在 4°C 下生長，如李斯特桿菌屬；有些則能製造抗生素，如桿菌屬、放線菌屬。

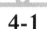

4-1　桿菌屬

Bacillus

　　桿菌屬多是土壤中的需氧性腐生菌，營養需求低，它們既能產生芽孢對抗乾燥與高熱，又能分解多種複雜巨分子。此屬中與人類疾病最為相關的是炭疽桿菌、臘狀桿菌（仙人掌桿菌）。除此之外，作為高壓蒸氣滅菌指示劑之嗜熱桿菌，亦是桿菌屬中的菌種。

一、炭疽桿菌 (*Bacillus anthracis*) [bəˈsɪləs ˈænθræsɪs]

(一) 特性與構造

1. 革蘭氏陽性菌、需氧、**具莢膜**，屬於大型桿菌。

2. **惡劣環境下形成位於菌體中央的芽孢**（圖 4-1），因此能對抗乾燥與高熱；進入人體後即萌芽成為可分裂、能代謝之繁殖體。

3. 營養需求低、容易培養。

4. 侵犯組織與血液的能力極強。

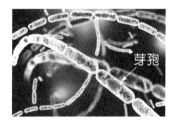

芽孢

圖 4-1　炭疽桿菌

5. **主要感染牛、羊、馬等草性食動物，亦能透過空氣、食物、傷口等媒介感染人類，造成疾病，因此屬於人畜共同病原菌**(zoonotic pathogens)。

(二) 致病因子

1. **莢膜**：抗吞噬，**其成分為 D－麩胺酸**（此點與其他具莢膜的菌種不同）。

2. **外毒素**：菌體內的質體負責製造 AB 毒素[註]，它能刺激巨噬細胞分泌介白質、腫瘤壞死因子（相關說明見第 22 章），造成發炎與水腫。

註：AB 毒素：此種蛋白質外毒素由二個單位組成，單位 B 先和宿主細胞表面接受器結合後，再由單位 A 進入細胞內進行破壞。除炭疽桿菌外毒素外，尚有白喉毒素、志賀毒素、臘腸毒素、綠膿桿菌外毒素等。

(三) 疾病與傳播途徑

1. **皮膚性炭疽病**(cutaneous anthrax)：最常見。炭疽桿菌芽孢經傷口進入人體，萌芽為繁殖體後快速繁殖且釋出外毒素，引起皮膚病變。初期症狀為無痛性丘疹，數日後丘疹周圍陸續出現水疱、化膿性結痂，1~2 週後痂皮脫落痊癒。患者若未接受治療，死亡率將高達二成。九一一事件後，恐怖分子利用炭疽桿菌製成之生化戰劑攻擊美國，許多人因接觸信封上的**白色粉末（含炭疽桿菌芽孢）**而感染，甚至死亡，造成另一波恐怖不安的情緒。台灣亦曾爆發過炭疽病疫情，但感染對象皆為草食性動物。

2. **肺炎性炭疽病**(pulmonary anthrax)：潛伏期較長，約 8 週以上。芽孢經呼吸道進入肺泡，遭巨噬細胞吞食後在其中萌芽，接著入侵血液與淋巴，引起肺水腫、敗血症、淋巴結腫大、呼吸衰竭等嚴重病變。若不及時治療，患者可能在症狀出現後 3 日內死亡。**肺炎性炭疽病好發於皮毛處理者，因此又稱毛工病**(wool-sorter's disease)

3. **胃腸性炭疽病**(gastrointestinal anthrax)：芽孢隨著未煮熟的動物肉製品進入胃腸道，萌芽為繁殖體後即能以二分裂法增加菌數，釋出之外毒素破壞細胞，導致發燒、噁心、嘔吐、血便、腹部絞痛，死亡率高達五成。

(四) 治療與預防

1. **治療**：常用的抗生素有 penicillin、ciprofloxacin、imipenem。

2. **預防**
   (1) 為動物接種活減毒炭疽疫苗。
   (2) 獸醫、皮毛工人、屠宰場工作人員應接種非活性疫苗，預防感染。

(五) 實驗室診斷

1. **染色**：對患者的血液檢體進行革蘭氏染色，之後以顯微鏡觀察繁殖體。切記：炭疽桿菌不會在宿主體內形成芽孢，因此顯微鏡下不會出現此種特殊構造。

2. **培養**：將檢體接種在血液瓊脂培養基，長成之菌落表面似水母頭，屬於非光滑型菌落，周圍無溶血環。

二、臘狀桿菌(*Bacillus cereus*) [bəˈsɪləs ˈsɪrɪəs]

(一) 構造與特性

1. 別稱：仙人掌桿菌。

2. **G(+)菌，擁有鞭毛與芽孢**，外型類似炭疽桿菌（圖 4-2）。

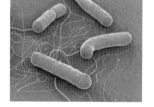

3. 兼性厭氧菌（有氧與無氧環境下皆能生長）。

4. 分解紅血球，造成 β 型溶血（全溶血）。

圖 4-2　臘狀桿菌

(二) 致病因子

1. **腸毒素**
   (1) 熱安定性腸毒素(heat-stable enterotoxin)：嘔吐型腸毒素，成分為蛋白質，但具有抗熱、抗腸道酵素的特性，能引起嘔吐。
   (2) 熱不安定性腸毒素(heat-labile enterotoxin)：腹瀉型腸毒素，蛋白質組成，無抗熱性，可刺激腸道細胞分泌 cAMP，使水分、電解質排入腸腔，造成水瀉。

2. **其他**：溶血素、磷脂酶 C、壞死性毒素。

(三) 疾病與傳播途徑

1. **疾病**：腸胃炎、食物中毒。

2. **傳播途徑**
   (1) **汙染米類製品以及保存於室溫之米飯，引起嘔吐型食物中毒。**
   (2) 汙染蔬菜與未煮熟之肉品，造成腹瀉型食物中毒。

(四) 治療與預防

1. **治療**：患者多能自行痊癒，不需用藥；但症狀嚴重者必須以 vancomycin 或其他抗生素治療。值得注意的是臘狀桿菌對 penicillin、cephalosporine 具抗性，因此不能作為治療藥物。

2. **預防**：確實煮熟食物，熟食需冷藏。

(五) 實驗室診斷

衛生福利部曾於 2012 年 11 月 19 日制定「仙人掌桿菌檢測標準」，其流程包括：(1)檢液之配製；(2)增菌培養；(3)純化培養；(4)鑑定試驗；(5)計算菌數。

4-2 梭狀芽孢桿菌屬 ✔

Clostridium

本屬細菌無法製造觸酶、超氧化物歧化酶，因此缺乏分解毒性代謝產物（過氧化氫、超氧化合物）的能力，僅能生長在無氧或低氧環境中。梭狀芽孢桿菌屬擁有 190 餘菌種，大多棲息在水域、土壤與汙水中，以有機物質為碳素及能量來源。它們當中有些是人類或動物腸道內的常在菌，如困難梭狀芽孢桿菌；有些則具致病能力，如肉毒桿菌、破傷風桿菌與產氣莢膜桿菌。

一、破傷風桿菌 (*Clostridium tetani*) [klɑsˈtrɪdɪəm ˈtɛtənɪ]

(一) 構造與特性

1. G(+)菌，具有周鞭毛。

2. 絕對厭氧，不會侵入血液與高含氧量的組織。

3. 無氧或低氧環境下形成位於菌體末端之芽孢，使破傷風桿菌在光學顯微鏡下呈現似鼓錘或網球拍的外型（圖 4-3）。

4. 芽孢進入人體後萌芽為繁殖體並釋出外毒素。

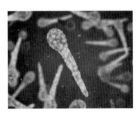

圖 4-3　破傷風桿菌

(二) 致病因子

1. **破傷風毒素**

    (1) 別稱：痙攣毒素(tetanospasmin)，神經毒素(neurotoxin)之一。

    (2) 成分：蛋白質。由 A、B 二單位組成，單位 B 和宿主細胞接受結合後，單位 A 進入細胞內進行破壞，學理上稱之為「AB 毒素」(AB toxin)。

    (3) 特性：**懼熱、懼胃酸，消化道酵素能破壞其毒性**；因此即便吃下含有破傷風毒素的食物亦不會出現症狀。

    (4) 作用機轉：破傷風毒素進入血液後逆行至中樞神經，**干擾抑制性神經傳導物質〔glycine、γ-aminobutyric acid (GABA)〕之釋放，導致肌肉持續收縮，呈現不規則興奮活性，最終衰竭。**

2. **溶血素**(hemolysin)

    (1) 成分：蛋白質。

    (2) 致病機轉：破壞宿主細胞膜，然它與破傷風的關係目前未明。

(三) 疾病與傳播途徑

1. **疾病**

    (1) 破傷風(tetanus)：潛伏期約 1 週，症狀包括牙關緊閉(lockjaw)、角弓反張；前者是口部肌肉強直收縮，導致嘴巴無法張開，後者則是軀幹與四肢肌肉持續收縮造成。呼吸肌與橫隔膜肌肉若發生痙攣，患者極可能死亡。值得一提的是患者因臉部肌肉抽搐而出現破傷風特有之病徵－「痙笑」。

    (2) 新生兒破傷風(neonatal tetanus)：亦稱臍帶風。破傷風桿菌經臍帶切口或包皮環狀切除傷口感染新生兒，此症盛行於環境較差的開發中國家，潛伏期約 1 週，死亡率近九成。

2. **傳播途徑**：傷口，愈深者發生破傷風之機率愈高；除此之外，傷口處若有化膿性球菌與血管破損，在鈣鹽的催化下，將加速破傷風桿菌分泌痙攣毒素。

(四) 治療與預防

1. **治療**

    (1) 先以擴創術處理傷口，再輔以高壓氧治療，目的是清除傷口的病原菌。

    (2) 注射破傷風免疫球蛋白（即破傷風抗毒素），中和破傷風毒素。

    (3) 口服或注射 penicillin、metronidazole。

    (4) 使用肌肉鬆弛劑緩解症狀。

2. **預防**：台灣出生之嬰兒滿 2 個月、4 個月、6 個月時各接種 1 劑五合一疫苗，18 個月時追加 1 劑，滿 5 歲至入國小前再注射 1 劑減量疫苗。

  (1) **五合一疫苗(DTaP-Hib-IPV)**

    A. DTaP：成分是白喉類毒素(D)、百日咳桿菌蛋白質(aP)、破傷風類毒素 (T)。

    B. Hib (*Haemophilus influenzae* b)：成分是 b 型流感嗜血桿菌莢膜。

    C. IPV (injection polio vaccine)：即沙克疫苗，含有非活性小兒麻痺病毒 1、2、3 型。

  (2) **減量疫苗**：低劑量 DTaP 與 IPV，Hib 的劑量不變。

(五) 實驗室診斷

效果不佳，通常以病人的症狀為診斷依據。

二、肉毒桿菌 (*Clostridium botulinum*) [klɑsˈtrɪdɪəm bɑˈtʃulɪnəm]

(一) 構造與特性

1. **別稱**：臘腸桿菌。

2. G(+)厭氧菌，擁有周鞭毛。

3. 無氧或低氧環境下形成位於菌體次末端的芽孢，其耐熱性居所有菌種之冠。芽孢進入人體後會先萌芽為繁殖體，再釋出外毒素。

4. 不侵入血液與高含氧之組織。

(二) 致病因子

臘腸毒素(botulinum toxin)或稱肉毒桿菌外毒素，它既是 AB 毒素，亦是神經毒素，更是醫美界常用的除皺聖品。

1. **成分**：蛋白質。

2. **特性：懼熱，但能抗胃酸、抗腸道酵素，因此能藉食物傳播。**

3. **型別**：計有 7 型(A~G)，其中 A、B、E、F 型與食物中毒最為相關。

4. **作用機轉**：臘腸毒素經血液進入中樞神經，**抑制神經末梢釋放乙醯膽鹼 (acetylcholine, Ach)，阻斷神經傳導，肌肉最終因麻痺而無法收縮。**

(三) 疾病與傳播途徑

1. **疾病**：肉毒桿菌症(botulism)
    (1) 食物中毒：潛伏期約 12~72 小時，症狀包括噁心、嘔吐、複視、肌肉無力、吞嚥困難、無法言語等，但不會出現腹瀉。若未及時治療，三成患者可能死於呼吸衰竭、心跳停止。肉毒桿菌亦能汙染蜂蜜，感染 1~6 個月嬰兒，引起猝死症。
    (2) 傷口感染：較少見。
2. **傳播途徑**：蜂蜜、臘腸、臘肉、蔬果罐頭、真空包裝食物，2010 年台灣曾發生多起肉毒桿菌感染事件，數名患者因搶救不及而死亡。

(四) 治療與預防

1. **治療**
    (1) 注射混合型(A, B, E)抗毒素，破壞外毒素對中樞神經的作用。
    (2) 投與 penicillin 或 metronidazole，抑制肉毒桿菌繁殖。
    (3) 輔以呼吸器、心臟維生系統。
2. **預防**
    (1) 食物應保存在 4°C 以下。
    (2) 確實加熱食物後再食用。
    (3) 一歲以下幼兒應避免飲用蜂蜜水。

(五) 實驗室診斷

檢驗患者血液、糞便、嘔吐物中是否存在肉毒桿菌外毒素。

三、產氣莢膜桿菌 (*Clostridium perfringens*) [klɑsˈtrɪdɪəm pəˈfrɪndʒənz]

(一) 構造與特性

1. **別稱**：氣性壞疽桿菌、魏氏桿菌。
2. G(+)菌，擁有莢膜、次末端芽孢，但無鞭毛（圖 4-4）。
3. **絕對厭氧**，但其**耐氧性與破壞的組織能力皆高於破傷風桿菌、肉毒桿菌**。
4. **繁殖速度極快，分代時間約 8 分鐘**。

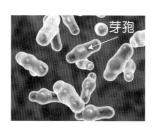

芽孢

圖 4-4　產氣莢膜桿菌

5. **分類**：依據外毒素的組成將產氣莢膜桿菌分為 A、B、C、D、E 五型，其中 **A 型及 C 型**能感染人類。

(二) 致病因子

1. **α-外毒素**(α-exotoxin)：亦稱磷脂酶，由質體製造，**最主要的致病因子**；它能溶解宿主細胞的細胞膜，造成溶血、肌肉壞死。五型(A~E)產氣莢膜桿菌皆能釋出此種毒素。

2. **β-外毒素**(β-exotoxin)：細胞致死性毒素，由質體製造。產氣莢膜桿菌中僅 C 型分泌此種毒素，它能造成腸道鬱血與壞死性病變。

3. **腸毒素**(enterotoxin)：產自 A 型產氣莢膜桿菌，它作用在小腸上皮細胞後，腸道通透性會增加，水分與電解質因此滲入腸腔，導致腹瀉。

(三) 疾病與傳播途徑

1. **疾病**
   (1) **氣性壞疽**(gas gangrene)：A 型產氣莢膜桿菌與此症的關係最深，它經傷口入侵肌肉、皮下組織後開始繁殖，釋出 α-外毒素與大量氣體(H_2, CO_2)，引起水腫、劇痛、組織壞死，病變處甚至流出惡臭液體。厭氧性蜂窩組織炎 (anaerobic cellulitis)與肌肉壞死症(myonecrosis)是臨床上最常見之氣性壞疽，但前者症狀較輕，後者較嚴重。
   (2) **食物中毒**(food poisoning)：A 型產氣莢膜桿菌感染所致，症狀包括腹瀉、腹部絞痛，但無發燒、噁心、嘔吐，1~2 日後即可痊癒。
   (3) **壞死性腸炎**(necrotizing enteritis)：C 型產氣莢膜桿菌引起之感染症，患者出現腹痛、血便、潰瘍、腸穿孔、腹膜炎等症狀，死亡率極高。
   (4) **敗血症**(septicemia)：此症僅出現在肌肉壞死症與壞死性腸炎患者，因此較為罕見。

2. **傳播途徑**
   (1) 氣性壞疽：墮胎、車禍、凍傷。
   (2) 食物中毒與壞死性腸炎：遭 A 或 C 型產氣莢膜桿菌汙染之食物。

(四) 治療與預防

1. 治療
   (1) 氣性壞疽：高劑量 penicillin 與手術（移除壞死組織）合併治療，但預後不佳，死亡率仍偏高。臨床上有時會施以截肢手術，以抑制氣性壞疽桿菌的快速擴散。
   (2) 食物中毒：通常不需治療，補充水分與電解質即可。
   (3) 壞死性腸炎：penicillin G 或 metronidazole。

2. 預防
   (1) 謹慎處理傷口，避免感染。
   (2) 食物應冷藏或冷凍保存。

(五) 實驗室診斷

1. **檢體染色後以光學顯微鏡觀察**。

2. **培養**：將檢體接種至血液瓊脂培養基，經 12~16 小時厭氧培養後長出菌落，其周圍會出現明顯的雙區溶血環，此種現象是 α 與 β-外毒素分別破壞紅血球所致。

3. **Nagler 試驗**：將檢體接種在蛋黃培養基中，12~16 小時後長出周圍具不透明沉澱環之菌落。此試驗用於鑑定 α-外毒素。

4. **暴風雨式發酵**：將檢體接種至裝有牛奶培養基之試管內，病原菌在管底快速繁殖，釋出之外毒素分解醣類、蛋白質，產生有機酸與氣體，前者使牛奶凝固，後者自試管底部衝破凝固之牛奶，學理上謂之暴風雨式發酵 (stormy fermentation)。

四、困難梭狀芽孢桿菌 (*Clostridium difficile*) [klasˈtrɪdɪəm ˈdɪfɪsaɪl]

(一) 構造與特性

1. G(+)菌，擁有芽孢、周鞭毛（圖 4-5）。
2. 絕對厭氧，抗乾燥、抗高熱。
3. **腸道常在菌**，但數目較其他常在菌少。

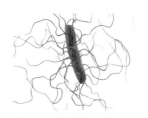

圖 4-5　困難梭狀芽孢桿菌

(二) 致病因子

1. **腸毒素**(enterotoxin)：破壞腸道細胞的緊密結合，導致通透性增加，水分因此排至腸腔，引起腹瀉。

2. **細胞毒素**(cytotoxin)：破壞腸道細胞，造成壞死。

(三) 疾病、預防與治療

1. **疾病**：在年老、長期住院、腸道手術、長時口服抗生素等因素的刺激下，困難梭狀芽孢桿菌大肆繁殖，釋出外毒素，直接破壞腸道細胞，引起發燒、腹瀉、痙攣性腹痛，結腸黏膜組織腫脹且被黃色膜覆蓋，臨床稱之為**偽膜性結腸炎**(pseudomembraneous colitis)或**抗生素相關性結腸炎**(antibiotic-associated colitis)。

2. **預防**：患者糞便中含有大量困難梭狀芽孢桿菌，因此必須謹慎處理，否則可能殃及其他正在接受抗生素治療之住院病患，造成病情擴散。

3. **治療**

   (1) 依症狀嚴重度

   　A. 症狀緩和者：立即停用抗生素（尤其是 clindamycin），補充水分與電解質。

   　B. 症狀嚴重者：停用抗生素，改以 vancomycin 或 metronidazole 治療。

   (2) 糞便微菌叢植入法(fecal microbiota transplantation, FMT)：此法能重建患者腸道中的微生物組成，用於治療困難梭狀芽孢桿菌引起之嚴重或反覆性腹瀉。其優點是患者不需再使用任何抗生素，捐贈者與受贈者間可以有或無親屬關係（臨床數據極少）。微菌叢植入法的過程簡述如下。

   　A. 對通過嚴格測試之捐贈糞便進行純化與培養。

   　B. 收集菌液並將其保存於-80°C。

   　C. 移植前患者必須停用抗生素，並依據醫師的建議進食。

   　D. 利用大腸鏡將菌液植入腸道。

4-3 李斯特桿菌屬

Listerias

此屬之名是為紀念十九世紀英國醫師李斯特(Joseph Lister)，屬中計有 7 菌種，皆是具有運動能力的革蘭氏陽性短桿菌，其中僅單核球增多性李斯特桿菌能感染人類引起病變。

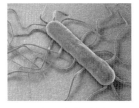

圖 4-6　李斯特桿菌

單核球增多性李斯特菌
(*Listeria monocytogenes*) [lɪsˈtɪrɪə mɑnəsaɪtoˈdʒɛnɪz]

(一) 構造與特性

1. G(+)菌、兼性厭氧；擁有鞭毛（圖 4-6），20°C 具運動性，37°C 運動性消失。

2. 高鹽(10~12% NaCl)、高溫(42°C)、低溫(0.5°C)下皆能繁殖，亦能生長在 pH 5.5~9.5 之環境中。

3. 可同時在細胞外與細胞內繁殖，因此屬於兼性細胞內寄生菌。

4. 伺機感染胎兒、新生兒、老人、罹癌者、糖尿病患等免疫力不足者。

(二) 致病因子

1. **溶血素**(hemolysin)：溶解紅血球，**使菌體能在單核球、巨噬細胞中繁殖**。

2. **磷脂酶**(phospholipase)：分解細胞膜中的磷脂質，使菌體能在單核球內繁殖。

3. **吸附素**(adhesin)：協助菌體附著在宿主上皮細胞表面繁殖，引起病變。

(三) 疾病

1. **先天性感染**(congenital infection)：病原菌進入子宮感染胎兒，經血液擴散後，造成肉芽腫與組織化膿，症狀極為嚴重，若未在胎兒出生後立即治療，死亡率恐向上攀升。

2. **新生兒感染**(neonatal infeciton)：此種感染發生在出生時或出生後 1~2 週內，症狀包括腦膜炎、敗血症、器官化膿、肉芽腫（即嬰兒毒性肉芽腫）。

3. **伺機性感染**(opportunistic infeciton)：孕婦、罹癌者、愛滋病患、接受器官移植者若感染單核球增多性李斯特桿菌，可能出現高死亡率之腦膜炎。

4. **一般感染**(common infection)：似感冒，症狀緩和或不明顯。

(四) 治療與預防

1. **治療**：penicillin、ampicillin。

2. **預防**：單核球增多性李斯特桿菌存在水、土壤、植物、動物以及人類腸道中，亦能在生菜沙拉、冷藏水果表面以及消毒未完全之乳製品中繁殖，免疫力不足者應避免食用前述食品與未煮熟之肉類。孕婦若食入前述物質可能發生流產憾事。

(五) 實驗室診斷

1. **對檢體進行革蘭氏染色，再以顯微鏡觀察。**

2. **培養**
   (1) 檢體置於冰箱數日再行後培養，避免快速繁殖之雜菌干擾實驗結果。
   (2) 培養
   　　A. 將檢體接種在基礎培養基，1~2 日內長出菌落。
   　　B. 將檢體接種至血液瓊脂培養基，長出之菌落周圍有溶血環。

3. **免疫學法**：確認檢驗結果。

4-4 棒狀桿菌屬
Corynebacterium

　　棒狀桿菌屬於革蘭氏陽性菌，外形似球棒，一端較粗，另一端較細。目前已鑑定出 60 餘菌種，有些存在動、植物體內，有些是眼、咽喉、小腸與泌尿生殖道的常在菌。白喉桿菌是棒狀桿菌屬中最重要的致病菌。

白喉桿菌 (*Corynebacterium diphtheriae*) [kəraɪnɪbæk´tɪrɪəm dɪf´θɪrɪe]

(一) 構造與特性

1. **G(+)菌，嗜氧，但不會入侵血液；如圖 4-7 所示。**

2. **抗乾燥、抗日光，但對熱與殺菌劑敏感。**

3. **細胞質內存有異染小體(metachromatic granules)，可作為鑑定之用。**

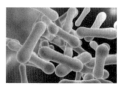

圖 4-7　白喉桿菌

4. **僅感染人類。**

(二) 致病因子

❀ 白喉毒素 (Diphtheria Toxin)

1. **製造者**：白喉桿菌體內的溫和噬菌體（β-原噬菌體）。

2. **成分**：蛋白質，AB 毒素之一。

3. **作用機轉**：毒素的單位 A 是 ADP 核糖基轉移酶，它能將 ADP-ribose 由 NAD 轉移至延長因子上，最後**干擾蛋白質合成**。

(三) 疾病與傳播途徑

1. **疾病**：白喉(diphtheria)，急性呼吸道感染症，好發於未接種疫苗之幼兒或兒童。依據症狀，可將其分為以下二種。
   (1) 局部性：白喉桿菌經傷口或呼吸道入侵人體，快速繁殖後釋出毒素，破壞局部組織。病變處周圍發炎且覆蓋一層質地堅硬之白色偽膜，其中含有白血球、纖維蛋白與壞死的上皮細胞。偽膜若出現在鼻腔，內皮細胞將遭受破壞而出血；若向咽頭處擴散則阻塞呼吸道，導致窒息死亡。
   (2) 全身性：白喉毒素進入血液再擴散至全身，引起腎病變、心肌炎、心內膜炎、運動神經麻痺等症狀，其中**心內膜炎是主要死因**。

2. **傳播途徑**：傷口、呼吸道。

(四) 治療與預防

1. **治療**
   (1) 患者一旦出現可疑症狀，不需等待細菌檢驗結果判定，立即給予抗毒素清除血中毒素；再以 penicillin、erythromycin 殺死存在上皮細胞的白喉桿菌。值得一提的是注射抗毒素前必須進行皮膚試驗，避免發生過敏（相關說明見第23 章）。
   (2) 利用支氣管鏡或氣管造口術移除覆蓋在咽喉處之偽膜。

2. **預防**：台灣出生之嬰兒滿 2 個月、4 個月、6 個月時各接種 1 劑五合一疫苗，18個月時追加 1 劑，滿 5 歲至入國小前再注射 1 劑減量疫苗。
   (1) **五合一疫苗(DTaP-Hib-IPV)**
      A. DTaP：成分是白喉類毒素(D)、百日咳桿菌蛋白質(aP)、破傷風類毒素(T)。
      B. Hib (*Haemophilus influenzae* b)：成分是 b 型流感嗜血桿菌的莢膜。

C. IPV (injection poliovaccine)：即沙克疫苗，含有非活性小兒麻痺病毒 1、2、3 型。

(2) 減量疫苗：低劑量 DTaP 與 IPV，但 Hib 劑量不變。

(五) 實驗室診斷

1. 對檢體直接染色後觀察

(1) 革蘭氏染色法：菌體呈藍色，常堆疊成「V」、「Y」、「L」字形或柵欄狀。

(2) 以甲基藍或甲苯胺藍染色，出現深藍色之異染小體。

2. 將檢體接種至

(1) 呂佛氏培養基，白喉桿菌會長成白色或灰色菌落。

(2) 血液瓊脂培養基，長成之菌落周圍可見透明溶血環。

(3) 亞碲酸鹽血液瓊脂培養基，白喉桿菌將亞碲酸鹽還原為亞碲酸，最後長成黑色菌落。

3. 毒力試驗(Elek test)：檢體中的白喉桿菌若能釋放外毒素，即可與試劑裡的抗毒素形成沉澱線。

4. 錫克試驗(Schick test)：在受測者前臂內側注射白喉毒素，另一手臂注射熱（80°C、5 分鐘）破壞之白喉毒素，24~36 小時後判讀結果。

(1) 兩手臂皆無變化：陰性結果，表示受測者曾經感染白喉或接種過 DPT、DTaP 疫苗，已產生特異性抗體，不會再感染。

(2) 注射毒素處出現持續 4 日以上之紅腫：陽性結果，表示受測者無特異性抗體，必須接種 DPT 或 DTaP 疫苗以產生對抗白喉的能力。若紅腫於 72 小時內消失，表示受測者血清內有抗體，但對白喉毒素過敏，此種反應屬於偽陽性。

4-5　放線菌屬

Actinomyces

一、構造與特性

1. 革蘭氏陽性菌，外形似菌絲型真菌（圖 4-8）。

2. 兼性厭氧，但厭氧環境下生長狀況較佳。

3. 人類口腔、腸道、生殖道的常在菌。

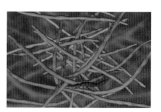

圖 4-8　放線菌

二、重要菌種

以色列放線菌 (*Actinomyces israelii*) [æktɪnəˈmaɪsɪz ɪsˈræliaɪ]

1. **經常與金黃色葡萄球菌、化膿性鏈球菌或革蘭氏陰性菌造成混合性感染。**

2. **傳播途徑**：傷口、外科手術。

3. **疾病**：此菌在組織深部繁殖，導致化膿性肉芽腫，症狀多出現在胸、腹、頸、顏面。隨著病程的發展，肉芽腫逐漸軟化且排出膿液。必須注意的是感染處若在胸部可能併發慢性支氣管炎。

4. **實驗室診斷**：患者病變處的組織切片中可見硫磺顆粒。

5. **治療**
   (1) 外科手術：移除受感染組織。
   (2) 藥物：選擇具療效且副作用較低之抗生素，如 penicillin、amoxicillin、doxycycline、erythromycin、clindamycin 等，療程為 6~12 個月。

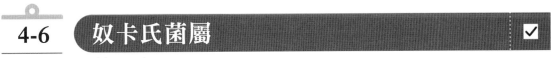

4-6 奴卡氏菌屬
Norcadia

一、構造與特性

1. 需氧性革蘭氏陽性菌，外形類似於放線菌。

2. 存在土壤、人類口腔或動物體內。

3. 致病因子：索狀因子，參照結核桿菌之說明。

二、重要菌種

(一) 巴西奴卡氏菌 (*Nocardia brasiliensis*) [nəˈkɑrdɪə bræzɪliˈɛnsɪs]

1. **傳播途徑**：呼吸道、皮膚傷口。

2. **疾病與症狀**：肺炎、蜂窩性組織炎（罕見）。巴西奴卡氏菌若進入血液，則引起腦、腎、心、肝、脾、眼睛等多重器官病變。

3. **實驗室診斷**

   (1) 對檢體進行革蘭氏染色，顯微鏡觀察時可見分枝狀的外形。

   (2) 培養：將檢體接種在培養基上，數週後長成菌落。

4. **治療**：trimethoprim-sulfamethoxazole (TMX-SMX)，療程需達 6 個月以上。

(二) 星狀奴卡氏菌 (*Nocardia asteroides*) [nəˈkɑrdɪə æstəˈrɔɪdɪs]

1. **傳播途徑**：呼吸道、皮膚傷口。

2. **疾病**：肺炎。

3. **實驗室診斷**

   (1) 對檢體進行革蘭氏染色，顯微鏡觀察時可見分枝狀的外形。

   (2) 培養：將檢體接種在培養基上，數週後長成菌落。

4. **治療**：trimethoprim-sulfamethoxazole，療程為 6 個月以上。

☑ **重點整理** ──────────────────────

一、厭氧菌

1. **特性**：缺乏觸酶、超氧化物歧化酶，無氧或低氧下生長繁殖。

2. **特殊構造**

   (1) 莢膜：氣性壞疽桿菌。

   (2) 芽孢：破傷風桿菌、肉毒桿菌、氣性壞疽桿菌、困難梭狀芽孢桿菌。

   (3) 鞭毛：破傷風桿菌、肉毒桿菌、困難梭狀芽孢桿菌。

3. **疫苗**：DTaP，預防白喉、百日咳、破傷風。

4. 菌種、傳播途徑、致病因子、疾病、治療：整理於下表。

菌種	傳播途徑	致病因子	疾病	治療
破傷風桿菌	傷口	痙攣毒素（抑制 GABA 釋放）	破傷風（痙笑、牙關緊閉、角弓反張）與臍帶風	先處理傷口，再注射抗毒素，最後使用抗生素
肉毒桿菌	罐頭、真空食物	臘腸毒素（抑制乙醯膽鹼釋放）	食物中毒	先注射(A, B, E)抗毒素，再使用抗生素
氣性壞疽桿菌	傷口、食物	α-外毒素、β-外毒素、腸毒素	食物中毒、氣性壞疽、壞疽性腸炎	抗生素或手術
困難梭狀芽孢桿菌	接觸、食物	腸毒素、細胞毒素	偽膜性結腸炎	停止使用抗生素、糞便微菌叢植入法

二、嗜氧菌

1. 種類：炭疽桿菌、白喉桿菌、臘狀桿菌（仙人掌桿菌）。

2. 特殊構造
   (1) 芽孢：炭疽桿菌、臘狀桿菌。
   (2) 鞭毛：臘狀桿菌。

3. 疫苗：DTaP，預防白喉、百日咳、破傷風。

4. 菌種、傳播途徑、致病因子、疾病、治療：整理於下表。

菌種	傳播途徑	致病因子	疾病	治療
炭疽桿菌	傷口、飛沫、食物傳播	莢膜、外毒素	皮膚性炭疽、肺炎性炭疽、胃腸性炭疽	抗生素
臘狀桿菌	米、肉類傳播	熱安定性腸毒素、熱不安定性腸毒素	嘔吐、腹瀉	抗生素
白喉桿菌	傷口、呼吸道傳播	白喉毒素（抑制蛋白質合成）	白喉、心內膜炎	先注射白喉抗毒素，再使用抗生素

( ) 1. 美國 911 事件後發生信件郵包具有感染性的粉狀物質，此具感染性物質是下列何者？(A)芽孢　(B)莢膜　(C)質體　(D)細菌的營養體

( ) 2. 臘腸桿菌毒素(*Botulinum toxin*)可以用於美容除皺之機制為何？(A)阻止乙醯膽鹼的釋放　(B)使施打處之肌肉壞死　(C)造成神經傳遞物質 GABA 無法釋放　(D)使神經末稍接受器被破壞

( ) 3. 下列何種病原體不會經由呼吸道感染人類？(A)腦膜炎雙球菌(*Neisseria meningitidis*)　(B)肺炎鏈球菌(*Streptococcus pneumoniae*)　(C)臘腸毒桿菌(*Clostridium botulinum*)　(D)炭疽桿菌(*Bacillus anthracis*)

( ) 4. 肉毒桿菌毒素造成肌肉麻痺的原因為何？(A)關閉肌肉細胞膜上鉀離子通道，造成鈣離子通道開啟　(B)促進神經突觸末端之乙醯膽鹼(acetylcholine)釋放　(C)破壞 SNARE 蛋白質複合體，阻斷神經突觸末端乙醯膽鹼釋放　(D)阻斷神經細胞膜上鈣離子通道開啟，抑制乙醯膽鹼釋放

( ) 5. 病人若呈現面部痙攣、牙關緊閉、心律不整、嚴重流汗、脫水等，最可能是下列何種疾病？(A)革蘭氏陰性菌引起之敗血症　(B)細菌性食物中毒　(C)肉毒桿菌毒素中毒　(D)破傷風

( ) 6. 滅菌不完全之乳製品或冰品最容易遭受下列何種細菌汙染？(A)紅斑丹毒菌(*Erysipelothrix rhusiopathiae*)　(B)單核球增多性李斯特菌(*Listeria monocytogenes*)　(C)白喉桿菌(*Corynebacterium diphtheriae*)　(D)多殺性巴斯德桿菌(*Pasteurella multocida*)

( ) 7. 關於白喉桿菌(*Corynebacterium diphtheriae*)的敘述，下列何者正確？(A)透過人畜共通的方式傳染　(B)會造成呼吸道症狀，也有機會造成皮膚感染　(C)臨床上會鑑定出感染源後再進行治療　(D)感染後會引發保護性免疫力

( ) 8. 關於細菌引發食物中毒的敘述，下列何者錯誤？(A)金黃色葡萄球菌(*Staphylococcus aureus*)造成的食物中毒，常因食物被腸毒素污染　(B)空腸曲狀桿菌(*Campylobacter jejuni*)造成的腸胃炎，常因為病人食用受感染的雞肉　(C)單胞李斯特菌(*Listeria monocytogenes*)主要感染健康人，引發嚴重侵襲性感染　(D)仙人掌桿菌(*Bacillus cereus*)產生的腸毒素會引發水瀉

( ) 9. 下列哪一種細菌與引起非典型肺炎(atypical pneumonia)較為無關？(A)李斯特菌(*Listeria monocytogenes*)　(B)肺炎黴漿菌(*Mycoplasma pneumoniae*)　(C)退

伍軍人桿菌 (*Legionella pneumophila*)　(D)肺炎披衣菌 (*Chlamydophila pneumoniae*)

(　) 10. 下列哪一項不是破傷風桿菌分泌外毒素之條件？(A)傷口有其他化膿菌感染　(B)組織有氧的存在　(C)鈣鹽之存在　(D)血管破損

(　) 11. 下列何種細胞是肉毒桿菌毒素(botulinum toxin)主要攻擊的對象？(A)骨骼細胞　(B)神經細胞　(C)呼吸道上皮細胞　(D)脾臟細胞

(　) 12. 下列何種細菌較容易引起抗生素相關腹瀉(antibiotic-associated diarrhea)？(A) 空腸曲狀桿菌 (*Campylobacter jejuni*)　(B) 困難梭孢桿菌 (*Clostridium difficile*)　(C)產氣梭孢桿菌(*Clostridium perfringens*)　(D)仙人掌桿菌(*Bacillus cereus*)

(　) 13. 關於梭狀芽孢桿菌(*Clostridium*)的敘述，下列何者錯誤？(A)治療困難梭狀桿菌(*Clostridium difficile*)造成的腸炎，目前最有效的方式為持續使用廣效性抗生素　(B)肉毒梭狀桿菌(*Clostridium botulinum*)造成的食物中毒，可以從嬰兒患者的糞便分離出細菌以確診　(C)預防傷口被破傷風梭狀桿菌(*Clostridium tetani*)感染，必須施打中和性球蛋白及疫苗，以免發生破傷風　(D)從產氣梭狀桿菌(*Clostridium perfringens*)造成的傷口感染檢體中，觀察不到白血球的存在

(　) 14. 關於肉毒梭孢桿菌(*Clostridium botulinum*)感染之敘述，下列何者錯誤？(A)此菌是一種產生芽孢之厭氧菌　(B)感染者應立即給予疫苗治療　(C)食源性肉毒桿菌素中毒(foodborne botulism)通常是由罐頭或真空包裝食品所引起　(D)嬰兒肉毒桿菌素中毒(infant botulism)可能由污染的蜂蜜或奶粉而傳染

(　) 15. 下列何種細菌不會在吞噬細胞內生存複製，而造成疾病？(A)退伍軍人肺炎菌(*Legionella pneumophila*)　(B)鼠疫桿菌(*Yersinia pestis*)　(C)破傷風梭狀菌(*Clostridium tetani*)　(D)單胞李斯特菌(*Listeria monocytogenes*)

(　) 16. 下列針對 *Bacillus cereus* 造成的疾病，何者正確？(A)可使用 penicillin 治療　(B)產生腸毒素造成類似炭疽熱的症狀　(C)不耐熱腸毒素 (heat-labile enterotoxin)會引起嘔吐型食物中毒　(D)感染眼睛後會造成嚴重的組織破壞

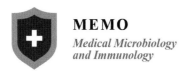

MEMO
Medical Microbiology
and Immunology

革蘭氏陰性桿菌（一）

Gram-Negative Bacilli (1)

就菌種數與感染症種類而論，革蘭氏陰性桿菌比前章所述的革蘭氏陽性菌複雜許多，因此之故，它在臨床上的重要性自然高出不少。本章先介紹假單胞桿菌屬、伯克氏桿菌屬、嗜血桿菌屬、博德氏桿菌屬、退伍軍人桿菌屬，以及人畜共同病原菌——鼠疫桿菌、布魯氏桿菌、法蘭西斯桿菌與巴斯德桿菌。餘者則在第六章中加以說明。

5-1 假單胞桿菌屬 ☑

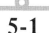

Pseudomonas

目前已知的假單胞桿菌近二百種，這群需氧性革蘭氏陰性桿菌多存在水中、土壤、空氣與動植物體內。其中最特殊的是以苯環類為碳源與能源的惡臭假單胞桿菌 (*Pseudomonas putida*)，未來極可成為清除原油汙染的重要幫手；但對人類更具影響的應該是能引起各種傳染性疾病的綠膿桿菌。

綠膿桿菌 (*Pseudomonas aeruginosa*) [ʃudoˊmonəs eəruˊdʒɪnosɑ]

(一) 構造與特性

1. 需氧，革蘭氏陰性菌；擁有莢膜、菌毛與單端鞭毛（圖 5-1），部分菌株擁有單端叢毛。

2. 營養需求低，容易繁殖；高溫(42°C)、潮濕環境，生長狀況更佳。

3. **引起伺機性感染，臨床上將它與大腸桿菌、金黃色葡萄球菌並列為三大主要院內感染源。**

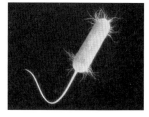

圖 5-1　綠膿桿菌

4. **具多重抗藥性**(multiple drug resistance)，屬於超級細菌。

(二) 致病因子

1. **特殊構造**
   (1) 莢膜(capsule)：由多醣類組成，對抗吞噬、干擾抗體的作用。
   (2) 菌毛(pili)、吸附素(adhesin)：協助菌體附著在黏膜表面繁殖。

2. **毒素**
   (1) **外毒素 A** (exotoxin A)：蛋白質組成，AB 毒素之一。作用機轉與白喉毒素相同，能抑制延長因子活性、**干擾宿主細胞合成蛋白質，導致組織壞死、器官功能受損。**
   (2) 內毒素(endotoxin)：即脂多醣體，引起發燒與敗血性休克。

3. **酵素**
   (1) 細胞外酶 S (exoenzyme S)：協助細菌擴散，直接傷害肺部組織。
   (2) 磷脂酶 C (phospholipase C)：分解脂肪與磷脂質，破壞氣管纖毛、上皮細胞，使綠膿桿菌更容易入侵肺臟，造成急性或慢性發炎。
   (3) 彈性酶 A、B (elastase A, B)：分解血管壁與肺組織中的彈性蛋白，導致肺臟出血。

(三) 疾病與症狀

　　綠膿桿菌進入人體後立即在黏膜表面繁殖且形成生物膜（相關說明見第 3 章），釋出之毒素與酵素聯合破壞組織，造成局部感染。若進入血液，則引起嚴重的全身性病變。

1. **膿瘍**(abscess)：綠膿桿菌感染術後或燒燙傷之傷口，引起發炎化膿。

2. **肺炎**(pneumonia)：好發於使用人工呼吸器者，患有纖維囊腫或支氣管擴張症之個體若感染死亡率將向上攀升。

3. **心內膜炎**(endocarditis)：吸毒者、接受心臟手術或裝有心導管的個體，發生此症之機率最高。

4. **泌尿道感染**(urinary tract infection, UTI)：如膀胱炎、腎盂腎炎。前者多發生在女性，症狀包括頻尿、排尿疼痛；後者的症狀為發燒、噁心、嘔吐與急性腎炎。

5. **惡性外耳炎**(malignant external otitis)：此症多發生在免疫力不足者以及患有糖尿病之長者。初期症狀包括發燒、耳劇痛、外耳道狹窄與皮膚壞死，部分患者甚至出現臉部麻痺。惡性外耳炎常被診斷為一般外耳炎而延誤治療，後果是併發骨髓炎、腦膜炎、腦膿瘍或敗血性血栓靜脈炎，死亡率高達八成。

6. **敗血症**(septicemia)：症狀最嚴重，好發於愛滋病患與染有慢性病者。症狀包括發燒、寒顫、低血壓、尿量減少，最後因肝臟、肺臟、腎臟等器官衰竭而休克，死亡率極高。

7. **其他**
   (1) 中樞神經感染：腦膜炎、腦膿瘍。
   (2) 胃腸道感染：嬰兒腹瀉。
   (3) 眼睛感染：角膜炎。
   (4) 骨感染：骨髓炎、關節炎。

(四) 治療

綠膿桿菌通常感染住院病人或免疫力較差者，因此治療時必須更為審慎。目前多以 β-內醯胺環類、胺糖類或二者併用進行治療，如 carbapenem、cefepime、ceftazidime、piperacillin、gentamicin、tobramycin、ticarcillin。即便如此，治療前仍需進行藥物敏感性試驗再選擇具療效之抗生素。

(五) 預防

1. 皮膚出現傷口時應立即治療，醫護人員接觸患者前後應確實洗手，避免成為傳播媒介。

2. 不可誤用或濫用抗生素，發生感染時必須按醫生指示服用抗生素，切勿因症狀改善而停藥，亦不可保留剩餘藥物待日後使用。

3. 醫院應要求絕對無菌手術、正確的導尿技術；除此之外，清洗冷氣濾網、定期鑑定落菌之種類與數目亦應列入常規作業中。

(六) 實驗室診斷

將檢體接種至培養基，次日若出現菌落及水果氣味，極可能為綠膿桿菌，但需以生化試驗確認。值得一提的是此菌亦能在血液瓊脂培養基與 MacConkey 培養基上生長。

5-2 伯克氏桿菌屬
Burkholderia

　　人們在 2024 年以前對邦克列酸或類鼻疽應十分陌生，但寶林茶室粿條中毒事件及凱米颱風後幾乎成為朗朗上口的名詞。無巧不成書，以上二者皆與伯克氏桿菌扯上關係；它是一群需氧性革蘭氏陰性菌、無芽孢、具運動能力，低鹽環境下可生長。伯克氏桿菌屬中的菌種多是在二十一世紀後才被發現，因此尚有許多待研究之處。以下介紹的是對人類影響最鉅的類鼻疽桿菌與唐菖蒲伯克氏菌。

一、類鼻疽桿菌 (*Burkholderia pseudomallei*) [bəkˊholdərɪə ʃudoˊməleɪ]

(一) 構造與特性

1. 需氧，革蘭氏陰性菌；擁有莢膜、菌毛與單端鞭毛。

2. 對抗極端環境的能力極強，例如酷熱、嚴寒、養分不足。

3. 多棲息在東南亞與澳洲北部，是當地土壤中的重要腐生菌。

4. 進入吞噬細胞後立即轉變為細胞內病原菌，大量繁殖後在感染者體內擴散引起重症。

(二) 致病因子

1. **特殊構造**
   (1) 莢膜：類鼻疽桿菌的抗吞噬機轉不同於其他細菌，見以下詳細說明。
   　　步驟一：類鼻疽桿菌被吞噬細胞吞食後，在各種致病因子協同作用下抑制吞噬泡內的毒殺作用，接著利用細胞中的機制與材料大肆繁殖。
   　　步驟二：破壞肌動蛋白結構使細胞喪失原形，甚至融合成多核巨細胞（multinucleated giant cell，副黏液病毒感染後亦會出現類似結果）。
   　　步驟三：多核巨細胞死亡釋出類鼻疽桿菌，後者四處擴散，再感染其他細胞。
   (2) 菌毛：協助菌體附著在巨噬細胞與腸道黏膜表面。
   (3) 鞭毛：類鼻疽桿菌進犯宿主細胞時不可或缺之要素。
2. **毒素**：破壞細胞之致死因子。

(三) 疾病、症狀

1. **疾病：類鼻疽**(melioidosis)，衛生福利部在 2007 年 10 月 15 日將它歸入第四類法定傳染病；意即醫師一旦發現疑似個案，必須在三日內向當地衛生單位舉報以採取防治措施。疾管署甚至進一步稱類鼻疽為「台灣的新興疾病(emerging disease of Taiwan)」。

2. **症狀：**感染者多無症狀或不明顯，但免疫力不足個體可能出現發燒、咳嗽、胸痛、咳血、淋巴結腫大等病灶，最後甚至惡化為肺炎、腦炎、急性皮膚膿腫等，死亡率近五成；若出現敗血症致死率將更高。至 2024 年 8 月已累計達 54 案例，其中 7 人死亡、47 例發生在凱米颱風後，高雄感染人數最多(35)、台南(6)、台中(3)、屏東(2)、嘉義(1)；由此可見，水災與類鼻疽間確實有著密不可分的關係。凱米颱風後相繼出現之山陀兒與康芮颱風將同年度死於類鼻疽的人數推升至 20 人。

(四) 傳播途徑

1. **呼吸道：**吸入含有類鼻疽桿菌之塵土或氣化水霧。
2. **接觸：**遭類鼻疽桿菌汙染的水或土壤。

(五) 預防與治療

1. **預防：**避免接觸土壤與汙水，尤其是在雨季與颱風之後；免疫力不佳者若有傷口更需謹慎小心，必須戴手套、穿雨鞋後才能走入汙水中或接觸汙泥。

2. **治療**
   (1) 抗生素：先注射 2~4 週，再口服 3~6 個月；由於類鼻疽桿菌對多種抗生素具抗性，使用前須經藥物敏感性試驗測試。
   (2) 手術：引流膿瘍、移除遭感染的肺葉或肺膿瘍。

(六) 實驗室診斷

　　類鼻疽桿菌屬於高致死性病原菌，對檢驗人員而言分子檢驗法的安全性較高，常用的有酵素免疫法、螢光抗體染色法以及聚合酶連鎖反應(PCR)。

二、唐菖蒲伯克氏桿菌 (*Burkholderia gladioli*) [bəkˈholdərɪə glædɪˈolɪ]

(一) 構造與特性

1. 需氧，革蘭氏陰性菌；擁有莢膜、菌毛與單端鞭毛。

2. 存在水、土壤中，植物是其主要感染對象；亦能伺機感染人類。

(二) 致病因子

1. **毒素**：邦克列酸(Bongkrek acid)，粒線體毒素之一；唐菖蒲伯克氏桿菌在穀類、椰子等作物繁殖後釋出此種毒素，它專門抑制有氧呼吸中電子傳遞鏈（相關說明見第 2 章）的產能反應，使宿主細胞無法獲得 ATP 而死亡。其實此種毒素本名為「米酵菌酸」，但衛福部在寶林茶室粿條食物中毒後將它更名為邦克列酸。

2. **莢膜**：抗吞噬。

(三) 疾病與症狀

1. **肺炎、菌血症**：好發於免疫力不足者。

2. **食物中毒**：腹痛、腹瀉、嘔吐、血尿、血便、盜汗、心悸、嗜睡，患者可能因肝腎衰竭而亡。值得一提的是寶林茶室中毒事件（2024 年 3 月）中有 9 人死亡，其他 26 人中有些是輕症，有些是在葉克膜協助下保住一命。

(四) 傳播途徑與預防

　　唐菖蒲伯克氏桿菌經汙染的食物傳播，由於目前仍無藥物可供治療，因此處理食物時必須非常謹慎。吃完食物後 1~20 小時內若出現上項症狀，應立即就醫，以免延誤病情。

5-3 嗜血桿菌屬

Haemophilus

嗜血桿菌較小且外形多變，它對冷、熱、乾燥、消毒劑均極為敏感；雖名之為「嗜血」，卻無法直接以血液為營養來源，因為它生長所需之血色素(factor V)、NAD(factor X)必須由溶解後的紅血球提供。嗜血桿菌屬於革蘭氏陰性菌，其中有些存在健康者的陰道或呼吸道，有些能感染人類，如流感嗜血桿菌、杜克氏嗜血桿菌、埃及嗜血桿菌。

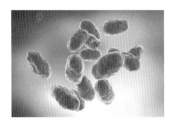

圖 5-2　流感嗜血桿菌

一、流感嗜血桿菌 (*Haemophilus influenzae*) [hɪˈmafɪləs ɪnfluˈɛnzi]

(一) 構造與特性

1. G(–)菌，具莢膜、菌毛（圖 5-2）。外形短小，有時呈球桿菌狀。

2. 兼性厭氧，營養需求高，生長時需 V 因子與 X 因子。

3. 型別：根據莢膜組成將流感嗜血桿菌分為 a、b、c、d、e、f 六種型別，其中 b 型與人類的疾病最為相關，引起之疾病亦最為嚴重。

4. 衛星現象(satellite phenomenon)：腸球菌與金黃色葡萄球菌皆能分解紅血球，若將二者之一和流感嗜血桿菌同時培養在血液瓊脂平板，後者便能在其周圍長成小型、白色菌落。

(二) 致病因子

1. 莢膜(capsule)
   (1) 多醣類組成、抗吞噬，**最主要的致病因子**。
   (2) 分型依據。

2. 菌毛(pili)：使菌體吸附在呼吸道黏膜，但部分具致病能力之流感嗜血桿菌無此構造。

3. IgA 蛋白酶(IgA protease)：分解存在黏膜表面之分泌型 IgA 抗體，降低宿主免疫力，增強流感嗜血桿菌的感染力。

(三) 疾病與傳播途徑

1. 疾病

(1) 腦膜炎(meningitis)：好發於 3 個月至 3 歲之嬰幼兒，症狀包括頭痛、發燒、畏光、頸部僵硬、噁心嘔吐、精神恍惚。若不立即治療，死亡率極高。

(2) 會厭炎(epiglottitis)：病程發展快速，會厭發炎腫脹可能影響呼吸。

(3) 敗血症(septicemia, sepsis)：症狀與腦膜炎相似，但部分患者會出現腹瀉、腹痛。

(4) 呼吸道感染症(respiratory tract infections)：肺炎(pneumonia)、支氣管炎(bronchitis)，症狀包括發燒、咳嗽、頭痛、肌肉痛、呼吸急促等。值得注意的是年長者遭受感染後，體溫有時不升反降。

2. 傳播途徑：呼吸道、直接接觸。

(四) 治療與預防

1. 治療：一般使用 ampicillin，但近三成之流感嗜血桿菌已對此種藥物產生抗性，治療前應進行藥物敏感性試驗。若時間不允許，建議改用 ceftriaxone、cefotaxime、rifampin。

2. 預防

(1) 流感嗜血桿菌疫苗(*Haemophilus influenzae* b, **Hib**)：**次單位疫苗，成分為 b型流感嗜血桿菌之莢膜多醣。**

(2) 新型疫苗(HbCV)：b 型莢膜多醣中加入蛋白佐劑，預防效果較 Hib 佳。

(3) Rifampin：提供短暫性預防，適用於幼兒園裡接觸過病童但尚未發病之幼童。

(五) 實驗室診斷

1. 直接對檢體進行染色，再以光學顯微鏡觀察。

2. 將檢體接種在巧克力瓊脂培養基，數日後若長成白色、半透明小菌落，表示檢體中可能存有流感嗜血桿菌，必須進一步確認。

二、杜克氏嗜血桿菌 (*Haemophilus ducreyi*) [hɪˈmafɪləs ˈdjukrɛi]

(一) 構造與特性

外形、特性皆與流感嗜血桿菌相同，但杜克氏嗜血桿菌生長繁殖時僅需 X 因子、不需要 V 因子。

(二) 疾病與傳播途徑

1. **疾病**：感染者的局部淋巴結發炎腫大，生殖器周圍出現一至多個**軟性下疳** (chancroid)，它是一種極為疼痛之潰瘍。值得提醒的是患者感染愛滋病毒的機率極高。

2. **傳播途徑**：性行為。

(三) 治療與預防

1. **治療**：azithromycin、ceftriaxone、erythromycin。

2. **預防**：安全性行為。

(四) 實驗室診斷

1. **染色**：準確率低，敏感性亦不高，臨床上極少使用此法。

2. **培養**：檢驗軟性下疳的「黃金準則」。將檢體接種在巧克力瓊脂培養基，再觀察菌落。培養基中必須加入 vancomycin 與胎牛血清，培養箱內需添加 5% CO_2、溫度控制在 33~35°C，檢體中的杜克氏嗜血桿菌才能順利繁殖。

3. **分子檢驗法**：直接檢測核酸(DNA)，此法小用於確認培養結果。

三、埃及嗜血桿菌 (*Haemophilus aegyptius*)

1. **構造與特性**：與流感嗜血桿菌完全相同。

2. **疾病**
   (1) 急性化膿性結膜炎(aute conjunctivitis)：患者多為兒童。
   (2) 巴西紫斑熱病：好發於 5 歲以下之幼兒，患者會出現高燒、紫斑、結膜炎、敗血症、腦膜炎等，症狀極為嚴重，死亡率高達七成。

3. **傳播途徑**：直接接觸。

4. **治療**：含 ampicillin 之眼藥水治療結膜炎，口服型或注射型抗生素治療巴西紫斑熱病。

5-4　博德氏桿菌屬

Bordetella

　　絕對需氧之博德氏桿菌是一群體型較小的革蘭氏陰性桿菌（圖 5-3），目前完成鑑定者計有 7 種；其中有些是營養需求較低之非致病菌或低致病性病原菌，有些營養需求較為挑剔，例如專門感染幼兒的百日咳桿菌。

圖 5-3　博德氏桿菌

百日咳桿菌 (*Bordetella pertussis*) [bɔrdə´tɛlə pə´tʌsɪs]

(一) 構造與特性

1. G(−)菌，需氧，擁有莢膜與菌毛。

2. 營養需求高，繁殖速度較慢。

3. 僅感染人類。**主要在呼吸道上皮細胞繁殖，不會侵犯血液與深部組織。**

(二) 致病因子

1. **百日咳毒素**(pertussis toxin)
   (1) 成分：蛋白質，AB 毒素。
   (2) 作用機轉：單位 B 與呼吸道上皮細胞接受器結合後，單位 A 進入細胞中進行破壞。

2. **氣管毒素**(tracheal toxin)：干擾呼吸道纖毛擺動。

3. **纖維血凝素**(filamentous hemagglutinin)：此種蛋白質存在細胞壁的外膜中，因此又稱為「外膜蛋白」，它能協助百日咳桿菌吸附在呼吸道上皮細胞。

4. **腺苷環化酶**(adenyl cyclase)：提高 cAMP 濃度，抑制免疫細胞功能。

(三) 疾病與傳播途徑

1. **疾病**：百日咳(pertussis, whooping cough)，一種急性呼吸道感染症，好發於 5 歲以下之幼童。百日咳桿菌經呼吸道進入人體後，立即附著在纖毛或上皮細胞，快速繁殖並釋出毒素抑制纖毛擺動，接著是呼吸道發炎、黏液分泌增加引起劇烈咳嗽。百日咳的病程可分為以下三階段。

(1) **卡他期**(catarrhal stage)：症狀似感冒，患者出現微燒、流鼻水與輕微咳嗽；由於**飛沫中含有大量百日咳桿菌，感染他人的能力極強**；1~2 週後進入陣發期。值得一提的是衛生福利部疾管署稱此階段為「黏膜期」。

(2) **陣發期**(paroxysmal stage)：呼吸道內的分泌物多且黏稠，咳嗽轉劇，此期可持續 1~2 個月。病童因連續劇烈咳嗽而出現眼內或顱內出血，陣發期的死亡率最高。

(3) **恢復期**(convalescent stage)：症狀趨緩，痊癒後可獲得永久性免疫，亦即終生不再感染。

2. **傳播途徑**：飛沫、直接接觸。

(四) 治療與預防

1. **治療**：及早治療能有效減輕症狀、降低死亡率；常用之抗生素包括 azithromycin、erythromycin（以上二者為首選藥物）、clarithromycin、trimethoprim- sulfamethoxazole。

2. **預防**：台灣出生之嬰兒滿 2 個月、4 個月、6 個月時各接種 1 劑五合一疫苗，18 個月時追加 1 劑，滿 5 歲至國小前時再注射 1 劑減量疫苗。

(1) **五合一疫苗(DTaP-Hib-IPV)**

A. DTaP：白喉類毒素(D)、百日咳桿菌蛋白質(aP)、破傷風類毒素(T)。

B. Hib (*Haemophilus influenzae* b)：b 型流感嗜血桿菌莢膜。

C. IPV (injection poliovaccine)：沙克疫苗。

(2) **減量疫苗**：低劑量 DTaP 與 IPV，Hib 的劑量不變。

(五) 實驗室診斷

1. 培養：將檢體接種在 B-G 培養基（含有炭、甘油、血液、馬鈴薯浸液），1~2 週後觀察菌落。

2. 以螢光抗體檢測檢體中的病原菌，但敏感性較低。

5-5　退伍軍人桿菌屬 ☑️

Legionella

　　池塘、礦泉、自來水、淡水湖、冷卻水塔中皆可發現退伍軍人桿菌，它早在 1940 年便為人所知，但直到 1976 年才出現致病性退伍軍人桿菌。當時一群參加過第二次世界大戰的老兵在費城開會，結束後竟有 200 多人因肺炎而病倒、34 人死亡。經屍體解剖、實驗室診斷、核酸鑑定後，發現原來是退伍軍人桿菌感染肺臟所致，學界因此將它命名為嗜肺性退伍軍人桿菌。

嗜肺性退伍軍人桿菌 (*Legionella pneumophilus*) [lidʒəˊnɛlə n jumoˊfɪlə]

(一) 構造與特性

1. 革蘭氏陰性菌，擁有鞭毛（圖 5-4）。

2. 嗜氧，營養需求挑剔，生長繁殖時需半胱胺酸。

3. 生長範圍極廣：pH 5.0~8.5，20~63°C，低溫下 (2~8°C)亦能存活數年。

4. 抗氯：長時間生存在潮濕環境中，亦能存活於冷氣水塔中達數月之久。

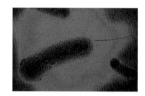

圖 5-4　嗜肺性退伍軍人桿菌

5. 型別：1~15 型，其中以 1、4、6 型最為常見。

(二) 致病因子實驗室診斷

　　不明顯，但菌體能在巨噬細胞繁殖，並隨之進入組織、器官，造成嚴重病變。

(三) 疾病與傳播途徑

1. 疾病
   (1) 退伍軍人病(legionnaires' disease)：好發於年長者、癌症患者、洗腎病患、器官移植者。症狀包括發燒、乾咳、腹痛、水瀉、肺部堅質化等，最後出現呼吸衰竭，死亡率約 15%。
   (2) 龐提亞克熱(Pontiac fever)：症狀似退伍軍人病但較輕微，如發燒、頭痛、咳嗽等，患者不會出現肺部病變，且多在 1 週內痊癒。

2. 傳播途徑：呼吸道。**主要經由冷卻水塔或蓮蓬頭噴出之水霧傳播，但不會在人與人之間造成直接感染。**

(四) 治療與預防

1. **治療**：azithromycin、erythromycin、clarithromycin、fluoroquinolones。

2. **預防**

    (1) 定期以漂白水(5% NaOCl)或 77°C 熱水清洗住家、醫院、百貨公司、KTV、電影院的冷卻水塔。噴水池、SPA 館、游泳池等親水設施亦應經常清洗。

    (2) 夏日為流行期，免疫力較差者應減少進出使用冷氣之密閉空間（如夜店、電影院、百貨公司、KTV）的次數。

(五) 實驗室診斷

1. **培養**：將檢體接種在含有半胱胺酸的培養基，如 BCYE 培養基，1 週後若長出灰白色菌落，表示檢體內可能有嗜肺性退伍軍人桿菌。

2. **分子檢驗法**：檢驗嗜肺性退伍軍人桿菌之核酸(DNA)。

3. **血清學法**：檢測患者血清內之抗體。

5-6　人畜共同病原菌

　　本節介紹的是能同時感染人與動物之鼠疫桿菌、布魯氏桿菌、法蘭西斯桿菌、多殺性巴斯德桿菌，它們屬於革蘭氏陰性菌，專以病獸、吸血性昆蟲（病媒）或未煮熟肉品為媒介進行感染。

一、鼠疫桿菌 (*Yersinia pestis*) [jəˈsɪnɪə ˈpɛstɪs]

(一) 構造與特性

1. G(−)菌，體型小，具有莢膜。

2. 兼性厭氧，能抗熱、抗乾燥。

3. 染色時菌體二端顏色較深（雙極性染色），顯微鏡下如安全別針。

4. 鼠類為主要感染對象。

(二) 致病因子

1. **莢膜**(capsule)：由多醣與蛋白質組成，對抗吞噬，使鼠疫桿菌能存活於巨噬細胞中。

2. **凝固酶**(coagulase)：凝固血液，破壞血管。

3. **內毒素**(endotoxin)：引起發燒、多重器官病變。

(三) 疾病與傳播途徑

1. **疾病**

   (1) 腺鼠疫(bubonic plague)：最常見、症狀最輕。帶菌之鼠蚤叮咬人後，鼠疫桿菌進入淋巴結中大量繁殖，造成發燒、寒顫，鼠蹊部淋巴結發炎、腫大、化膿；死亡率為五至六成。

   (2) 肺鼠疫(pneumonic plague)：此症之發生機轉有二，一是鼠疫桿菌經血液進入肺部引起，二是鼠疫桿菌直接入侵肺部所致。症狀包括發燒、胸痛、咳嗽、呼吸急促、痰中帶血甚至咳血，致死率為 90~95%。

   (3) 敗血性鼠疫(septicemic plague)：症狀最嚴重，死亡率近 100%。鼠疫桿菌進入血液後大量繁殖並釋出內毒素，造成血管、血液病變。症狀包括發燒、紫斑、臟器缺血壞死等。患者死亡時全身紫黑（發紺），臨床上因此稱之為**黑死病(black death)**。

2. **傳播途徑**：飛沫、傷口、鼠蚤叮咬。

(四) 治療與預防

1. **治療**：tetracycline、streptomycin、chloramphenicol。

2. **預防**

   (1) 確實隔離患者且及時治療。

   (2) 徹底消毒來自疫區之船隻，加強港區倉庫滅鼠與滅鼠蚤之工作。

   (3) 獸醫、軍人、實驗室工作人員應接種非活性疫苗。

(五) 實驗室診斷

1. **染色**：直接對檢體進行染色，顯微鏡下可見二端著色之鼠疫桿菌。

2. **培養**：將檢體接種在 MacConkey 培養基，爾後觀察其長成之菌落，但必須謹慎操作，避免遭受感染。

二、布魯氏桿菌屬 (*Brucella*)

(一) 重要菌種

1. 流產布魯氏桿菌(*Brucella abortus*)。

2. 馬爾他布魯氏桿菌(*Brucella melitensis*)。

3. 豬布魯氏桿菌(*Brucella suis*)。

4. 犬布魯氏桿菌(*Brucella canis*)。

(二) 構造與特性

1. 需氧性革蘭氏陰性菌，無任何特殊構造（圖 5-5）。

2. 環境中與巨噬細胞內皆能生長繁殖，屬於兼性細胞內寄生菌。

3. 形體小、生長速度較一般細菌緩慢，營養需求較高。

4. 對濕熱敏感，巴斯德消毒法即可將其殺滅。

5. 主要感染豬、羊、牛、犬等動物。

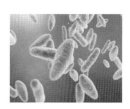

圖 5-5　布魯氏桿菌

(三) 疾病與傳播途徑

1. **致病機轉**：布魯氏桿菌進入人體後立即為吞噬細胞所吞食，但它能存活其中且大量繁殖。之後隨吞噬細胞進入淋巴結，再由此處擴散至肝臟、脾臟、骨髓等處，導致病變。

2. **疾病與症狀**：臨床上將布魯氏桿菌引起之疾病統稱為布魯氏桿菌症(brucellosis)或馬爾他熱(malta fever)，它們多流行於非洲、中東、南美洲與地中海地區。症狀包括厭食、沮喪、關節炎、神經炎、睪丸炎、心內膜炎、肝脾腫大、骨骼肌疼痛等。由於患者會出現反覆性發燒，因此又稱為**波浪熱**(undulant fever)。值得提醒的是布魯氏桿菌引起的疾病具多樣性，診斷時須格外謹慎。

3. **傳播途徑**
   (1) 皮膚：接觸病獸。
   (2) 胃腸道：飲入未經巴斯德消毒法處理之牛乳、羊乳或乳製品。

(四) 治療與預防

1. **治療**：rifampin（首選藥物）、doxycycline、streptomycin、cotrimoxazole，療程需持續 6 週以上。

2. **預防**

    (1) 巴氏消毒法處理牛乳、羊乳。

    (2) 獸醫、飼養動物者、屠宰場人員應戴手套與其他護具後再工作。

    (3) 為動物接種活減毒疫苗。

    (4) 隔離病獸，妥善處理動物屍體。

(五) 實驗室診斷

1. **培養**：將檢體接種在血液瓊脂培養基，數週後觀察菌落。

2. **血清學法**：檢查患者血清中的特異性抗體。

三、土拉倫斯法蘭西斯桿菌 (*Francisella tularensis*) [fænsɪˈsɛlə tjuləˈrɛnsɪs]

(一) 構造與特性

1. G(–)菌，有時具莢膜。

2. 需氧，生長時需半胱胺酸，繁殖速度較慢。

3. 外形似布魯氏桿菌，兼性細胞內寄生菌。

4. 型別：A、B 二型，前者的致病能力較強；主要感染嚙齒類動物。

(二) 疾病與傳播途徑

1. **致病機轉**：類似布魯氏桿菌，能隨吞噬細胞進入淋巴結，再進入其他器官感染基底細胞，引起嚴重病變。

2. **疾病**：土拉倫斯桿菌症(tularemia)。

    (1) 肺炎(pneumonia)：最嚴重，感染者僅需吸入 10~50 隻細菌即發生病變，症狀包括發燒、咳嗽、胸痛、呼吸困難等。

    (2) 潰瘍肉芽腫(ulceroglandular tularemia)：最常見，通常發生在接觸病獸或病媒叮咬後。皮膚出現潰瘍，腋下或鼠蹊淋巴結腫大。

    (3) 口咽肉芽腫(oropharyngeal tularemia)：土拉倫斯桿菌經水或食物進入口腔感染所致，症狀包括發燒、喉嚨痛、扁桃腺炎、口腔潰瘍、頸部淋巴腫大等。

    (4) 眼肉芽腫(oculoglandular tularemia)：接觸病獸後再碰觸眼睛造成之病變，症狀包括發炎、耳前淋巴結腫大。

    (5) 肉芽腫(glandular tularemia)：症狀與潰瘍肉芽腫相似，但病變處不會出現潰瘍。

3. **傳播途徑**
   (1) 接觸囓齒類或其他野生哺乳動物。
   (2) 胃腸道：食入未煮熟且遭汙染之水或肉製品。
   (3) 呼吸道：吸入含有土拉倫斯桿菌之空氣。
   (4) 鹿蠅或扁蝨叮咬。

(三) 治療與預防

1. **治療**：土拉倫斯桿菌對 penicillin、cephalosporin 等 β-內醯胺環類抗生素具抗藥性，臨床上通常以 doxycycline、ciprofloxacin、streptomycin、gentamicin 進行治療；其療程為 10 日至 3 週。由於土拉倫斯桿菌能存活於巨噬細胞內，因此必須確定痊癒後才能停藥。

2. **預防**
   (1) 肉品煮熟後再食用。
   (2) 獸醫、飼養動物者、屠宰場人員應戴手套與其他護具。
   (3) 戶外活動時應噴灑防蚊液、穿著長袖衣褲。
   (4) 培養土拉倫斯桿菌時，必須在負壓無菌操作台進行，且應穿防護衣、戴防護面具與手套，避免感染。

(四) 實驗室診斷

1. 將檢體接種在含葡萄糖與半胱胺酸之血液瓊脂培養基，3 日後若長出灰白色菌落，表示檢體可能含有土拉倫斯桿菌，需再進一步確認。

2. 檢查患者血清中的特異性抗體。

3. 直接對檢體進行染色，再以光學顯微鏡觀察。

五、多殺性巴斯德桿菌 (*Pasteurella multocida*) [pæstəˈrɛlə mʌlˈtosɪdə]

(一) 構造與特性

1. 革蘭氏陰性球桿菌，兼性厭氧、具有莢膜。

2. 染色時菌體二端顏色較深，呈雙極性染色；此點與鼠疫桿菌相似。

3. 營養需求高，主要感染鳥、犬、貓、鼠、豬、牛等脊椎動物。

4. 型別：依據莢膜組成將多殺性巴斯德桿菌分為 A、B、C、D、E 五型。

(二) 致病因子

萊膜(capsule)、內毒素(endotoxin)。

(三) 疾病與傳播途徑

多殺性巴斯德桿菌經貓、犬抓傷或咬傷處進入人體，24 小時內即能引起蜂窩性組織炎(cellulitis)，單核球、嗜中性白血球等吞噬細胞因此激增。患者若未接受治療，病原菌可能入侵其他組織或器官引起嚴重病變，如菌血症(bacteremia)、敗血症 (septicemia)、骨髓炎(osteomyelitis)、腦膜炎(meningitis)、心內膜炎(endocarditis)。

(四) 治療

先清洗傷口，再以 penicillin、cephalosporin、tetracycline 或 fluoroquinolone 治療。蜂窩性組織炎的復發率極高，患者必須提升免疫力才能有效遏止。

(五) 實驗室診斷

一般依據患者的症狀進行診斷，亦能將檢體接種至巧克力瓊脂培養基或檢測患者體內的特異性抗原；然經常出現偽陰性(false negative)反應，因此直接以聚合酶連鎖反應(polymerase chain reaction, PCR)偵測多殺性巴斯德桿菌的 DNA，可獲得最準確之結果。

☑ 重點整理

1. 構造：細胞壁的外膜中含有脂質 A，它是內毒素的主要成分，亦是革蘭氏陰性菌共有的致病能力。

2. 特殊構造
   (1) 萊膜：綠膿桿菌、流感嗜血桿菌、百日咳桿菌、鼠疫桿菌、多殺性巴斯德桿菌。
   (2) 菌毛：綠膿桿菌、流感嗜血桿菌、百日咳桿菌。

3. 人畜共同病原菌：鼠疫桿菌、布魯氏桿菌、法蘭西斯桿菌、多殺性巴斯德桿菌。

4. 疫苗

　　(1) Hib 疫苗：預防流感嗜血桿菌引起之嬰幼兒腦膜炎、會厭炎。

　　(2) DTaP：預防百日咳。

5. 菌種、傳播途徑、致病因子、疾病：整理於下表。

菌種	傳播途徑	致病因子	疾病
綠膿桿菌（抗藥性極強、院內感染主因）	呼吸道、直接接觸	莢膜、菌毛、外毒素A（抑制蛋白質合成）	膿瘍、肺炎、敗血症、心內膜炎、泌尿道感染、惡性外耳炎
類鼻疽桿菌		莢膜、菌毛、鞭毛	肺炎、腦炎、敗血症、急性皮膚膿腫
唐菖蒲伯克氏桿菌	胃腸道	邦克列酸	肺炎、菌血症、肝腎衰竭
流感嗜血桿菌（抗藥性強）	呼吸道	莢膜、菌毛	嬰幼兒腦膜炎、會厭炎
杜克氏嗜血桿菌	性行為	莢膜、菌毛	軟性下疳
百日咳桿菌	呼吸道、直接接觸	莢膜、菌毛	百日咳（病程中的卡它期感染力最強）
嗜肺性退伍軍人桿菌	呼吸道（冷氣機、蓮蓬頭排出之水霧）	不明顯	退伍軍人症、龐提亞克症
鼠疫桿菌	鼠蚤叮咬、呼吸道	莢膜	腺鼠疫、肺鼠疫、敗血性鼠疫（黑死病）
布魯氏桿菌	胃腸道、直接接觸	存活於吞噬細胞中	波浪熱（馬爾他熱）
法蘭西斯桿菌	胃腸道、呼吸道、病媒叮咬、接觸病獸		肺炎、肉芽腫
多殺性巴斯德桿菌	貓、犬咬傷造成傷口	莢膜	腦膜炎、心內膜炎、蜂窩性組織炎

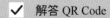

(　) 1. 有關退伍軍人症桿菌(*Legionella pneumophila*)的敘述，下列何者正確？(A)革蘭氏陽性厭氧菌　(B)主要是造成呼吸道感染　(C)安匹西林(Ampicillin)為主要之治療藥物　(D)人類為主要的儲菌原

(　) 2. 有關流行性感冒嗜血桿菌(*Haemophilus influenzae*)之敘述，下列何者錯誤？(A)分為 6 個血清型，以 a 型最具致病性　(B)為人類上呼吸道的正常菌叢，一般不致病　(C)為引起幼兒細菌性腦膜炎的重要細菌　(D)已有疫苗可以預防

(　) 3. 有關綠膿桿菌的敘述，下列何者正確？(A)為革蘭氏陽性桿菌　(B)不能在自然界獨立生存，必須寄生　(C)是造成院內感染的重要細菌　(D)目前抗藥性不普遍，多以單一抗生素治療即可

(　) 4. 下列何者是退伍軍人病(Legionellosis)的感染途徑？(A)輸血　(B)蚊子咬傷　(C)水空氣微粒　(D)鼠類咬傷

(　) 5. 下列有關鼠疫桿菌之敘述，何者錯誤？(A)曾橫掃歐洲，導致俗稱之黑死病　(B)造成人畜共同傳染病　(C)節肢動物有參與其傳播　(D)肺鼠疫主要藉由跳蚤及鼠類傳染

(　) 6. 有關百日咳菌(*Bordetella pertussis*)的敘述，下列何者正確？(A)檢出率最高為咽喉檢體，且必須注意低溫輸送　(B)於後疫苗時期感染此菌之族群只涵蓋青少＋年　(C)傳染性最高之時期為突發期(paroxysmal stage)　(D)與臨床症狀中造成纖毛無法正常運作，以排出氣管中之黏液相關之主要致病毒素為氣管毒素(Tracheal cytotoxin)

(　) 7. 在幼童常見造成細菌性腦膜炎的主要致病原為何？(A)流行性感冒嗜血桿菌(*Haemophilus influenzae*)　(B)綠膿桿菌(*Pseudomonas aeruginosa*)　(C)腦膜炎雙球菌(*Neisseria meningitidis*)　(D)肺炎雙球菌(*Streptococcus pneumonia*)

(　) 8. 偶發性退伍軍人症遍布全球，但感染大部分發生於何時？(A)春天和夏初　(B)夏末和秋天　(C)冬末和春天　(D)冬天和春初

(　) 9. 法蘭西氏土倫桿菌(*Francisella tularensis*)主要感染何種人體細胞？(A)巨噬細胞　(B)上皮細胞　(C)基底細胞　(D)自然殺手細胞

06
Chapter
革蘭氏陰性桿菌（二）
Gram-Negative Bacilli (2)

　　本章討論的主題是「腸道細菌」，一群存在大腸、迴腸末端的共生菌(symbiotics)以及感染腸胃道的致病菌。前者亦稱常在菌或正常菌叢(normal flora)，它們不僅參與消化、促進腸道蠕動、製造維生素，尚能阻擋病原菌入侵、分擔先天性免疫任務（相關說明見第 20 章）。

　　當個體的免疫力降低時，部分常在菌會大量繁殖造成內生性感染症(endogenous infections)。另外一群以食物、飲水為媒介，感染人類的腸胃道病原菌引起的則是外生性感染症(exogenous infections)；此類菌種有霍亂弧菌、腸炎弧菌、創傷弧菌、曲狀桿菌、志賀氏桿菌、沙門氏桿菌、幽門螺旋桿菌等。

6-1 腸道細菌科
Enterobacteriaceae

　　腸道細菌科擁有 50 個菌屬，其中與人類關係最為密切的是大腸桿菌屬、克雷白氏桿菌屬、變形桿菌屬、志賀氏桿菌屬、沙門氏桿菌屬與耶爾辛氏桿菌屬，以下先就它們的共同構造與特性進行說明，之後再逐一討論各菌屬。

一、構造與特性

1. 革蘭氏陰性桿菌，**不會形成芽孢；具周鞭毛**（圖 6-1），但克雷白氏桿菌與志賀氏桿菌無。

2. **無莢膜，但克雷白氏桿菌、大腸桿菌、沙門氏桿菌擁有能對抗吞噬的莢膜或黏液層。**

3. 多為兼性厭氧菌，少數為需氧菌；營養需求低，容易培養。

4. 耐低溫，對乾燥、高溫、消毒劑、日光的抗性極差。

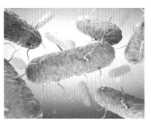

圖 6-1　腸道細菌

5. 分泌觸酶，缺乏氧化酶，此點可與其他革蘭氏陰性桿菌區隔。

6. 發酵葡萄糖，還原硝酸鹽。

7. 發酵乳糖能力不一，可分為以下二大類。
    (1) 發酵乳糖之菌屬：如大腸桿菌屬、克雷白氏桿菌屬，二者在 EMB 培養基長成黑色菌落，在 MacConkey 培養基長成紅色或粉紅色菌落。
    (2) 不發酵乳醣之菌屬：如變形桿菌屬、沙門氏桿菌屬、志賀氏桿菌屬，它們在 EMB 與 MacConkey 培養基長成白色、半透明菌落。

8. **具抗藥性，尤其是大腸桿菌、克雷白氏肺炎桿菌。**

二、大腸桿菌屬 (*Escherichia*)

(一) 重要菌種

此屬中與人類關係最深的是棲息在迴盲瓣的大腸桿菌(*Escherichia coli, E. coli*)，它能製造維生素 K，協助造血。大腸桿菌一旦離開腸道進入其他部位繁殖即引起尿道炎、腦膜炎、敗血症等。必須一提的是具黏液層之致病性大腸桿菌能直接感染消化道造成病變。

(二) 構造與特性

1. 革蘭氏陰性桿菌，發酵乳糖與葡萄糖。
    (1) 周鞭毛（H 蛋白、H 抗原）：大腸桿菌的分類依據。
    (2) 黏液層（K 蛋白、K 抗原）：多醣體組成，對抗吞噬作用。

2. 兼性厭氧，營養需求低，容易培養，為分布最廣的腸道桿菌。

3. 引起院內感染(nosocomial infections)、伺機性感染(opportunistic infections)。

4. 具多重抗藥性，超級細菌之一。

(三) 疾病

1. **泌尿道感染**(urinary tract infections, UTI)：就生理結構而言，女性的尿道、陰道口與肛門三者間的距離較短，在排尿後應是由陰道口向肛門擦拭，若方向相反，極容易將肛門的細菌帶進尿道，大量繁殖後造成尿道阻塞、膀胱功能障礙、尿液自輸尿管逆流至膀胱，嚴重者甚至出現腎盂腎炎。

2. **腦膜炎**(meningitis)：多發生在早產兒、體重過輕或免疫力不足之新生兒，症狀包括腹瀉、抽搐、無法進食、呼吸困難，腦內壓升高導致囟門凸起，死亡率極高。**除大腸桿菌外，無乳性鏈球菌、單核球增多性李斯特桿菌、單純疱疹病毒等亦能引起相同疾病。**

3. **敗血症**(septicemia)：大腸桿菌自胃腸道或泌尿道入侵血液造成，好發於免疫力不足者，死亡率甚高。

4. **腸胃炎**(gastroenteritis)

   引起腸胃道感染之大腸桿菌皆具備侵襲力或產毒性，目前已知者有下列五種。

   (1) **腸侵襲性大腸桿菌**(enteroinvasive *E. coli*, EIEC)

   　　A. 致病因子：侵襲性蛋白，破壞小腸上皮細胞。

   　　B. 症狀：水瀉、發燒，嚴重者可能出現類似痢疾之血便，多發生在未開發國家。

   (2) **腸產毒性大腸桿菌**(enterotoxigenic *E. coli*, ETEC)

   　　A. 致病因子

   　　　(a) 菌毛：協助菌體吸附在小腸上皮細胞。

   　　　(b) 外毒素：熱安定性腸毒素(heat-stable enterotoxin)與熱不安定性腸毒素(heat-labile enterotoxin)，二者皆能抑制腸道細胞吸收水分與電解質，加速它們自腸腔排除。

   　　B. 疾病：**旅行者腹瀉(traveller's diarrhea)**、開發中國家的嬰兒腹瀉，典型症狀為腹瀉、腹痛。

   (3) **腸出血性大腸桿菌**(enterohemorrhagic *E. coli*, EHEC)

   　　A. 型別：**O157:H7**、O104:H4、O26:H11、O48:H121 等 50 餘型，其中"O" 指的是細胞壁中的多醣，"H" 是鞭毛蛋白。

   　　B. **致病因子：類志賀毒素**(shiga-like toxin)，**抑制腸道細胞合成蛋白質**，導致組織壞死。由於此種毒素對綠猴腎臟細胞(Vero cell)具破壞性，學理上又以 "verotoxin" 稱之。

   　　C. 疾病

   　　　(a)**出血性結腸炎**(hemorrhagic colitis)：**食入未煮熟且含有腸出血性大腸桿菌之牛肉所致**，通常發生在日本、美國、歐洲等已開發國家，例如 2024 年 10 月下旬的麥當勞事件。據稱它與添加在 4 盎司牛肉漢堡的洋蔥有關，興許是過程中生牛肉交叉汙染洋蔥所致。症狀包括發燒、水瀉、腹部痙攣，之後轉為血痢；嚴重者會併發致命的溶血性尿毒症候群。

(b) **溶血性尿毒症候群**(hemolytic uremic syndrome, HUS)：好發於兒童，死亡率甚高。患者出現溶血性貧血、血小板濃度降低、急性腎衰竭等症，有時甚至併發抽搐。值得一提的是此種疾病亦會發生在感染痢疾志賀氏桿菌之患者。

(4) 腸致病性大腸桿菌(enteropathogenic *E. coli*, EPEC)

A. 致病因子：吸附素，協助菌體附著在小腸黏膜，破壞絨毛，導致吸收不良。

B. 疾病：嬰兒腹瀉，多發生在未開發國家。

(5) 腸集結性大腸桿菌(enteroaggregative *E. coli*, EAEC)

A. 致病因子：菌毛，使菌體聚集在小腸上皮細胞表面繁殖，加速水分與電解質的排除。

B. 疾病：未開發國家之嬰兒腹瀉。

(四) 治療與預防

1. 治療

(1) 敗血症、腦膜炎、泌尿道感染：由於大腸桿菌的抗藥性愈來愈嚴重，因此必須在藥物敏感性試驗後，再就其結果選擇適當抗生素。

(2) 腹瀉、腸胃炎：支持療法為主，僅需補充水分與電解質；但症狀嚴重者需以靜脈注射方式給予水分與電解質。不建議使用抗生素、抗發炎劑、腸蠕動抑制劑，理由是這些藥物會延長排除毒素與大腸桿菌的時間，使溶血性尿毒症候群或其他併發症的發生率向上攀升。

2. 預防

(1) 施行手術時力求無菌，避免傷口感染；導尿時必須謹慎，避免發生泌尿道感染。

(2) 醫護人員應確實洗手，用畢之醫療器材應消毒或滅菌。

(3) **料理食物時應使用兩套砧板、菜刀、碗盤，一套用於切、盛生食，一套用於切、盛熟食，以避免生牛肉中的腸出血性大腸桿菌發生交叉汙染**，成為出血性結腸炎或溶血性尿毒症候群的致病原。

(五) 實驗室診斷

1. 培養：將檢體接種在 MacConkey 或 EMB 培養基，次日可分別長成紅色菌落與黑色帶金屬光澤菌落。

2. 生化試驗：檢驗菌種的產氣、酵素種類、糖類發酵能力等，用於確認培養結果。

(六) 應用

　　大腸桿菌可作為水、食物遭糞便汙染的指標，因為它：

1. 是腸道中的常在菌之一，且數量極多。

2. 能長時存活在水中。

3. 容易培養及鑑別。

三、克雷白氏桿菌屬 (*Klebsiella*)

(一) 重要菌種

1. **克雷白氏肺炎桿菌**(*Klebsiella pneumoniae*) [klɛbziˊɛlə njuˊmɔnɪe]，臨床上常以 "KP" 簡稱之。

2. **克雷白氏鼻臭桿菌**(*Klebsiella ozaenae*)。

3. **克雷白氏鼻硬結病桿菌**(*Klebsiella rhinosclrtomatis*)。

(二) 構造與特性

1. G(-)菌，兼性厭氧，**具有莢膜（K 抗原），但無周鞭毛**。

2. 發酵乳糖與葡萄糖。

3. 存在 1~6%健康人的腸道與二成住院病人的咽喉。

4. 重要的院內感染源。

(三) 致病因子

1. **莢膜**：多醣類組成，抗吞噬、抗補體媒介性毒殺（相關說明見第 21 章）。依據莢膜多醣的組成，可將克雷白氏肺炎桿菌分為 80 餘型。

2. **內毒素**：計有 9 種，引起發燒與內毒素血症，亦能作為分類之用。

(四) 疾病與傳播途徑

1. **克雷白氏肺炎桿菌**

    (1) 疾病：通常感染罹癌者、洗腎者、酗酒者、糖尿病患、心肺功能不佳者，造成肺炎(pneumonia)、肺膿瘍(lung abcess)、支氣管炎(bronchitis)，症狀包括肺部組織壞死、痰中帶血，極為嚴重，死亡率約五成。患者若出現敗血症，死亡率會攀升至 100%。除此之外，克雷白氏肺炎桿菌亦能引起腦膜炎、腸胃炎、敗血症、骨髓炎、尿道炎等肺外疾病。

(2) 傳播途徑：醫護人員為主要傳播媒介，患者的排泄物、呼吸道分泌物亦能有效傳播此菌。

2. **克雷白氏鼻臭桿菌**：萎縮性鼻炎（鼻臭病）。

3. **克雷白氏鼻硬結病桿菌**：鼻硬結病，患者的鼻腔與咽喉出現肉芽腫。

(五) 治療與預防

1. 治療

(1) 克雷白氏肺炎桿菌：超級細菌之一，菌體內的質體製造的廣泛型 β-內醯胺酶 (extended-spectrum β-lactamases, ESBLs)能對抗 chloramphenicol、penicillin、cephalosporin、tetracycline、aminoglycoside、fluoroquinolone 與 trimethoprim-sulfisoxazole 等多種抗生素。但最棘手的莫過於抗 carbapenems 之克雷白氏肺炎桿菌(carbapenem-resistant *Klebsiella pneumoniae*, CRKP)，目前使用中的抗生素對它幾乎無殺傷力，因此治療前必須依據藥物敏感性試驗結果選擇適當藥物。

(2) 克雷白氏鼻臭桿菌、克雷白氏鼻硬結病桿菌：二者之抗藥性不如克雷白氏肺炎桿菌嚴重，且感染者較少，但治療前仍需進行藥敏試驗。

2. 預防

(1) 家屬與醫護人員進入患者病房時應穿防護衣，戴口罩。

(2) 照護病人之前與之後必須確實洗手，避免成為病原菌的傳播媒介。

(3) 謹慎處理患者的排泄物、呼吸道分泌物。

(4) 提升免疫力、作息正常仍是預防克雷白氏桿菌感染的積極作法。

(六) 實驗室診斷

1. **培養**：將檢體接種在 MacConkey 培養基，次日若出現大型、紅色、外表黏稠之菌落極可能為克雷白氏桿菌。

2. **生化試驗**：檢驗項目包括產氣、酵素種類、糖類發酵等，用於確認培養結果。

四、變形桿菌屬 (*Proteus*)

(一) 重要菌種

1. **普通變形桿菌**(*Proteus vulgaris*)〔ˈprotɪəs vʌlˈgerɪs〕。

2. **奇異變形桿菌**(*Proteus mirabilis*)〔ˈprotɪəs maɪrəˈbɪlɪs〕。

(二) 構造與特性

1. 革蘭氏陰性菌，具有周鞭毛，運動性較其他腸道細菌更強。

2. 兼性厭氧，發酵葡萄糖，不發酵乳糖。

3. **製造尿素酶(urease)，分解尿素產生氨。**

4. 人類與動物腸道中的常在菌，伺機感染免疫力不足者。

(三) 疾病

1. **伺機性感染**(opportunistic infections)

   變形桿菌在泌尿道上皮繁殖，釋出的尿素酶與患者分泌的細胞激素（相關說明見第 22 章）混合作用後造成尿道炎、腎盂腎炎；尿道構造異常或長期使用導尿管者極容易發生此類疾病。除此之外，變形桿菌若與分泌之內毒素同時進入血液能引起高致死性敗血症。

2. **結石**(calculus, stone)

   變形桿菌利用尿素酶分解尿素($urea \rightarrow 2NH_3 + CO_2$)產生氨與二氧化碳，氨能使尿液變鹼，導致尿中的無機物(Mg^{2+}, Ca^{2+})與有機物沉澱，日積月累下形成結石。值得一提的是臨床數據證實患有尿道結石者的尿液通常呈鹼性。

(四) 治療

   常用之抗生素包括 trimethoprim-sulfamethoxazole、ceftriaxone、quinolone、gentamicin，但需對病原菌進行藥物敏感性試驗後再選擇適當的抗生素治療，避免因伺機性感染而衍生成嚴重病變。

(五) 實驗室診斷

1. **培養**：將檢體接種至 EMB 培養基，若長成無色半透明且具游走現象之菌落，表示其中可能存有變形桿菌。

2. **生化試驗**：檢驗菌種的產氣能力、酵素種類、醣類發酵等，用於確認培養結果。

(六) 臨床應用

   變形桿菌的 OX 蛋白[註]與立克次體蛋白的結構極為相似，臨床上依此事實設計出外斐氏試驗(Weil-Felix test)，用於檢驗立克次體感染症。外斐氏試驗已被其他敏感性較高之檢驗法取代，目前極少使用（相關說明見第 8 章）。

註：OX 蛋白指的是變形桿菌 OX 菌株的菌體抗原。

五、志賀氏桿菌屬 (*Shigella*)

(一) 重要菌種

1. **痢疾志賀氏桿菌**(*Shigella dysenteriae*) [ʃɪˈgɛlə dɪsənˈtɪrɪe]：屬於 A 群志賀氏桿菌，感染力最強。

2. **弗氏志賀氏桿菌**(*Shigella flexneri*) [ʃɪˈgɛlə ˈflɛksnɛrɪ]：屬於 B 群志賀氏桿菌，感染力較 A 群弱。

3. **宋內氏志賀氏桿菌**(*Shigella sonnei*) [ʃɪˈgɛlə ˈsone]：屬於 C 群志賀氏桿菌，感染力弱於 A 與 B 群。

4. **包氏志賀氏桿菌**(*Shigella boydii*) [ʃɪˈgɛlə ˈbɔɪdɪɑɪ]：屬於 D 群志賀氏桿菌，感染力最弱。

(二) 構造與特性

1. 革蘭氏陰性菌，**無周鞭毛**。

2. 兼性厭氧，抗寒，但對酸、乾燥與高熱極為敏感。

3. 發酵葡萄糖，不發酵乳糖。

4. **僅感染人類，且致病力極強，10~100 隻痢疾志賀氏桿菌即能引起疾病。**

5. **不進入血液或組織，僅侵犯大腸上皮細胞。**

(三) 致病因子

1. **志賀毒素**(shiga toxin)：蛋白質組成，屬於 AB 毒素。單位 B 與腸道上皮細胞結合後將單位 A 送進細胞內進行破壞。志賀毒素具有以下三種毒性。
   (1) **腸毒性**(enterotoxic effect)：抑制腸道細胞對水分與電解質的再吸收，導致腹瀉。
   (2) **細胞毒性**(cytotoxic effect)：**破壞腸道細胞內 60S 次單位核糖體的結構，使蛋白質無法合成，造成細胞死亡。**
   (3) **神經毒性**(neurotoxic effect)：破壞神經細胞，造成抽搐、麻痺，甚至休克。

2. **內毒素**(endotoxin)：成分為脂多醣體，它能對抗免疫作用，協助志賀氏桿菌在組織內擴散。

(四) 疾病與傳播途徑

1. **疾病**

    (1) 桿菌性痢疾(bacillary dysentery)：簡稱痢疾、血痢或赤痢，四種志賀氏桿菌皆能引起，好發於 15 歲以下的青少年、兒童與幼兒；幼兒園、小學或觀護所則是容易發生集體感染的場域。症狀包括發燒、腹瀉，糞便帶血、膿與黏液，臨床常以裡急後重（排便疼痛感）稱之。

    (2) **出血性結腸炎**(hemorrhagic colitis)：痢疾志賀氏桿菌引起的感染症之一，患者出現發燒、腹部痙攣、水瀉後轉為血痢。

    (3) **溶血性尿毒症候群**(hemolytic uremic syndrome, HUS)：感染痢疾志賀氏桿菌後出現之重症，致死率高。症狀包括溶血性貧血、血小板濃度降低、急性腎衰竭，有時會併發抽搐、痙攣等病變。

2. **傳播**：水與食物。

3. **流行病學記錄顯示台灣曾經發生過弗氏與宋內氏志賀氏桿菌引起之相關疫情。**

(五) 治療與預防

1. **治療**

    (1) 補充水分與電解質。

    (2) 使用抗生素。

    　　A. 症狀輕者：不建議用藥，因為藥物會延緩毒素與痢疾志賀氏桿菌排出體外的時間。

    　　B. 症狀嚴重者：以 ampicillin、trimethoprim-sulfamethoxazole 治療，若痢疾志賀氏桿菌對二者產生抗藥性時，需改用其他藥物。

2. **預防**

    (1) 飯前與便後應確實洗手。

    (2) 患者的排泄物應滅菌後再行處理，避免感染其他人。

    (3) 滅蠅，此種昆蟲是傳播胃腸道病原菌的重要媒介。

(六) 實驗室診斷

　　將檢體接種在選擇性培養基（如 EMB 培養基、SS 瓊脂培養基），若長出白色菌表示檢體中可能含有志賀氏桿菌，之後再以生化檢驗法進行確認。

六、沙門氏桿菌屬 (*Salmonella*)

此屬擁有二千餘菌種，大多是同時感染人與動物之人畜共同病原菌。它們的命名經過多次更迭、極為複雜，對學習者或檢驗者而言十分困擾，此處仍沿用舊稱、化繁為簡。

(一) 重要菌種

1. **傷寒桿菌**(*Salmonella typhi*) [sælməˈnɛlə ˈtaɪfɪ]：僅感染人類。
2. **副傷寒桿菌**(*Salmonella paratyphi*) [sælməˈnɛlə pærəˈtaɪfɪ]：僅感染人類，計有 A、B 二型。
3. **鼠傷寒桿菌**(*Salmonella typhimurium*) [sælməˈnɛlə tɪfaɪˈmjurɪəm]：感染人類與動物。
4. **豬霍亂桿菌**(*Salmonella choleraesuis*) [sælməˈnɛlə ˈkɔlərɛsʃuɪs]：感染人類與動物。

(二) 構造與特性

1. 革蘭氏陰性菌，**擁有周鞭毛與黏液層**。
2. 兼性厭氧，**存活於膽鹽中**，此種特性可與其他腸道細菌區隔。
3. 耐寒、抗酸，對高溫、乾燥均無對抗能力。
4. 發酵葡萄糖，不發酵乳糖。
5. **存活於巨噬細胞並在其中繁殖**。

(三) 致病因子

1. **黏液層**（Vi 蛋白，Vi 抗原）：由多醣組成，協助沙門氏桿菌體侵犯小腸末端細胞，引起發炎；亦能促進腸道水分排除造成腹瀉。
2. **抗酸因子**：對抗吞噬細胞內的酸性環境，使沙門氏桿菌能存活於其中。

(四) 疾病與傳播途徑

1. **傷寒桿菌**
   (1) 疾病：傷寒(typhoid fever)，亦稱腸熱症(enteric fever)，感染者會出現發燒、頭痛、心跳減緩、脾臟腫大、皮膚紅疹等症狀。嚴重或未接受治療可能發生腸穿孔或腸出血。**少數患者(2~5%)痊癒後成為帶原者(carrier)**，他們多是中年婦女或膽結石患者。
   (2) 傳播途徑：傷寒桿菌經患者或帶原者的糞便汙染水源、水果、蔬菜、貝類等，無症狀帶原者處理食物時亦可能將傷寒桿菌帶至其中。

2. **副傷寒桿菌**：引起副傷寒(paratyphoid fever)，傳染途徑與傷寒桿菌相似，但症狀較輕。

3. **鼠傷寒桿菌**：感染人類與動物，造成腸炎(enteritis)；牛乳與羊乳為主要傳播媒介。

4. **豬霍亂桿菌**
   (1) 豬：腹瀉、腸炎、敗血症，即俗稱之「豬瘟」。
   (2) 人：腸炎、敗血症。

(五) 治療與預防

1. **治療**
   (1) 急性感染者：quinolone、ceftriaxone。
   (2) 傷寒帶原者：接受抗生素長期治療，若併有膽結石則建議在療程結束後割除膽囊。

2. **預防**
   (1) 勤洗手，尤其是飯前、便後，照顧患者之醫護人員更應養成確實洗手的習慣。
   (2) 感染傷寒者應立即接受治療，且不得處理食物。
   (3) 肉類、貝類必須確實煮熟後再食用。
   (4) 以低溫消毒法處理過的牛乳作為製造乳酪的原料。
   (5) 接種傷寒疫苗，其成分為傷寒桿菌細胞壁中的多醣體。

(六) 實驗室診斷

1. **培養**：沙門氏桿菌的培養較其他菌種複雜，必須將檢體依序接種至低選擇性培養基（EMB 或 MacConkey 培養基），中度選擇性培養基（XLD 培養基）與增殖培養基（GN 液體培養基、SF 液體培養基）。長出菌落後再以生化檢驗法或凝集法進行鑑定。

2. **血清學法**：以螢光抗體檢測糞便中的沙門氏桿菌蛋白。

3. **聚合酶連鎖反應**(polymerase chain reaction, PCR)：靈敏度最高，用於鑑定檢體中的沙門氏桿菌 DNA。

4. **肥達氏試驗**(Widal test)：檢測患者血清中的特異性抗體，但靈敏度不佳，已較少使用。

6-2 弧菌屬 ☑️

Vibrio

　　彎曲的外形與單端鞭毛使弧菌在顯微鏡下看似逗點「，」狀，如圖 6-2 所示。它們偏好鹼性環境，多棲息在湖水或海水中，生長溫度為 14~40°C。弧菌屬擁有 60 餘菌種，其中感染人類的有三：霍亂弧菌、腸炎弧菌與創傷弧菌。

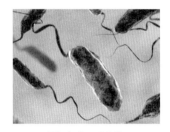

圖 6-2　弧菌

一、霍亂弧菌 (*Vibrio cholerae*) [ˈvɪbrɪo ˈkaləre]

(一) 構造與特性

1. G(－)菌，**擁有單端鞭毛**。

2. 兼性厭氧，耐寒，**嗜鹼**，但對酸與乾燥無抗性。

3. 發酵葡萄糖，不發酵乳糖。

4. 具發酵蔗糖的能力，在 TCBS 培養上長成黃色菌落。

5. **分泌氧化酶**，此點不同於腸道細菌科中的菌種。

6. **僅感染小腸上皮細胞**。

7. 型別：傳統上根據菌體蛋白(O)將霍亂弧菌分為 140 型(O1~O140)，其中最常見、最重要的是 O1 (E1 Tor)與 O139。

(二) 致病因子

1. **腸毒素**(enterotoxin)：亦稱霍亂毒素(cholera toxin)，外毒素之一；蛋白質組成，熱能破壞其毒性。此種毒素能使小腸上皮細胞內的 cAMP 濃度上升，刺激水分與電解質自腸腔排出，造成急性腹瀉。

2. **菌毛**(pili)：由質體製造、腸毒素調控，負責協助菌體附著在小腸壁繁殖。

(三) 疾病與傳播途徑

1. **疾病**：霍亂(cholera)，急性腸炎之一，患者多無症狀或極為緩和，僅少數(2~5%)出現**米湯狀糞便**(rice-water stool)，症狀嚴重者會出現嘔吐、脫水、酸中毒、腎衰竭，若未接受治療，數小時內可能死亡。痊癒後會產生保護性抗體（分泌型 IgA）。

2. **傳播途徑**：患者糞便汙染飲水、食物，若食用未煮熟且遭汙染之海鮮時，感染機率將大增。

(四) 治療與預防

1. **治療**

    (1) 補充水分與電解質：緩解脫水、酸中毒與低血鉀症。

    (2) 使用藥物：重症者除補充水分與電解質外，尚須接受藥物治療，目前常用之抗生素包括 amoxicillin、furazolidone、trimethoprim-sulfamethoxazole。多種霍亂弧菌已具抗藥性，因此治療前必須依據藥物敏感性試驗結果選擇抗生素，否則可能延誤病情。

2. **預防**

    (1) 滅蠅、裝設紗窗、妥善保存食物。

    (2) 水煮沸後再飲用。

    (3) 避免生食海鮮。

    (4) 前往疫區旅遊時應先接種**非活性霍亂疫苗**（相關說明見第 1 章）。

    (5) 旅遊時必須注意飲食衛生，盡量吃熟食、熱食、喝瓶裝水，且確實洗手。

(五) 實驗室診斷

將糞便檢體接種至 TCBS 培養基，再以生化試驗進行確認。

二、腸炎弧菌
(*Vibrio parahaemolyticus*) [ˈvɪbrɪo pærəhiməˈlaɪtɪkəs]

(一) 構造與特性

1. G(－)菌，**具單端鞭毛**；亦稱副溶血性弧菌。

2. 兼性厭氧，耐寒、**嗜鹼(pH9~11)**、**嗜鹽**；對酸、熱、乾燥敏感。

3. 發酵葡萄糖，不發酵乳糖。

4. 不發酵蔗糖，在 TCBS 培養基上長成綠色菌落。

5. 環境適宜時生長快速，分裂一次僅需 10 分鐘。

6. **分泌尿素酶與氧化酶。**

(二) 致病因子

1. **溶血素**(hemolysin)：**主要致病因子**，屬於熱安定性外毒素(heat-stable exotoxin)；除溶解紅血球外，亦能侵犯心臟、破壞腸道細胞。

2. **細胞毒素**(cytotoxin)：此種毒素可使實驗老鼠死亡，因此稱為致死性毒素(lethal toxin)，對人類而言，它僅有破壞腸道細胞的效果。

3. **吸附素**(adhesin)：協助腸炎弧菌附著在腸道上皮細胞，繁殖後引起病變。

(三) 疾病與傳染途徑

1. **疾病**

   (1) 腸炎(enteritis)：腸炎桿菌進入人體後，立即在腸道繁殖，釋出致病因子，導致發燒、寒顫、腹瀉、腹痛、嘔吐等。經常發生集體感染，患者通常能不藥而癒，嚴重者需接受治療。

   (2) 傷口感染(wound infection)：引起敗血症或組織發炎，但較為罕見。

2. **傳播途徑**

   (1) 腸胃道：**生食遭腸炎弧菌汙染之魚蝦貝類。**

   (2) 傷口：**遭魚骨、魚鰭刺傷，或傷口接觸遭腸炎弧菌汙染的海水。**

(四) 治療與預防

1. **治療**

   (1) 症狀輕者：補充水分、電解質即可。

   (2) 嚴重者：除補充水分與電解質外，尚需接受藥物治療，常用之抗生素包括 minocycline、fluoroquinolone、kanamycin、tetracycline 等。

2. **預防**

   (1) 確實煮熟海鮮後再食用，或將生海鮮浸泡在醋中再食用。

   (2) 處理海鮮時若不慎被魚骨、魚鰭或外殼刺傷，應立即以生理食鹽水沖洗，再以優碘消毒，否則存在傷口的腸炎弧菌可能汙染其他食物（如蔬菜），造成用餐者感染。

   (3) 運送、保存魚蝦貝類等海鮮時必須冰凍或冷藏，處理時需審慎，避免食物間交互汙染。

(五) 實驗室診斷

　　將檢體接種至 TCBS 培養基或含有 8% NaCl 之鹼性蛋白凍液體培養基，之後以生化試驗進行確認。

三、 創傷弧菌
(*Vibrio vulnificus*) [ˈvɪbrɪo vʌlˈnɪfɪkʌs]

(一) 構造與特性

1. G(－)菌，**具單端鞭毛**，不會形成芽孢；亦稱海洋弧菌或海洋創傷弧菌。

2. 兼性厭氧，耐寒、**嗜鹼**、**嗜鹽**。

3. 發酵葡萄糖與乳糖，不發酵蔗糖。

4. 不會製造尿素酶。

(二) 致病因子

1. **莢膜**(capsule)‧抗吞噬，成分為多醣。

2. **細胞毒素**(cytotoxin)：破壞血管壁與皮膚細胞。

3. **磷脂酶**(phospholipase)、**蛋白酶**(protease)：破壞細胞膜、分解蛋白質，造成各種傷害。

(三) 疾病與傳播途徑

1. **疾病**：症狀之輕重視患者的免疫力而定，因此免疫力愈差者症狀愈嚴重，死亡率亦愈高。
   (1) 腸炎(enteritis)：發燒、嘔吐、腹瀉、腹痛為常見症狀，有時會出現皮膚疼痛、紅疹、水疱、潰爛等，嚴重者可能休克死亡。
   (2) **蜂窩性組織炎**(cellulitis)：**創傷弧菌經傷口進入皮膚或深層筋膜**，大量繁殖後釋出毒素與酵素，破壞表皮與肌肉細胞。病程發展極為快速，12 小時內，皮膚即出現紅腫、水疱；**重症者恐衍生壞死性筋膜炎（化膿性鏈球菌亦能引起此症**，相關說明見第 3 章）。患者若出現休克，死亡率恐逾九成。
   (3) **敗血症**(septicemia)：創傷弧菌入侵腸道黏膜後若繼續感染血液則引起敗血症，症狀包括發燒、寒顫、甚至休克，死亡率近五成。

2. 傳播途徑

(1) 胃腸道：**生食創傷弧菌汙染之魚蝦貝類。**

(2) 傷口：**遭魚骨、魚鰭刺傷，或傷口接觸含創傷弧菌的海水。**

(四) 治療與預防

1. **治療：**創傷弧菌感染症之病程發展極為快速，必須盡快以藥物治療，若能合併高壓氧治療，效果更佳。目前常用之抗生素包括 doxycycline、quinolone、ceftriaxone。

2. **預防**

(1) 海鮮必須煮熟後再食用。

(2) 罹患肝炎、痛風、糖尿病、尿毒症等症者，或需長期使用類固醇的個體，絕對不可生食海鮮。

(3) 不慎遭魚骨、魚鰭或貝殼劃傷時，應立即以生理食鹽水沖洗，再以優碘消毒。

(4) 皮膚有傷口時應先行包紮後再前往海邊戲水。

(五) 實驗室診斷

將檢體接種至下列培養基後，再以生化試驗進行確認。

1. **TCBS 培養基：**創傷弧菌會在此種培養基上形成綠色菌落。

2. **MacConkey（含 1~6% NaCl）培養基：**創傷弧菌會在此種培養基上長成紅色菌落。

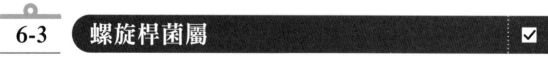

6-3　螺旋桿菌屬

Helicobacter

存活於酸性(pH 2)、低氧(5~14% O_2)環境中之螺旋桿菌屬於革蘭氏陰性菌，其外形呈螺旋狀。細胞壁上的單端叢毛不僅是運動構造，亦是重要致病因子。此屬擁有 30 餘菌種，有些存在動物的胃或肝臟內，與人類疾病最為相關的是幽門螺旋桿菌。

幽門螺旋桿菌 (*Helicobacter pylori*) [hɛlɪkəˈbæktə paɪˈlɔrɪ]

　　1983 年，澳洲醫師 J. Robin William 與助理 Barry J. Narshall 從腸胃道潰瘍患者的胃切片檢體鑑定出此菌，所得結果不僅推翻胃腸道潰瘍來自壓力的論述，同時開啟抗生素能治療此種疾病之新頁。二人在 2005 年獲頒「諾貝爾醫學獎」。值得一提的是幽門螺旋桿菌曾經被稱為幽門曲狀桿菌(*Campylobacter pyloridis*)。

(一)構造與特性

1. G(－)菌，**具單端叢毛**，運動性極強，圖 6-3。

2. 微需氧菌，**能生長在酸性(pH 2)環境中**。

3. **分泌觸酶、氧化酶、尿素酶**。

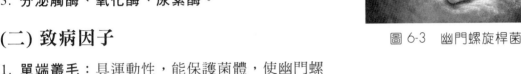

圖 6-3　幽門螺旋桿菌

(二) 致病因子

1. **單端叢毛**：具運動性，能保護菌體，使幽門螺旋桿菌快速鑽入胃黏膜。

2. **尿素酶**(urease)：分解胃中之尿素，產生氨與二氧化碳，前者轉為銨離子(NH_4^+)後即能中和局部胃酸，使菌體得以在其中存活繁殖。除此之外，銨離子亦能破壞胃與腸道的上皮細胞。

3. **吸附素**(adhesin)：即外膜蛋白，協助菌體附著在胃腸道上皮細胞。

4. **細胞毒素**(cytotoxin)：破壞黏膜上皮細胞。

5. **磷脂酶**(phospholipase)：分解胃腸道細胞的細胞膜。

(三) 疾病與傳播途徑

1. **疾病**

   (1) **無症狀**(asymptom)：八成感染者。

   (2) **胃潰瘍**(peptic ulcer)、**十二指腸潰瘍**(duodenal ulcer)：胃與十二指腸黏膜在幽門螺旋桿菌的破壞與侵蝕下持續發炎，最後形成潰瘍。

   (3) **急性胃炎**(acute gastritis)：症狀包括打嗝、脹氣、腹痛、噁心，之後可能發展為無潰瘍型慢性胃炎，使患者飽受嘔吐、黑便、胃酸減少、消化不良之苦。

(4) **胃癌**(gastric cancer)：**幽門螺旋桿菌感染與胃癌的發生有關**，原因如下。

　A. 促進自由基釋放，誘導細胞癌變。

　B. 改變胃腸道上皮細胞的蛋白質結構，刺激細胞激素分泌、引起發炎反應。

2. **傳播途徑**：患者糞便汙染食物、飲水，年齡愈長，感染率愈高。

(四) 治療與預防

1. **治療**

(1) 順序療法：質子幫浦阻斷劑(omeprazole)與抗生素合併治療，5 日後再以另外二種藥物取代原來使用之抗生素，繼續治療 5 日，治癒率為 83~96%。質子幫浦阻斷劑能抑制胃酸分泌，抗生素則清除胃腸道中的幽門螺旋桿菌。

(2) 三合一療法：質子幫浦阻斷劑合併二種抗生素(clarithromycin, amoxicillin)連續治療 7~10 日，治癒率約 57~83%。幫浦阻斷劑或抗生素可隨療效、患者體質、病情發展進行調整。

2. **預防**：幽門螺旋桿菌感染症多盛行於開發中國家，勤洗手、改善環境衛生、妥善處理廢水、定期檢查給水系統能有效預防感染。患者若能少菸、少酒、減壓、少喝咖啡等刺激性飲料，且同時積極接受藥物治療，便能降低潰瘍甚至胃癌的發生率。

(五) 實驗室診斷

1. **尿素呼氣試驗**(urea breath test, UBT)：受測者喝下含碳同位素(^{13}C 或 ^{14}C)標示之尿素，30 分鐘後檢驗其呼出的二氧化碳($^{13}CO_2$ 或 $^{14}CO_2$)濃度，即可得知胃腸道中是否存有幽門螺旋桿菌。此法雖然簡便快速，但準確度僅八成左右。

2. **胃鏡檢查**：對待測者的胃切片進行金砂染色或鍍銀染色，再以光學顯微鏡觀察其中是否存在幽門螺旋桿菌。

3. **血清學法**：檢驗患者血清中的特異性抗體，或糞便中的幽門螺旋桿菌抗原。

4. **聚合酶連鎖反應**(polymerase chain reaction, PCR)：增殖檢體中的細菌 DNA 後再進行鑑定，快速且準確度極高，但費用偏高。

6-4 曲狀桿菌屬
Campylobacter ☑

目前已發現的 16 種曲狀桿菌皆擁有彎曲或「S」狀外形（圖 6-4），它們當中有些僅感染人類，有些則是同時感染人類與動物之人畜共同病原菌，例如空腸曲狀桿菌、大腸曲狀桿菌與胎兒曲狀桿菌。

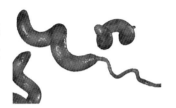

圖 6-4　曲狀桿菌

(一) 重要菌種

1. **空腸曲狀桿菌** (*Campylobacter jejuni*) ［kæmpələˊbæktə dʒɪˊdʒunaɪ］：本節僅討論此菌。

2. **胎兒曲狀桿菌**(*Campylobacter fetus*) ［kæmpələˊbæktəˊfitəs］：感染牛、羊導致流產，感染人類造成敗血症、心內膜炎等伺機性感染症。

3. **大腸曲狀桿菌**(*Campylobacter coli*) ［kæmpələˊbæktəˊkolaɪ］。

(二) 構造與特性

1. 革蘭氏陰性菌，**擁有單端鞭毛或雙端鞭毛**。

2. 微需氧，環境中若含有 10%二氧化碳則生長更佳。

3. 發酵乳糖與葡萄糖，適合其生長之溫度為 35~42°C，高於 47°C 或低於 30°C 皆無法生長。

4. 分泌觸酶、氧化酶，還原硝酸鹽。

5. **感染人、禽、牛、馬、羊、豬、犬等，屬於人畜共同病原菌**。

(三) 致病因子

1. **鞭毛**(flagella)：協助菌體吸附至小腸上皮細胞，曲狀桿菌便能進入腸壁細胞間繁殖。

2. **腸毒素**(enterotoxin)：蛋白質組成，熱可破壞其毒性。作用在小腸上皮細胞，使 cAMP 上升，刺激細胞內的水分與電解質排入腸腔，導致腹瀉。

(四) 疾病與傳播途徑

1. **疾病**：急性腸胃炎，症狀包括發燒、水瀉或血痢、腹痛等，通常持續 1 週左右。免疫力不足者可能出現敗血症、關節炎、肝脾腫大、持續性腹瀉、急性感染性多神經炎、格巴二氏症候群(Guillian-Barré syndrome)等。

2. **傳播途徑**
   (1) 胃腸道：**飲水或未煮熟之禽肉或畜肉、未經巴氏消毒之牛乳或羊乳。**
   (2) 直接接觸：接觸染病動物。

(五) 治療與預防

1. **治療**：症狀輕者僅需補充水分與電解質，嚴重者除補充水分、電解質外，尚需接受藥物治療，常用之抗生素包括 tetracycline、erythromycin。

2. **預防**
   (1) 勤洗手，尤其是接觸寵物或其他動物後。
   (2) 禽肉應煮熟後食用、水應煮沸後飲用。
   (3) 以巴氏消毒法處理牛乳、羊乳後再飲用或製成乳酪。

(六) 實驗室診斷

1. **顯微鏡法**：直接以暗視野顯微鏡觀察患者糞便中的空腸曲狀桿菌，觀察其運動性與彎曲外形。

2. **培養法**：將檢體接種至含有抗生素之選擇性培養基，再鑑定酵素活性。

☑ **重點整理**

一、腸道細菌科

1. 特性：懼熱、耐低溫、兼性厭氧（有氧無氧下皆可生長）、營養需求低易繁殖。

2. 內毒素（脂質 A）為共同致病因子。

3. 特殊構造
   (1) 具周鞭毛，但志賀氏桿菌與克雷白氏桿菌無。
   (2) 大腸桿菌、沙門氏桿菌、克雷白氏桿菌擁有抗吞噬之莢膜或黏液層，其他菌種則無。
   (3) 抗藥性強（超級細菌）：大腸桿菌、克雷白氏桿菌。

4. 傳播途徑：胃腸道。

5. 菌種、發酵乳糖、致病因子、疾病：整理於下表。

菌種	發酵乳糖	致病因子	疾病
大腸桿菌（院內感染源之一）	會發酵乳糖，在 EMB 培養基上長成黑色菌落	周鞭毛、黏液層	敗血症、新生兒腦膜炎、泌尿道感染症
腸侵襲性大腸桿菌 (EIEC)		黏液層、侵襲性蛋白	血痢
腸產毒性大腸桿菌 (ETEC)		菌毛、黏液層、外毒素（抑制腸道吸收水、電解質）	旅行者腹瀉
腸出血性大腸桿菌 (EHEC), O157-H7		黏液層、類志賀毒素（抑制蛋白質合成）	出血性結腸炎、溶血性尿毒症候群
腸致病性大腸桿菌 (EPEC)		黏液層、吸附素	嬰兒腹瀉
腸集結性大腸桿菌 (EAEC)		菌毛、吸附素	嬰兒腹瀉
克雷白氏肺炎桿菌		莢膜	肺炎、肺膿瘍、支氣管炎
變形桿菌（活動性極強）	不發酵乳糖，在 EMB 培養基上長成白色菌落	尿素酶	結石、尿道炎、腎盂腎炎
痢疾志賀氏桿菌（A 族，感染力最強）		志賀毒素（抑制蛋白質合成）	血痢、出血性結腸炎、溶血性尿毒症候群
傷寒桿菌（存活於膽鹽中）		抗酸因子	傷寒（腸熱症）、帶原者
副傷寒桿菌（存活於膽鹽中）			副傷寒

二、弧菌屬

1. 特性：耐寒、嗜鹼、嗜鹽（腸炎弧菌、創傷弧菌）、不會發酵乳糖。

2. 特殊構造：單端鞭毛。

3. 共同致病因子：內毒素。

4. 疫苗：不活化霍亂疫苗，預防霍亂。

5. 菌種、傳播途徑、致病因子、疾病：整理於下表。

菌種	傳播途徑	致病因子	疾病
霍亂弧菌	胃腸道	菌毛、霍亂毒素（刺激水與電解質排除）	酸中毒、霍亂（米湯狀糞便）
腸炎弧菌（副溶血性弧菌）	傷口、胃腸道，主要為遭汙染之海鮮	溶血素、細胞毒素	腸炎、敗血症
創傷弧菌（海洋弧菌、海洋創傷弧菌）	傷口、胃腸道	莢膜、細胞毒素	腸炎、敗血症、蜂窩性組織炎

三、幽門螺旋桿菌與空腸曲狀桿菌

1. 幽門螺旋桿菌
   (1) 特性：耐酸（能生長在 pH 2 環境中）、分泌尿素酶。
   (2) 傳播途徑：胃腸道。
   (3) 實驗室診斷：尿素呼氣試驗法。

2. 空腸曲狀桿菌
   (1) 特性：同時感染人類與動物，屬於人畜共同病原菌。
   (2) 傳播途徑：胃腸道、接觸病獸。

3. 菌種、致病因子、疾病、治療：整理於下表。

菌種	致病因子	疾病	治療
幽門螺旋桿菌	尿素酶、吸附素、細胞毒素、單端鞭毛	胃潰瘍、十二指腸潰瘍、急性胃炎，誘發胃癌	抗生素與質子幫浦抑制劑併用
空腸曲狀桿菌（飲水、牛乳、禽肉或獸肉傳播）	鞭毛、腸毒素	急性腸胃炎、格巴二氏症候群	抗生素

EXERCISE　**學習評量**　　　　✓ 解答 QR Code

(　) 1. 有關沙門氏菌(*Salmonella*)之敘述，下列何者錯誤？(A)在已開發國家是由食物引起之腹瀉的主要病菌之一　(B)幾乎都是藉汙染的食物或飲料經口造成感染　(C)人畜共通的疾病　(D)一旦感染，必定造成菌血症

(　) 2. 有關克雷白氏肺炎桿菌(*Klebsiella pneumoniae*)的敘述，下列何者錯誤？(A)革蘭氏陰性桿菌　(B)致病性細菌具有莢膜　(C)健康個體的呼吸道或腸道中不會有此菌存在　(D)治療以抗生素為主

(　) 3. 下列何者最常引起未開發國家嬰兒之腹瀉？(A)大腸桿菌(*Escherichia coli*) (B)霍亂弧菌(*Vibrio cholerae*)　(C)沙門氏桿菌(*Salmonella* spp.)　(D)志賀氏桿菌(*Shigella* spp.)

(　) 4. 下列何者是引起旅遊者腹瀉最常見的細菌？(A)腸炎沙門氏桿菌(*Salmonella enteritidis*)　(B) 大 腸 桿 菌 (*Escherichia coli*)　(C) 志 賀 氏 桿 菌 (*Shigella dysenteriae*)　(D)霍亂弧菌(*Vibrio cholerae*)

(　) 5. 有關志賀氏菌(*Shigella*)之敘述，下列何者正確？(A)少量細菌（200個）即足以造成感染　(B)腹瀉症狀為水瀉，很少含有黏液和血液　(C)經常侵入血液造成菌血症　(D)通常以疫苗作為預防方式

(　) 6. 下列何者是革蘭氏陰性桿菌？(A)白喉棒狀桿菌(*Corynebacterium diphtheria*) (B)大腸桿菌(*Escherichia coli*)　(C)炭疽桿菌(*Bacillus anthracis*)　(D)肉毒桿菌(*Clostridium botulinum*)

(　) 7. 下列有關傷寒沙門氏桿菌之敘述，何者正確？(A)侵襲性強，幾十個菌即能致病　(B)會造成全身性感染的腸熱病　(C)病原菌不會進入血液　(D)引起人畜共通疾病

(　) 8. 志賀氏桿菌主要引起下列何種疾病？(A)細菌性腦膜炎　(B)細菌性痢疾　(C)肺炎　(D)尿道炎

(　) 9. 用來評量食品衛生的細菌為何？(A)大腸桿菌(*Escherichia coli*)　(B)空腸曲狀桿菌(*Campylobacter jejuni*)　(C)赤痢志賀氏桿菌(*Shigella dysenteriae*)　(D)傷寒沙門氏桿菌(*Salmonella typhi*)

(　) 10. 下列何者可以產生對熱不穩定的腸毒素，造成類似霍亂的感染？(A)腸炎沙門氏菌(*Salmonella enteritidis*)　(B)金黃色葡萄球菌　(C)痢疾志賀氏桿菌(*Shigella dysenteriae*)　(D)大腸桿菌

( ) 11. 下列何者不是革蘭氏陽性桿菌？(A)白喉棒狀桿菌(*C. diphtheria*) (B)大腸桿菌(*E. coli*) (C)炭疽桿菌(*Bacillus anthracis*) (D)肉毒桿菌(*C. botulium*)

( ) 12. 下列何者不是腸內桿菌的抗原？(A) O 抗原 (B) H 抗原 (C)莢膜 (D) E 抗原

( ) 13. 下列何者是志賀菌毒素(Shiga toxin)的作用目標？(A) RNA 轉錄 (B) DNA 複製 (C)蛋白質合成 (D)細胞膜穩定度

( ) 14. 下列何者最常引起新生兒的細菌性腦膜炎？(A)奈瑟氏腦膜炎球菌 (B)大腸桿菌 (C)肺炎鏈球菌 (D)結核分枝桿菌

( ) 15. 有關奇異變形桿菌(*Proteus mirabilis*)之敘述，下列何者錯誤？(A)是造成由食物引起之腹瀉的重要病菌 (B)經常造成尿道感染 (C)特性為產生大量的尿素酶 (D)為革蘭氏陰性菌

( ) 16. 沙門氏菌屬(*Salmonella spp.*)主要的感染途徑為何？(A)輸血傳染 (B)蚊子叮咬 (C)飛沫傳染 (D)飲食傳染

( ) 17. 關於各型大腸桿菌(*Escherichia coli*)的敘述，下列何者正確？(A)志賀毒性大腸桿菌(*Shiga toxin-producing E. coli; STEC*)主要透過未煮熟的食物傳染，嚴重時會引發出血性腹瀉 (B)腸毒素性大腸桿菌(*Enterotoxigenic E. coli; ETEC*)常以人傳人的方式造成旅行者腹瀉 (C)腸聚集性大腸桿菌(*Enteroaggregative E. coli; EAEC*)只會導致持續性腹瀉，並不會造成發炎反應 (D)腸病源性大腸桿菌(*Enteropathogenic E. coli; EPEC*)具有志賀毒素(Shiga toxin)

( ) 18. 下列何種細菌感染，常與食用受污染的帶殼海鮮所發生的食物中毒相關？(A)腸炎弧菌(*Vibrio parahaemolyticus*) (B)傷寒沙門氏菌(*Salmonella typhi*) (C)鼠疫耶氏桿菌(*Yersinia pestis*) (D)痢疾志賀氏菌(*Shigella dysenteriae*)

( ) 19. 下列何種細菌感染所造成的腸炎，最可能引發周邊神經病變(Guillain-Barré症候群)？(A)大腸桿菌(*Escherichia coli*) (B)幽門螺旋桿菌(*Helicobacter pylori*) (C)霍亂弧菌(*Vibrio cholerae*) (D)空腸彎曲桿菌(*Campylobacter jejuni*)

07 Chapter

螺旋體與分枝桿菌
Spirochetes and Mycobacteria

　　將二個外形完全不同的菌群置於本章討論的理由包括：(1)生長緩慢，分裂時間約十數小時以上；(2)細胞壁組成的特殊性使它們對革蘭氏染色法缺乏感受性；(3)菌群中皆存在無法以人工培養繁殖之菌種，如梅毒螺旋體與麻瘋桿菌。

7-1 螺旋菌
Spirochetes

　　螺旋體的外形細長彎曲（圖 7-1）。柔軟的細胞壁加上纏繞菌體的軸絲，使它具有移動能力。螺旋體的棲息所包括水域、人類、動物、病媒（吸血性昆蟲）。學理上根據螺旋數目，將此類細菌分為密螺旋體、疏螺旋體與鉤端螺旋體。螺旋體的細胞壁構造（外膜）儘管與革蘭氏陰性菌較為相似，但它對革蘭氏染色法全無感受性，因此自成一格，擁有異於其他菌種的特性。

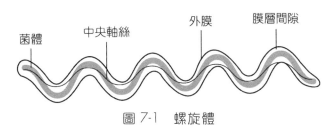

圖 7-1　螺旋體

一、 密螺旋體屬 (*Treponema*)

　　此類螺旋體擁有 8~20 個螺旋（圖 7-2），菌屬內有口腔、生殖道中的常在菌；亦有具致病能力之梅毒螺旋體、品他病螺旋體、流行螺旋體及莓疹螺旋體。

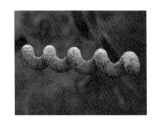

圖 7-2　密螺旋體

(一) 梅毒螺旋體 (*Treponema pallidum*) [trɛpəˈnimə ˈpælədəm]

1. **構造與特性**

   (1) 內鞭毛組成之中央軸絲使菌體具運動能力。

   (2) **無法在人工培養基生長繁殖，33~38 小時分裂一次。**

   (3) 對熱、乾燥、化學消毒劑皆不具抗性，只能在環境中存活數小時；此點與淋病雙球菌相似。

2. **致病因子**：目前仍不詳，但一般認為梅毒螺旋體的致病力與下列二者有關。

   (1) 外膜蛋白(outer membrane protein)：協助菌體吸附在宿主細胞表面。

   (2) 玻璃糖酸酶、玻尿酸酶(hyaluronidase)：破壞玻璃糖酸（玻尿酸），使菌體能在組織間擴散，亦能進入血液傷害器官。

3. **疾病**

   (1) **梅毒**(syphilis)，其病程發展可分為以下四個階段。

      A. **初期梅毒**(primary syphilis)

      梅毒螺旋體進入人體後立即在各處繁殖，引起丘疹，接著轉為潰瘍。感染者的唇、口腔、手指、乳頭、直腸與生殖器周圍出現單或多個**硬性下疳**(chancre)。它是一種無痛性潰瘍，因此經常被忽略，但存在潰瘍中的大量梅毒螺旋體可以經由多種途徑（相關說明見下節）感染他人。值得提醒的是初期梅毒即便不治療，症狀亦能在 4~6 週內消失；但病灶處的梅毒螺旋體會進入血液，造成二期梅毒。

      B. **二期梅毒**(secondary syphilis)

      此期之梅毒螺旋體經血液流竄全身，破壞多種組織與器官，造成發燒、掉髮、體重減輕、淋巴結腫大、肌肉關節疼痛，皮膚（包括手掌、足底）與黏膜（鼻腔、口腔、陰道）出現丘疹與化膿，臨床上稱之為**扁平濕疣**(condylomata lata)。皮膚病變處含有大量病原菌，因此傳染他人的能力較初期梅毒更強。二期梅毒約在發生後 1 年內消失，患者可能不藥而癒，症狀亦可能於痊癒後復發。儘管如此，部分患者在感染後會直接出現三期梅毒的症狀。

      C. **潛伏性梅毒**(latent syphilis)

      初期與二期梅毒後病程進入潛伏期，1 年內未發病者為早期潛伏，1 年以上未發病者為晚期潛伏。必須注意的是此期的患者（尤其是未接受治療的感染者）雖無症狀，體內仍有梅毒螺旋體，因此具感染他人的能力。

D. **三期梅毒**、末期梅毒(tertiary syphilis)

亦稱末期梅毒(late syphilis)，通常出現在感染後 2~8 年內。此期的臨床症狀雖較前二期嚴重，感染力卻極低甚或消失。末期梅毒的症狀因人而異，但大抵分為以下數種。

(a) **梅毒腫**(gumma)：多出現在皮膚、上皮細胞與肌肉組織，外形上類似乾癬的結節。

(b) **心血管性梅毒**(cardiovascular syphilis)：症狀包括動脈瘤、動脈炎與冠狀動脈入口處狹窄等，好發於男性。

(c) **神經性梅毒**(neurosyphilis)：可分為腦實質性梅毒與腦膜血管性梅毒，前者是梅毒螺旋體破壞大腦皮質或神經細胞所致，症狀包括脊髓癆(tabes dorsalis)、精神錯亂、漸行性癱瘓等。腦膜血管性梅毒是腦膜、動脈血管發炎引起，症狀包括尿失禁、癲癇、腦膜炎、半身不遂、閉塞性腦動脈內膜炎。

(2) **先天性梅毒**(congenital syphilis)：胎兒在子宮內遭受來自母體之梅毒螺旋體感染造成。

A. 早期：一般出現在出生後 2 年內，症狀包括掉髮、黏膜斑疹、肢端疼痛、皮膚長出水疱等。

B. 晚期：症狀通常出現在出生後 2 年以上，如眼盲、失聰、梅毒腫、視網膜炎、間質性角膜炎、牙齒與骨骼發育異常等。

4. **傳播途徑**

(1) **性行為、直接接觸**：傳播媒介為精液、陰道分泌物或遭汙染之醫療器械。

(2) **血液**：通常是共用針頭，例如吸毒、輸血、針灸、刺青、紋眉、紋眼線。

(3) **懷孕**：孕婦若感染梅毒，血中的病原菌會進入胎盤感染胎兒，造成先天性梅毒。

5. **治療與預防**

(1) 治療：benzathine penicillin，對此種抗生素過敏者可改用 tetracycline 或 doxycycline 治療。神經性梅毒患者需注射 crystalline penicillin (penicillin G)。

(2) 預防

A. 安全性行為、使用保險套、減少性伴侶。

B. 捐血中心確實篩檢血源，避免因輸血而感染。

C. 針灸、刺青、紋眉、紋眼線之工具應確實滅菌後再使用。

D. 婦女應在懷孕前期與後期接受檢驗，若證實感染應立即接受治療，避免發生先天性梅毒之憾事。

6. **實驗室診斷**

(1) 顯微鏡檢查法

A. 對檢體進行陰性染色（相關說明見第 2 章），接著以暗視野顯微鏡觀察。

B. 檢體以螢光抗體處理後，再以螢光顯微鏡觀察。

(2) 血清學法

A. **非特異性檢驗法**：以 **VDRL** 或快速血漿反應素試驗(RPR)檢驗受測者之血清，結果呈陽性時，僅表示血清中存有非特異性抗體（反應素，reagin），無法證實感染梅毒，需進一步確認。

B. **特異性檢驗法：確認非特異性檢驗之陽性結果**，臨床上常用的方法有 TPI、FTA-ABS、TPPA（梅毒螺旋體凝集試驗）、西方墨點法。結果呈陽性者表示患有梅毒，理由是其血清內含有對抗梅毒螺旋體之特異性抗體（相關說明見第 21 章）。

(3) 症狀診斷：適用於三期梅毒之鑑定。

(4) 聚合酶連鎖反應(PCR)：直接檢測梅毒螺旋體的 DNA。

(5) 先天性梅毒：新生兒體內若存有梅毒特異性抗體（IgM，相關說明見第 21 章），表示曾在胎兒期曾感染梅毒螺旋體。

(二) 其他致病性螺旋體

1. **品他病螺旋體**(*Treponema carateum*)

(1) 傳播途徑：直接接觸，但與性行為無關。

(2) 疾病與症狀：品他病(pinta)，多流行於中、南美洲。典型症狀為皮膚丘疹、色素沉著與角質化等。

(3) 治療：benzathine penicillin、tetracycline、doxycycline。

2. **流行螺旋體**(*Treponema endemicum*)

(1) 傳播途徑：直接接觸，但與性行為無關。

(2) 疾病與症狀：貝傑病(bejel)，亦稱地方性梅毒(endemic syphilis)，患者多為兒童。症狀包括口腔、鼻腔、喉嚨潰瘍，淋巴結腫大、足部疼痛，最後可能導致畸形。

(3) 治療：benzathine penicillin、tetracycline、doxycycline。

3. **莓疹螺旋體**(*Treponema pertenue*)

　(1) 傳播途徑：直接接觸，但與性行為無關。

　(2) 疾病與症狀：雅司病(yaws)，好發於 15 歲以下之兒童或青少年。患者的臉部、四肢與生殖器周圍出現潰瘍。此症流行於中美洲、南美洲、非洲、太平洋群島等候潮濕炎熱的區域。

　(3) 治療：benzathine penicillin、tetracycline、doxycycline。

註：以上三種病原菌皆為梅毒螺旋體之亞種，因此特性上與梅毒螺旋體十分相似，但它們皆能在人工培養基上生長繁殖。臨床上可直接依據症狀進行診斷，亦能以暗視野顯微鏡觀察菌體，或以血清學法檢測患者血中的抗體。

二、 疏螺旋體屬 (*Borrelia*)

　　疏螺旋體屬擁有之螺旋數較少，約 3~10 個（圖 7-3）。目前已知的疏螺旋體計有 36 種，大多依賴吸血性昆蟲（蝨、蚤）在人類與動物間傳播，其中與人類疾病最相關的有回歸熱螺旋體、包氏疏螺旋體。

(一) 回歸熱螺旋體 (*Borrelia recurrentis*) [bəˈrɛlɪə rɪˈkərəntɪs]

1. **特性**

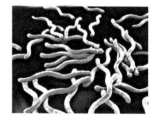

　(1) 微需氧，具運動性。

　(2) 營養需求高，可在培養基上生長，但繁殖速度緩慢。

　(3) 菌體蛋白（抗原）的變異率極高。

2. **致病因子**：目前對回歸熱螺旋體的致病因子尚未明瞭，僅知它會利用以下二種機轉進行感染。

圖 7-3　疏螺旋體

　(1) 外膜蛋白的高度變異性：回歸熱螺旋體因此能逃避免疫系統的攻擊，患者即便產生抗體亦無法干擾螺旋體在其體內繁殖，結果導致症狀不斷復發。值得一提的是除回歸熱疏螺旋體外，淋病雙球菌亦具此種特性。

　(2) 擴散能力：回歸熱螺旋體感染後會快速入侵血液，再擴散至脾、腎、肺、骨髓、中樞神經等處。患者發燒時表示血中有回歸熱疏螺旋體，體溫恢復正常時表示回歸熱螺旋體進入組織或器官。此菌在血液與組織器官間的穿梭，再加上外膜蛋白的變異性，使感染者在體溫升降中備受煎熬。

3. **疾病與傳播途徑**

(1) 疾病：流行性回歸熱(epidemic relapsing fever)、地方性回歸熱(endemic relapsing fever)，多流行於非洲、北美、中東等地區。

(2) 症狀：突發性高燒、肌肉疼痛、肝脾腫大、皮膚丘疹或出血，其中高燒（3~8 日）與體溫恢復正常（2~5 日）交替出現，此種現象與瘧原蟲進入感染者血液造成的高燒、退燒十分類似（相關說明見第 16 章）。致死率為 2~10%，孕婦若遭受感染可能流產。

(3) 傳播途徑：**帶有回歸熱螺旋體之蝨或蜱叮咬。**

4. **治療與預防**

(1) 治療：tetracycline、erythromycin、chloramphenicol。

(2) 預防

　A. 改善環境與個人衛生。

　B. 穿著長袖、長褲，避免被病媒叮咬。

　C. 疫情發生時必須先隔離病患，再清除存在環境中與患者衣物上之蝨、蜱。

5. **實驗室診斷**

(1) 對檢體進行陰性染色後以暗視野顯微鏡觀察檢體中的病原菌。

(2) 動物實驗：將受測者的血液注入實驗鼠體內，2~3 日後血液中若出現回歸熱疏螺旋體，表示感染。

(3) 以增富培養基進行分離、培養，通常作為研究用。

(二) 包氏螺旋體 (*Borrelia burgdorferi*) [bəˈrɛlɪə bəgˈdofərɪ]

1. **特性**

(1) 別稱：伯氏螺旋體。

(2) 營養需求極高，可在培養基上生長，但繁殖速度緩慢，需 5~10 日才能長成菌落。

(3) 感染人、牛、馬、貓、犬等。

2. **致病因子**：與回歸熱疏螺旋體相似，但僅具擴散能力，包氏疏螺旋體的外膜蛋白極為穩定，不會發生變異。

3. **疾病**：**萊姆症**(Lyme disease)，其病程發展可以分為下三期。

   (1) **初期症狀**：發燒、頭痛、肌肉痛、淋巴結腫大等，數日後皮膚出現**遊走性紅斑**(erythema migrans)。它會逐漸擴大但無痛感，但 3~4 週後消失。

   (2) 二期症狀：未接受治療之患者會出現心臟、關節炎與神經病變。

   (3) 三期症狀：症狀與二期相似，但較為嚴重，如腦膜炎、心包膜炎、關節變形、顏面神經麻痺等。

4. **傳播途徑**：壁蝨叮咬。

5. **治療**：doxycycline、amoxicillin。

6. **預防**

   (1) 進行戶外活動時應穿著長袖、長褲、長襪，避免壁蝨叮咬。

   (2) 勿接觸鼠類或其他野生動物。

7. **實驗室診斷**：檢測患者血清內之特異性抗體，IgG 或 IgM。

三、 鉤端螺旋體屬 (*Leptospira*)

    此菌的外型細長捲曲，單端或雙端捲曲成鉤狀（圖 7-4），其螺旋數居所有螺旋體之冠。目前已知的鉤端螺旋體約 20 種，其中有些是腐生菌，有些是人畜共同病原菌，屬內最重要的致病菌為腎臟螺旋體。

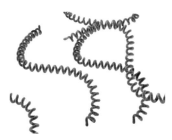

圖 7-4　鉤端螺旋體

四、 重要菌種

腎臟螺旋體 (*Leptospira interrogans*) [lɛptəˈspaɪrə ɪntəˈrogənz]

1. **特性**

   (1) 別稱：問號螺旋體。

   (2) 需氧，具有運動性，抗乾燥能力較差。

   (3) 能生長在增富培養基上，如含有兔血清之 EMJH 培養基，但繁殖速度緩慢。

   (4) **主要感染對象**：鼠、犬、牛、馬、羊等。

2. **致病因子**：目前仍不清楚腎臟螺旋體之致病因子，僅知它能破壞微血管內皮細胞，進犯血液、組織與器官。

3. **疾病與傳播途徑**

(1) 疾病：腎臟螺旋體經皮膚傷口進入人體後，藉血液之助，擴散至其他器官，引起鉤端螺旋體病(leptospirosis)。

A. 輕者：似感冒，僅出現發燒、頭痛、肌肉痛等症狀。

B. 嚴重者：患者出現黃疸、腎臟功能喪失、心血管疾病、凝血異常，導致多處出血，臨床上稱為黃疸性鉤端螺旋體病(icteric leptospirosis)或威爾氏症(Weil's disease)。

(2) 傳播途徑

A. 病獸尿液中含有大量腎臟螺旋體，它能感染經常接觸動物之獸醫、屠宰場與動物園工作人員。

B. 汙染水源、土壤、食物後，再行感染；高危險群包括農夫、礦工、廢水處理員、下水道維修人員、以及在動物出沒野溪中的游泳者。

4. **治療與預防**

(1) 治療：amoxicillin、doxycycline。

(2) 預防

A. 滅鼠，保持環境清潔。

B. 經常接觸動物者應穿戴保護性衣物，如手套、長靴、橡膠製圍裙等。

C. 為飼養之牲畜接種疫苗。

D. 隔離病獸，避免其尿液汙染水、土壤與食物。

5. **實驗室診斷**

(1) 對檢體（血液、尿液、脊髓液）進行染色後，再以暗視野顯微鏡觀察。

(2) 以增富培養基分離、繁殖後，再行鑑定。

(3) 血清學法：檢測患者血清中之特異性抗體(IgM)。

(4) 分子檢驗法：以聚合酶連鎖反應(PCR)增殖檢體中之病原菌 DNA，再行鑑定。

7-2 分枝桿菌 ☑

Mycobacteria

　　分枝桿菌外型彎曲細長，有時會出現分枝或絲狀體；目前已知的有 80 餘種，大多是環境中的腐生菌。對人類具致病力的分枝桿菌約占總數的三分之一，如結核桿菌、痲瘋桿菌、堪薩斯分枝桿菌、鳥分枝桿菌複合群。它們的細胞壁含有豐富的長鏈脂肪酸（分枝菌酸，mycolic acid），因此(1)對酸、鹼、乾燥、消毒劑具抗性，但對濕熱極為敏感；(2)生長緩慢：營養素不容易進入菌體內，分裂一次需 13~18 小時；(3)革蘭氏染劑無法對其上色，僅能使用抗酸性染色（acid-fast stain，相關說明見第 2 章），學理上因此稱之為抗酸菌(acid-fast bacillus)。

一、 結核桿菌
(*Mycobacterium tuberculosis*) [maɪkəbæk'tɪrɪəm tjubəkjəˈlosɪs]

(一) 構造與特性

1. 需氧，抗酸性染色後菌體呈紅色。

2. **抗酸、抗鹼、抗乾燥與消毒劑，對濕熱敏感，處以巴氏消毒法即死亡。**

3. **細胞壁富含脂質，13~18 小時分裂一次。**

4. 感染時菌體呈索狀排列（圖 7-5）。

5. 細胞內寄生菌，能感染胎兒。

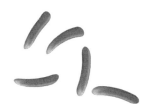

圖 7-5　結核桿菌

(二) 致病因子

1. **入侵巨噬細胞**：結核桿菌利用醣脂質與巨噬細胞接受器的結合進入細胞，之後解除氧自由基的毒性、改變吞噬泡的結構，因此能在其中存活、繁殖。

2. **生長緩慢**：結核桿菌屬於緩慢生長之菌種，當它感染時，宿主的免疫系統無法迅速進行辨識，因此不會對其展開立即性攻擊。

3. **索狀因子**(cord factor)：細胞壁內的醣脂質組成，能使結核桿菌呈索狀繁殖；此舉能抑制巨噬細胞移動，進而聚集形成肉芽腫(granuloma)。

(三) 疾病

1. **初級結核、原發性結核**(primary tuberculosis)
   (1) 入侵巨噬細胞之結核桿菌經血液擴散後，造成肺結核或肺外結核。感染者中僅 5%出現症狀，餘者因免疫系統中的 T 細胞（相關說明見第 22 章）發揮抑制結核桿菌繁殖的效果而未發病。
   (2) 症狀：胸痛、午後熱(37.5°C)、體重減輕、夜間盜汗、痰帶血絲、咳嗽持續 3 週以上。肺外結核可能發生在任何組織或器官，如皮膚、骨骼、腦膜、腎臟、淋巴結、消化道等。衛生福利部疾病管制署的資料顯示，台灣常見的肺外結核依序為骨結核、淋巴結核與腦膜結核，但它們的發生率皆低於肺結核。

2. **次級結核、續發性結核**(secondary tuberculosis)：年長、腫瘤、糖尿病、愛滋病等因素刺激患者體內的結核桿菌再度繁殖，最後發展為續發性結核。值得提醒的是部分患者是因再度感染結核桿菌而出現續發性結核。

3. **瀰散性結核**(disseminated tuberculosis)：巨噬細胞將結核桿菌帶至身體各處，引起瀰散性或粟狀型結核。此症好發於嬰兒、老年人、愛滋病患、糖尿病患者、營養不良者等免疫力較差之個體。

4. **開放性結核**：患者的痰液中有結核桿菌，具有感染他人的能力；反之，痰中無結核桿菌者無感染力，臨床上稱為潛伏性結核或非開放性結核。

(四) 傳播途徑

呼吸道、直接接觸，家人或室友間的交互感染最為常見。

(五) 治療與預防

1. 治療：結核病屬於衛福部規範之慢性病，療程約 6 個月至 2 年；**為避免結核桿菌出現抗藥性，患者必須同時服用 2 種以上的抗生素**，如 isoniazid (INH)、rifampin、pyrazinamide、ethambutol、streptomycin。儘管如此，患者任意中斷用藥與醫師治療不當常誘導出抗藥性菌種，它們引起的結核計有以下三種。
   (1) 多重抗藥性結核(multidrug-resisitant tuberculosis, MDR-TB)：第一線治療劑 isoniazid 與 rifampin 治療無效之結核。
   (2) 前驅廣效抗藥性結核(pre-extensively drug-resisitant tuberculosis, pre-XDR TB)：isoniazid、rifampin、fluroquinolone 治療無效之結核。

(3) 廣泛抗藥性結核(extensively drug-resisitant tuberculosis, XDR TB)：isoniazid、rifampin、fluroquinolone、linezolid (bedaquline)治療無效之結核。

2. **預防**

(1) 接種疫苗：**接種牛型結核桿菌製成之卡介苗(BCG)，它是一種活減毒疫苗**(live-attenuated vaccine)。凡體重達 2,500 公克之新生兒，需在出生後 24 小時內接種卡介苗。

(2) 定期接受 X 光檢查。

(3) 家中若有人遭受感染必須立即接受治療，其使用之餐具必須分開且煮沸消毒。

(4) 免疫力不佳者應注意營養攝取，並減少出入擁擠的公共場所的頻率。

(六) 實驗室診斷

1. **檢體經抗酸性染色法或螢光染色法處理後，以顯微鏡觀察，鏡下的結核桿菌呈紅色。**

2. **培養**：將檢體接種至固態培養基（如 L-J 培養基）或液態培養基(middlebrook 7H9)，前者需 2 週以上才能觀察到長成的菌落，後者 10 天內即能檢出病原菌。

3. **結核菌素試驗**(tuberculin test)：在受測者的前臂內側注射 0.1 毫升純化蛋白衍生物(purified protein direvative, PPD)，2~3 日後判讀結果，見表 7-1。此種試驗乃根據第四型過敏（遲發型過敏，相關說明見第 23 章）設計而成。

4. **聚合酶連鎖反應**(PCR)：直接偵測檢體中的結核桿菌的核酸(DNA)，特異性與敏感度皆高。大型醫院通常以此法確認感染。

二、非結核桿菌 (Nontuberculosis Mycobacteria, NTM)

近年來一群棲息在水域與土壤的分枝桿菌逐漸為人所知，因為它們不僅引起肺部病變，而且在全球蔓延，尤其是已開發國家。

表 7-1 結核菌素試驗結果判讀

紅腫硬結直徑	≤0.5 公分	≥0.5 公分	≥1 公分	≥1.5 公分
結果	陰性反性	陽性反性	陽性反性	陽性反性
解讀	1. 未感染過結核 2. 未曾接種過卡介苗	1. 曾經感染結核 2. 最近接觸結核病患 3. 接受過移植 4. 感染愛滋病 5. 長期使用類固醇	1. 結核盛行地區之人們 2. 結核桿菌實驗室工作人員 3. 療養院、收容所之住民 4. 接觸結核病患之幼兒或青少年	1. 感染過結核 2. 接種過卡介苗
機轉	體內缺乏與 PPD 作用之致敏化 T 細胞		體內擁有能與 PPD 作用之致敏化 T 細胞	
其他	1. 偽陽性(false-positive) 　(1) 曾接種過卡介苗：以 γ-干擾素血液試驗確認 　(2) 感染結核桿菌以外之分枝桿菌 2. 偽陰性(false-negative) 　(1) 8~10 週內感染結核 　(2) 近來接種卡介苗 　(3) 6 個月以下之嬰兒 　(4) 免疫反應較差者			

(一) 重要菌種

1. **堪薩斯分枝桿菌**(*Mycobacterium kansasii*)

2. **膿腫分枝桿菌**(*Mycobacterium abscessus*)

3. **鳥分枝桿菌複合群**(Mycobacterium avium copmplex, MAC)

    (1) 別稱：鳥胞內分枝桿菌(Mycobacterium avium intracellulare, MAI)。

    (2) 種類：計有 12 菌種，其中與人類疾病最為相關的有：

    　　A. 鳥型分枝桿菌(*Mycobacterium avium*)[註]

    　　B. 胞內分枝桿菌(*Mycobacterium intracellulare*)

　　一般情況下，以上二者多同時感染，引起鳥分枝桿菌複合症(MAC infections)或鳥胞內分枝桿菌症(MAI infections)。

註：研究調查顯示，鳥分枝桿菌複合群盛行於北台灣與南台灣，膿腫分枝桿菌僅出現在南台灣。

(二) 特性

緩速生長，37°C 環境下生長最佳。構造與結核桿菌相同，例如細胞壁富含脂質。

(三) 傳播途徑

傷口、呼吸道、口腔黏膜，但絕少在人與人之間感染。

(四) 致病機轉

目前仍不清楚非結核桿菌的致病因以及致病機轉，僅知其致病能力低於結核桿菌。這群菌種除侵襲肺臟外，亦會傷害皮膚、肌肉、骨骼、淋巴，甚至擴及全身。

(五) 疾病與症狀

1. **疾病**：最主要為肺部病變，其他病灶尚有淋巴腺炎、皮膚真皮層肉芽腫、全身瀰散性感染症。好發於罹患愛滋病（尤其是 CD4<50/μl 時，相關說明見第 12 章）、結核、慢性呼吸道病變、接受移植以及使用免疫抑制劑之個體。值得注意的是台灣的非結核桿菌症的患者數有向上攀升的跡象，根據統計平均每十萬人中約有近 50 人感染。

2. **症狀**：發燒、咳嗽、體重減輕、呼吸困難等。

(六) 治療

治療堪薩斯分枝桿菌與鳥分枝桿菌複合群引起的感染症時，會使用 rifampin、ethambutol、isoniazid，菌種對 isoniazid 具抗藥性則改以 sulfamethoxazole 或 streptomycin；治療膿腫分枝桿菌感染症時會使用 clarithromycin、amikacin (imipenem)。

三、 痲瘋桿菌 (*Mycobacterium leprae*) [maɪkəbæk′tirɪəm ′lɛpriː]

(一) 構造與特性

痲瘋桿菌的構造雖與結核桿菌相似，但仍有其獨特之處。

1. **絕對細胞內寄生**，無法在一般培養基上繁殖。

2. **致病能力低**，必須與症狀嚴重的患者長期密切接觸才會感染。

3. 僅感染皮膚、黏膜、神經末梢等體溫較低處。

4. 繁殖速度較結核桿菌更慢，**平均每 2 週分裂 1 次**；繁殖時不會呈索狀排列。

(二) 致病因子

不明顯，但醫學界認為可能與痲瘋桿菌分泌的蛋白質有關。

(三) 疾病與傳播途徑

1. **疾病**：痲瘋(leprosy)，亦稱漢生病(Hansen's disease)或癩病，值得一提的是**衛生福利部疾管署在其官方網站上正式以漢生病取代痲瘋**，而漢生是發現痲瘋桿菌之挪威籍醫師。

   (1) 潛伏期：短則 3 個月，長則 40 年，平均為 2~5 年。

   (2) 發生機轉：痲瘋桿菌經黏膜或皮膚進入人體後，立即入侵淋巴結與網狀內皮組織，繁殖後寄生在神經細胞內引起病變。過程中痲瘋桿菌會誘導發炎反應，破壞神經細胞，造成痲痺與肢體變形；若損及眼部神經將導致失明。

   (3) 種類

      A. **類結核型痲瘋**(tuberculoid leprosy)

         (a) 病變處的痲瘋桿菌數較少，淋巴結內無痲瘋桿菌。

         (b) 皮膚上無結節，但感染處失去知覺。

         (c) 患者的細胞性免疫（相關說明見第 22 章）功能正常，預後較佳。

         (d) 痲瘋菌素試驗呈陽性反應。

      B. **痲瘋瘤狀痲瘋**(lepromatous leprosy)

         (a) 病變處、淋巴結中存在大量痲瘋桿菌。

         (b) 皮膚上有大量結節（俗稱獅子面），除病變處外其他部位亦會失去痛覺。

         (c) 患者的細胞性免疫功能差，預後不良。

         (d) 痲瘋菌素試驗呈陰性反應。

      C. **邊際型痲瘋**(borderline leprosy)：患者免疫力與臨床治療結果決定病情向預後較佳之類結核型痲瘋，抑或向預後較差之痲瘋瘤狀痲瘋發展。

2. **傳播途徑**：確實之傳播方式尚未明瞭，目前僅知長期且密切與患者接觸為主要感染途徑。

(四) 治療與預防

1. 治療

(1) 類結核型痲瘋：dapsone、rifampin、clofazimine，療程 6 個月以上，且需追蹤 5 年。若痲瘋桿菌對 rifampin 產生抗藥性，則改用 minocycline 或其他藥物。療程結束後，實驗室檢驗仍呈陽性者由醫師決定是否繼續治療。

(2) 痲瘋瘤狀痲瘋：dapsone、rifampin、clofazimine、clofazimine (300 mg/month)，療程持續 1 年以上，且需追蹤 5 年。療程結束後，若症狀未獲改善則由醫師決定是否繼續治療。

2. 預防

(1) 徹底消毒患者的分泌物，避免痲瘋桿菌擴散。

(2) 避免與患者親密接觸，同住之家人應服用 dapsone，以預防感染。

(3) 監控高危險群（如患者的家人），若能愈早接受治療，效果愈佳。

(五) 實驗室診斷

1. 直接由症狀判定。

2. 染色：對皮膚或黏膜檢體施以抗酸性染色，再以顯微鏡觀察。鏡頭下若出現紅色桿菌，即為陽性。

3. 羽毛試驗：檢測患者對羽毛拂過皮膚產生之反應。

4. 痲瘋菌素試驗(lepromin test)：受測者的前臂內側注入 4 千萬隻具感染力的痲瘋桿菌，分別在 2~3 天以及 3~4 週後觀察注射處之皮膚變化。

(1) 陰性反應：細菌接種處無或輕微紅腫硬塊，表示受測者未曾遭受感染，或為痲瘋瘤狀痲瘋。必須提醒的是此種結果無法區分感染者與未感染者，因此臨床上多依據症狀來診斷痲瘋瘤狀痲瘋。

(2) 陽性反應：接種處皮膚出現紅腫硬塊(≥5mm)，表示受測者感染邊際型或類結核型痲瘋。

☑ 重點整理

一、螺旋體

1. 構造：中央軸絲→促成菌體移動，細胞壁存在似 G(-)菌之外膜。

2. 特性：環境抗性極弱，生長緩慢，分裂一次需 33~38 小時。

3. 人工培養：除梅毒螺旋體外，其他螺旋體皆可培養。

4. 傳播途徑
   (1) 輸血、懷孕、性行為：梅毒螺旋體。
   (2) 直接接觸（性行為除外）：品他螺旋體、流行螺旋體、莓疹螺旋體、鉤端螺旋體。
   (3) 病媒叮咬：回歸熱螺旋體、包氏螺旋體。

5. 菌種、疾病與症狀、檢驗：整理於下表。

菌種	疾病與症狀	檢驗
梅毒螺旋體	梅毒：初期梅毒（硬性下疳）、二期梅毒（扁平濕疣）、三期梅毒（梅毒腫、神經性梅毒、心血管性梅毒）	VDRL（篩檢呈陽性）→以 TPHA、TPPA、FTA-ABS 進行確認
品他螺旋體	品他病（皮膚丘疹）	台灣非疫區，目前無檢驗法
流行螺旋體	貝節病（潰瘍、淋巴結腫大）	
莓疹螺旋體	雅司病（潰瘍）	
回歸熱螺旋體	流行性回歸熱、地方性回歸熱	
包氏螺旋體	萊姆症：初期（遊走性紅斑）、二期（心臟與關節病變）、三期（心內膜炎、關節變形）	
鉤端螺旋體	鉤端螺旋體病（黃疸、腎功能喪失）	檢測抗體、檢驗菌體 DNA

二、分枝桿菌

1. 種類：結核桿菌、非結核桿菌（膿腫分枝桿菌、堪薩斯分枝桿菌、鳥分枝桿菌複合型）、痲瘋桿菌。

2. 特性：細胞壁含有分枝菌酸、生長緩慢、抗熱性強，但無法抗濕熱。

3. 疫苗：卡介苗(BCG)，預防結核。

4. 菌種、傳播途徑、致病因子、疾病、治療：整理於下表。

菌種	傳播途徑	致病因子	疾病	治療
結核桿菌	飛沫	索狀因子、巨噬細胞內繁殖	結核、瀰散性結核	同時使用二種以上之抗生素
非結核桿菌	傷口、呼吸道、口腔黏膜	未明，好發於愛滋病患	肺部病變	rifampin, isoniazid, clarithromycin
麻瘋桿菌	長期接觸	不明顯	類結核型麻瘋、麻瘋瘤狀麻瘋、邊際型麻瘋	dapson, rifampin

( )　1.　在常有鼠類出沒之水中游泳後，出現高燒，肝、脾、腎臟出血、組織壞死，導致蛋白尿、黃疸，甚至洗腎。最可能遭受何菌感染？(A)鉤端螺旋體(*Leptospire*)　(B)密螺旋體(*Treponema*)　(C)疏螺旋體(*Borrelia*)　(D)梭狀桿菌(*Fusobacterium*)

( )　2.　出現塌鼻、間質性角膜炎、骨膜炎、牙齒呈鋸齒狀和中樞神經系統異常的嬰幼兒最可能得到：(A)先天性營養不良　(B)先天性披衣菌感染　(C)先天性梅毒　(D)先天性淋病

( )　3.　鉤端螺旋體(*leptospira interrogans*)可引起威爾斯疾病(Weil's disease)，其傳染方式為何？(A)由體蝨傳染　(B)由跳蚤糞便傳染　(C)由老鼠尿液傳染　(D)由性接觸傳

( )　4.　下列何者是萊姆病(Lyme disease)的致病原？(A)創傷弧菌(*Vibrio vulnificus*)　(B)包氏螺旋體(*Borrelia burgdorferi*)　(C)乳酸桿菌(*Lactobacillus*)　(D)雙鉤端螺旋體(*leptospira biflexa*)

( )　5.　梅毒病人在病程中哪時期，其體內有大量的細菌，且極具高度的傳染力？(1)第一期　(2)第二期　(3)第三期。(A) (1)(2)(3)　(B) (1)(2)　(C) (2)(3)　(D) (1)(3)

( )　6.　有關鉤端螺旋體(*leptospira spp.*)之敘述，下列何者錯誤？(A)生活史中有節肢動物為媒介　(B)人類為最終宿主　(C)可用顯微凝集測試法(microscopic agglutination test)檢測　(D)細菌可以在汙染區域存活六週

( )　7.　回歸熱疏螺旋體(*Borrelia recurrentis*)在人體引發重複性的發燒、好轉，主要的原因為何？(A)宿主的自體免疫反應　(B)此菌在宿主體內能夠進行抗原變異，再度造成疾病　(C)此菌會間歇性的釋放出引起宿主發燒的外毒素　(D)此菌會間歇性的抑制宿主之免疫反應，故宿主時好時壞

( )　8.　疏螺旋體(*Borrelia*)感染除了萊姆病(Lyme disease)外，主要造成何種人類疾病？(A)梅毒　(B)腦膜炎　(C)回歸熱　(D)食物中毒

( )　9.　有關梅毒螺旋菌(*Treponema pallidum*)的感染，下列敘述何者錯誤？(A)第一期梅毒出現硬性下疳(hard chancre)，感染後約 10～90 天會出現無痛性潰瘍　(B)第二期梅毒疹，在全身皮膚及黏膜出現紅疹(rash)　(C)第三期肉芽腫病變亦稱為梅毒腫(gummas)，只出現在生殖器官　(D)細菌可經由子宮感染引起先天性梅毒，導致胎兒嚴重疾病

( ) 10. 關於萊姆病(Lyme disease)及其病原體的敘述，下列何者錯誤？(A)由包氏疏
螺旋體(*Borrelia burgdorferi*)感染所引起 (B)主要是人與人之間藉由體蝨
(body louse)互相傳染 (C)典型的症狀是病媒叮咬皮膚，傷口出現遊走性紅
斑(erythema migrans) (D)若未適當治療可能導致神經症狀及關節炎

( ) 11. 結核病造成組織病變之原因為何？(A)免疫系統因自然殺手細胞(natural killer
cell)對於結核菌的刺激，引起組織破壞 (B)免疫系統對結核菌產生的抗體，
引起組織破壞 (C)活化之巨噬細胞聚集形成肉芽腫(granuloma)，而破壞器
官組織 (D)對結核菌產生自體抗體，而引起組織破壞

( ) 12. 結核分枝桿菌(*Mycobacterium tuberculosis*)主要的感染途徑為何？(A)呼吸
道、飛沫傳染 (B)接觸傳染 (C)媒介物（例如：蚊子）傳染 (D)體液傳染

( ) 13. 抗酸性(acid fast)細菌的細胞壁均富含下列何種物質？(A)類固醇(steroids)
(B)脂胞壁酸(lipoteichoic acid) (C)分枝菌酸(mycolic acid) (D)脂多糖
(lipopolysaccharide)

( ) 14. 下列關於感染結核分枝桿菌(*Mycobacterium tuberculosis*)的敘述，何者正
確？(A)細菌生長非常快速，分裂一代約 15~20 分鐘 (B)卡介苗(BCG)是一
種減毒疫苗，通常在年幼時施打 (C)抗酸性染色法(acid-fast stain)最主要是
偵測細菌 16S rRNA (D)目前常以單一種抗生素治療結核分枝桿菌之感染

( ) 15. 下列關於痲瘋分枝桿菌(*Mycobacterium leprae*)的敘述，何者正確？(A)是人
畜共通的致病菌，可由動物傳染給人 (B)細菌生長緩慢，可用人工培養基
進行體外培養 (C)感染細菌之後可分為類結核型痲瘋(tuberculoid leprosy)和
痲瘋瘤型痲瘋(lepromatous leprosy)，前者皮膚病變通常較後者明顯 (D)目
前以多重藥物合併療法(multidrug therapy)治療痲瘋分枝桿菌之感染

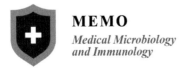

MEMO
Medical Microbiology
and Immunology

08
Chapter

黴漿菌、立克次體與披衣菌
Mycoplasma, Rickettsia and Chlamydia

　　本章介紹的是一群不同於其他細菌之特殊菌種，它們分別是缺乏細胞壁之黴漿菌以及無法合成能量之披衣菌與立克次體。值得一提的是披衣菌的體型及繁殖過程和病毒十分相似，若非它具有細胞構造與合成醣類、脂肪、蛋白質的能力，再加上同時擁有 DNA 與 RNA，可能已經被歸入病毒界。

8-1 黴漿菌屬
Mycoplasma

　　黴漿菌因缺乏細胞壁而呈現多形性（圖 8-1），它的細胞膜中存有質地堅韌、能對抗滲透壓之固醇(sterol)。由於能自行合成能量、生長在培養基上，黴漿菌因此被學界稱為最小的自由營生型微生物(the smallest free-living microbes)。

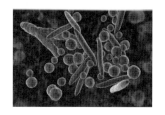

圖 8-1　黴漿菌

　　目前已發現之黴漿菌約 70 種，其中有些是人類消化道、呼吸道、生殖泌尿道的常在菌，有些是致病性或伺機性病原菌，如肺炎黴漿菌與人類黴漿菌。

一、肺炎黴漿菌 (*Mycoplasma pneumoniae*) [maɪkəˈplæzmə njuˈmonɪe]

(一) 特性與構造

1. 菌體極小且具多形性，可通過 0.45 微米(10^{-6}m)孔徑之濾膜。

2. **無細胞壁，對 penicillin、cephalosporin、vancomycin 等抑制細胞壁（胜醣）合成之抗生素具天然抗性。**

3. **細胞膜含有三層固醇**，人工培養黴漿菌時必須加入固醇。

4. 需氧，繁殖速度較緩，1~6 小時分裂一次。

(二) 致病因子

　　菌體蛋白質(P1)是肺炎黴漿菌的主要致病因子，它能協助菌體在呼吸道上皮細胞繁殖，當菌數達一定程度時會釋出自由基、過氧化氫等物質破壞纖毛與呼吸道細胞。除此之外，**肺炎黴漿菌能刺激免疫系統產生抗體 IgM 組成之冷凝素**(cold agglutinin)。由於它能攻擊患者自身的紅血球、造成溶血，因此學理上將它歸入自體抗體(auto-antibody)中，相關說明見第 23 章。

(三) 疾病與傳播途徑

1. **疾病**：氣管支氣管炎(tracheobrochitis)、原發性非典型肺炎(primary atypical pneumonia)，後者與典型肺炎(typical pneumonia)有著諸多不同之處，如表 8-1 所示。

2. **傳播途徑**：呼吸道、直接接觸。

表 8-1 非典型肺炎與典型肺炎之相異處

	非典型肺炎	典型肺炎
病原菌	肺炎黴漿菌、肺炎披衣菌、嗜肺性退伍軍人桿菌等	肺炎鏈球菌、流感嗜血桿菌、金黃色葡萄球菌等
病變處	5 個肺葉皆出現病變，屬於浸潤性或瀰散性肺炎	僅 1 個肺葉出現病變，屬於大葉性肺炎
症狀	發燒、呼吸短促，肺外症狀包括腹瀉、肌肉僵硬、皮膚丘疹、心臟病變等	濃痰、急速發燒，症狀主要出現在呼吸道，如肋膜積水、呼吸急促等
白血球數	正常(4,000~10,000/µl)	上升
治療	azihroycin、erythromycin、tetracycline，絕對不可使用 penicillin、cephalosporin	penicillin、cephalosporin，但病原菌多具有抗藥性，應在藥物敏感性試驗後決定抗生素種類與使用劑量

(四) 治療與預防

1. **治療**：azithromycin、erythromycin、tetracycline。

2. **預防**
   (1) 勤洗手。
   (2) 減少出入公共場所。
   (3) 疫情發生時應戴口罩。

(五) 實驗室診斷

1. **血清法**：檢驗受測者血清內的特異性抗體 IgA、IgG、IgM。

2. **聚合酶連鎖反應**(PCR)：增殖檢體中之肺炎黴漿菌 DNA 後檢驗，但特異性不高。

二、 人類黴漿菌 (*Mycoplasma hominis*) [maɪkə'plæzmə 'hɔmɪnɪs]

1. **基本特性**：與肺炎黴漿菌相同，但屬於兼性厭氧菌；存在性行為頻繁者的生殖道內。

2. **疾病**：尿道炎、骨盆發炎，可能導致妊娠異位。新生兒若在產道感染可能發生肺炎、腦膜炎。

3. **傳播途徑**：生產、性行為。

4. **預防**：安全性行為。

5. **實驗室診斷**：將檢體接種在含有固醇之 H 培養基上，數日後可長成外形似荷包蛋之菌落。

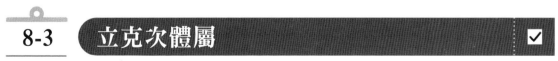

8-2 尿漿菌屬 ☑️
Ureaplasma

構造、特性皆和黴漿菌屬相同，但此屬僅有二個菌種，其中與人類疾病較相關的是**溶尿尿漿菌**(*Ureaplasma urealyticum*) [jurɪə'plæzmə jurɪə'laɪtɪkəm]。其特徵、引起之疾病、傳播途徑、預防方法皆與人類黴漿菌無異，但診斷時使用的是 V 培養基，長成之菌落較小。

8-3 立克次體屬 ☑️
Rickettsia

此屬之名是為紀念立克次氏(Ricketts)而設，因為他是首位死於立克次體之微生物學家，其後尚有普氏(Prowazek)等人亦感染同類病原菌身亡，由此可見這類細菌的高度危險性。

一、構造與特性

圖 8-2　立克次體

1. 細胞壁組成與革蘭陰性菌相似，但既非 G(−)菌，亦非 G(+) 菌。

2. 直徑為 0.3~1 微米，較其他細菌小。

3. **藉病媒傳播，但 Q 熱病原菌除外，其感染途徑為空氣。**

4. **無法合成能量，屬於細胞內絕對寄生菌；但五日熱立克次體不僅能合成 ATP，亦能生長在人工培養基上。**

5. 使用二分裂法繁殖，但速度極緩，平均每 18 小時分裂一次。

6. **無法對抗熱、乾燥與消毒劑，但 Q 熱病原體除外。**

7. 人畜共同病原菌，但普氏立克次體、五日熱立克次體僅感染人類。

二、重要菌種

(一) 普氏立克次體 (*Rickettsia prowazekii*) [rɪˈkɛtsɪə prɔwaˈzɛkiaɪ]

1. **傳播病媒**：體蝨。

2. **疾病與症狀**：**流行性斑疹傷寒(epidemic typhus)，亦稱人蝨型斑疹傷寒，最嚴重的立克次體感染症。** 症狀包括發燒、寒顫、頭痛、斑狀丘疹；患者年齡愈長，死亡率愈高。痊癒後可獲得長期免疫力。

3. **治療**：tetracycline、doxycycline、chloramphenicol。

4. **預防**
   (1) 養成良好衛生習慣，勤於洗澡、洗頭、更換衣服。
   (2) 居住在疫區的民眾，應將床單、被套、枕套等煮沸消毒、充分日曬後再使用。
   (3) 噴灑殺蟲劑，以去除存在患者衣物或環境中的體蝨。

(二) 傷寒立克次體 (*Rickettsia typhi*) [rɪˈkɛtsɪə ˈtaɪfɪ]

1. **傳播病媒**：鼠蚤。

2. **疾病與症狀**：地方性斑疹傷寒(endemic typhus)或稱鼠蚤型斑疹傷寒，此症較流行性斑疹傷寒緩和，死亡率亦較低。地方性斑疹傷寒多盛行於夏、秋二季，全球各地皆有病例，台灣亦然。

3. **治療**：tetracycline、doxycycline、chloramphenicol。

4. **預防**：滅鼠、滅蚤。

(三) 恙蟲病立克次體 (*Orientia tsutsugamushi*) [orɪˈɛntɪə tsutsugeˈmuʃɪ]

1. **傳染病媒**：恙蟲。

2. **疾病**：**叢林斑疹傷寒**(scrub typhus)或稱恙蟲病(tsutsugamushi disease)。

3. **症狀**：發燒、頭痛、結膜出血、淋巴結腫大發炎、病媒叮咬處有潰瘍性焦痂。值得注意的是患者發燒後，軀幹皮膚出現丘疹，之後向四肢擴散。若未接受治療，死亡率恐高達六成。恙蟲病盛行於中亞、東亞、東南亞、澳洲等地，**台灣亦是疫區**，近年來更為嚴重，感染者多居住在台東、花蓮、金門、南投與澎湖。

4. **治療**：tetracycline、doxycycline、minomycin 等。

5. **預防**
   (1) 穿著長袖、長褲，避免恙蟲叮咬。
   (2) 使用殺蟲劑撲滅恙蟲。
   (3) 剷除雜草、降低恙蟲的數量。

(四) 立克次氏立克次體 (*Rickettsia rickettsii*) [rɪˈkɛtsɪə rɪˈkɛtsɪaɪ]

1. **傳播媒介**：蜱（壁蝨）。

2. **疾病**：落磯山斑疹熱(Rocky Mountain spotted fever)，此症屬於人畜共同疾病。患者會發燒、頭痛，肌肉與關節疼痛，皮膚出現斑狀丘疹。

3. **治療**：tetracycline、chloramphenicol、fluoroquinolone。

4. **預防**
   (1) 穿著長袖、長褲，避免被蜱叮咬。
   (2) 不慎被蜱叮咬時應謹慎將其移除，再清洗傷口。
   (3) 維護環境整潔、定期清除家中寵物（尤其是犬）身上之壁蝨。

(五) 小蛛立克次體 (*Rickettsia akari*) [rɪˈkɛtsɪə əˈkarɪ]

1. **傳播病媒**：吸血蟎。

2. **疾病與症狀**：立克次氏痘疹(rickettsial pox)，症狀包括發燒、頭痛、水疱與丘疹。

3. **治療**：tetracycline、chloramphenicol。

4. **預防**：避免吸血蟎叮咬。

(六) 五日熱立克次體 (*Rochalimaea quintana*) [ˌrɔtʃəlɪˈmæi kwɪnˈtænə]

1. **特性**：僅感染人類，能自行合成能量；培養或檢驗時必須使用增富性人工培養基。

2. **傳播病媒**：體蝨。

3. **疾病**：戰壕熱(trench fever)，典型症狀包括突發性高燒，頭部、背部與足部疼痛，脛骨極度敏感。

4. **治療**：tetracycline、chloramphenicol。

5. **預防**
   (1) 養成良好的衛生習慣，勤於洗澡、洗頭、更換衣服。
   (2) 居住在疫區的民眾，應將床單、被套、枕套等物煮沸消毒、充分日曬後再使用。
   (3) 噴灑殺蟲劑，以去除存在患者衣物或環境中的體蝨。

(七) Q 熱病原體 (*Coxiella burnetii*) [kɔksɪˈɛlə bəˈnɛʃɪɑɪ]

1. **特性**
   (1) 抗熱、抗乾燥、抗消毒劑，可長時存在環境中，感染力強。
   (2) **唯一不需病媒傳播的立克次體。**
   (3) **人畜共同病原菌，主要感染牛與羊。**

2. **疾病與症狀**：Q 熱(Q fever)，症狀包括發燒、盜汗、肺炎、肌肉與關節疼痛，但部分患者會出現肝臟或心臟病變，前者有黃疸、肝腫大、功能異常，後者有心肌炎、心內膜炎、血栓性血管炎。

3. **傳播途徑**
   (1) 呼吸道：吸入含有 Q 熱病原體之空氣。
   (2) 胃腸道：食入遭受汙染的水、食物與病獸乳汁。
   (3) 傷口：接觸病獸或遭其汙染之物體。

4. **治療**：doxycycline。

5. **預防**

(1) 羊乳、牛乳必須經巴氏消毒法處理後,再行飲用或製成乳製品。

(2) 避免接觸病獸。

(3) 處理動物屍體、胎盤時必須謹慎,不可隨意丟棄。

(4) 所有進口動物皆須接受檢疫。

三、實驗室診斷

1. **培養**:以細胞株或雞胚蛋培養檢體中之病原菌,但必須謹慎小心,否則可能在操作過程中遭受感染,因此極少使用在例行性檢驗上。

2. **血清學法**

(1) 外斐氏試驗(Weil-Felix test):此法依據變形桿菌菌株(OX2, OX19, OXK)與立克次體擁有構造相似之蛋白質(抗原)的特性設計而成。過程中將患者的血清與上述三菌株分別反應,出現凝集者為陽性,無凝集者為陰性。由於外斐氏試驗的特異性較低,因此所得結果必須再以補體結合試驗(complement fixation test)確認。

(2) 螢光免疫法:檢驗受測者血清中之特異性抗體 IgG 或 IgM。

3. **分子檢驗法**:利用聚合酶連鎖反應偵測檢體中的立克次體 DNA。

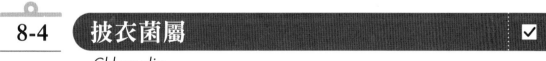

8-4 披衣菌屬 ✅

Chlamydia

　　披衣菌因產能酵素不完整,必須進入活細胞,再利用存在其中的能量進行代謝與繁殖,生長速度較一般菌種緩慢。披衣菌的細胞壁結構雖與革蘭氏陰性菌相似,但缺乏胜肽聚醣,因此既非 G(+)菌、亦非 G(-)菌。

　　披衣菌擁有二種形態:一是具感染能力之基質小體(elementary body, EB),二是具繁殖能力之網狀小體(reticulate body, RB),它們會交替地出現在繁殖過程中(圖 8-3)。簡言之,基質小體先與受器結合後進入細胞,接著轉形成網狀小體,再以二分裂法繁殖。當菌數達一定程度時它們會轉形為基質小體,這些小體在細胞破裂後釋出繼續感染其他細胞,整個過程約需 3 日。此屬中最重要的致病菌為砂眼披衣菌、肺炎披衣菌與鸚鵡披衣菌。

一、 砂眼披衣菌 (*Chlamydia trachomatis*) [klə′mɪdɪə trəko′mætɪs]

(一) 構造與特性

1. 形體極小，缺乏胜肽聚醣（胜醣）。

2. 絕對細胞內寄生，依賴宿主提供之能量進行代謝與繁殖。

3. 僅感染人類。

(二) 致病因子

1. 細胞內寄生，存活在吞噬細胞中。

2. 抑制吞噬小體與溶小體融合（相關說明見 20 章），避免吞噬細胞內的披衣菌被酵素分解。

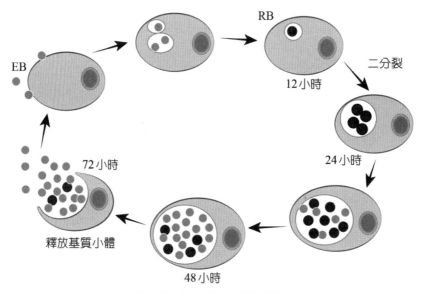

圖 8-3　披衣菌的繁殖過程

註：RB：網狀小體，EB：基質小體

(三) 血清型別

1. **砂眼披衣菌 A、B、Ba、C 型**

   (1) 疾病：砂眼(trachoma)，好發於兒童，盛行於非洲、印度、中國、東南亞等衛生環境較為不佳的國度。70 餘年前，台灣亦曾經是砂眼的重要疫區。典型症狀包括流淚、畏光、眼睛紅、分泌黏稠狀液體、上眼瞼結膜出現濾泡等。若未接受治療，濾泡壁將逐漸增厚，導致發炎與血管增生。發炎處癒合

時會與結膜共同形成痂皮，數月或數年後出現角膜混濁、瘢痕，終將導致失明。

(2) 傳播途徑

　　A. 接觸患者的眼睛分泌物，與患者共用毛巾、化妝品等。

　　B. **機械性病媒（蠅類）**停留在患者的眼、鼻時，病變處之砂眼披衣菌會黏附在病媒觸角上；當它再接觸未感染者時便能將觸角上的病原菌傳與此人。

(3) 治療

　　A. Tetracycline：一般患者。

　　B. Erythromycin：孕婦、兒童、嬰幼兒。

(4) 預防：避免與人共用毛巾、化妝品，撲滅蠅類，提升環境品質等。世界衛生組織(WHO)計畫在 2020 年之前撲滅砂眼，因此提出「S.A.F.E.」策略。

　　A. S (surgery)：手術摘除患者結膜上的痂皮（翳膜）。

　　B. A (antibiotics)：進行抗生素(tetracycline)積極治療。

　　C. F (facial cleanliness)：在衛生不良、蠅類滋生地區推廣臉部清潔運動。

　　D. E (environmental improvements)：改善環境衛生、提升水源品質。

註：SAFE 策略執行現況：世衛組織報導截至 2024 年 5 月已有 18 個國家根除砂眼，它們分布在中東、非洲與東南亞，另有 10 個國家即將宣布根除。

2. **砂眼披衣菌 D~K 型**

(1) 疾病

　　A. 包涵性結膜炎(inclusion conjunctivitis)

　　　(a) 成人：症狀為紅眼睛、結膜充血、化膿性分泌物、下眼瞼出現濾泡，但不會形成翳膜，因此無失明之虞。

　　　(b) 新生兒：孕婦若感染砂眼披衣菌，產道中的病原菌會進一步感染新生兒。他們通常在出生後 1 週發病，雙眼分泌膿狀物、結膜乳頭亦有增生現象；症狀嚴重者會出現血管增生、角膜混濁。

　　B. 新生兒肺炎(neonatal pneumonia)：孕婦產道中的砂眼披衣菌感染新生兒所致，病程發展緩慢，症狀包括咳嗽、鼻塞、呼吸急促，但通常不會發燒。

　　C. 新生兒結膜炎(neonatal conjunctivitis)：最常見的新生兒眼疾，病因是孕婦產道中的砂眼披衣菌，症狀包括眼睛紅腫、膿狀分泌物。

D. 生殖泌尿道感染(urogenital infection)：女性的症狀包括尿道炎、黏膜樣膿性子宮頸炎，男性則是尿道炎、前列腺炎、副睪丸炎。性行為是主要傳染途徑，除此之外，**砂眼披衣菌經常和淋病雙球菌進行混合感染。**

(2) **傳播途徑：生產、性行為。**

(3) 治療：Tetracycline、erythromycin：治療成人型包涵性結膜炎、生殖泌尿道感染。

(4) 預防

A. 安全性行為。

B. 婦女（尤其是孕婦與產婦）應接受砂眼披衣菌檢查，若確定感染應立即接受治療，避免傷害新生兒。

3. **砂眼披衣菌 L1~L3 型**

(1) 疾病：**花柳性淋巴肉芽腫**(lymphogranuloma venereum, LGV)，症狀包括外生殖器潰瘍、不易癒合，鼠蹊部淋巴結腫大；部分患者會出現直腸炎、直腸狹窄與淋巴病變。

(2) 傳播途徑：性行為。

(3) 治療：tetracycline、erythromycin。夫妻與性伴侶應同時接受治療，避免發生乒乓感染(ping-pong infection)。

(4) 預防：安全性行為。

(四) 實驗室診斷

1. 以螢光標示之單株抗體對檢體進行染色，受感染的細胞內會出現螢光。

2. **取自眼瞼處的檢體經金砂法染色後，直接以顯微鏡觀察。遭受感染的細胞中會出現包涵體。**

3. 以細胞株培養檢體中之病原菌，再對其施以金砂染色法，最後以顯微鏡觀察細胞中的包涵體。

4. 血清學法：檢測感染者血清中的 IgG，檢測新生兒血清中之 IgM，以確定感染。

5. 分子檢驗法：聚合酶連鎖反應(PCR)。

二、肺炎披衣菌 (*Chlamydia pneumoniae*) [kləˈmɪdɪə njuˈmonɪe]

1. **基本特性**、致病因子皆與砂眼披衣菌相同，但只有一種血清型。
2. **疾病**：**原發性非典型肺炎、支氣管炎、咽喉炎、粥狀動脈硬化**(atherosclerosis)等，免疫力不足者的症狀較為嚴重。
3. **傳播途徑**：飛沫。
4. **實驗室診斷**
   (1) 以細胞株培養檢體中之病原菌，再以帶有螢光之單株抗體進行染色確認。
   (2) 分子檢驗法：聚合酶連鎖反應。
   (3) 血清學法：檢測患者血清中的特異性抗體。
5. **治療**：tetracycline、erythromycin。
6. **預防**
   (1) 勤洗手。
   (2) 減少出入封閉或人群擁擠場所之頻率，尤其是在呼吸道感染症流行的季節。
   (3) 感染者應戴口罩，避免病原菌擴散。

三、鸚鵡披衣菌 (*Chlamydia psittaci*) [kləˈmɪdɪə ˈsɪtəkɪ]

1. **基本特性與砂眼披衣菌相同，但它能同時感染人與鳥類，屬於人畜共同病原菌。**
2. **疾病**：鸚鵡熱(psittacosis)，初期症狀似感冒，如發燒、頭痛、咳嗽；之後出現肺炎。併發症包括肝炎、腦膜炎、心內膜炎以及神經病變，死亡率較高。
3. **傳播途徑**：接觸或吸入含有鸚鵡披衣菌之鳥類排泄物，不會在人與人之間交互傳播。
4. **治療**：tetracycline、erythromycin。
5. **預防**
   (1) 清理鳥類排泄物時應戴口罩、手套。
   (2) 進口之鳥類應先行隔離，確認無任何感染症後，再移入動物園或當寵物飼養。

☑ **重點整理**

一、黴漿菌與尿漿菌

1. 構造
   (1) 無細胞壁，抑制胜醣合成之抗生素(penicillin, cephalosporin, vancomycin)對其引起之疾病無治療效果。
   (2) 細胞膜內有固醇，能對抗滲透壓。

2. 特性：生長、繁殖速度緩慢。

3. 菌種、傳播途徑、疾病：整理於下表。

菌種	傳播途徑	疾病
肺炎披衣菌	呼吸道、直接接觸	非典型性肺炎（非典肺炎）
人類黴漿菌	生產、性行為	成人：尿道炎、骨盆發炎
溶尿尿漿菌		新生兒：肺炎、腦膜炎

二、立克次體

1. 構造：細胞壁的結構與革蘭氏陰性菌相似，但非 G(-)菌。

2. 特性
   (1) 無法合成能量（五日熱立克次體除外），能量來自宿主細胞，屬於細胞內絕對寄生菌。
   (2) 生長、繁殖較一般菌種緩慢，無抗熱、抗旱、抗清潔劑之能力（Q 熱病原體除外）。

3. 菌種、傳播途徑、感染對象、疾病：整理於下表。

菌種	傳播途徑	感染對象	疾病
普氏立克次體	體蝨叮咬	人	流行性斑疹傷寒（最嚴重的立克次體症）
傷寒立克次體	鼠蚤叮咬	人、動物	地方性斑疹傷寒
恙蟲病立克次體	恙蟲叮咬		叢林斑疹傷寒（恙蟲病）
立克次氏立克次體	壁蝨叮咬		落磯山斑疹熱

菌種	傳播途徑	感染對象	疾病
小蛛立克次體	吸血蟎叮咬	人、動物	立克次氏痘疹
五日熱立克次體	體蝨叮咬	人	戰壕熱
Q 熱病原體	傷口、呼吸道、胃腸道	人、動物（牛、羊）	Q 熱

三、披衣菌

1. 構造：細胞壁內無胜醣，抑制胜醣合成之抗生素對其引起之病變無治療效果。

2. 特性：生長繁殖所需之能量來自宿主細胞，屬於細胞內絕對寄生菌。

3. 繁殖緩慢，過程複雜：網狀小體（具感染力之披衣菌）→進入吞噬細胞→轉形為基質小體（具繁殖力之披衣菌）→分裂→轉形為網狀小體→釋出後繼續入侵其他細胞。

4. 菌種、傳播途徑、疾病：整理於下表。

菌種		傳播途徑	疾病
砂眼披衣菌	A、B、Ba、C 型	病媒、直接接觸	砂眼
	D~K 型（常與淋病雙球菌合併感染）	生產、性行為	包涵性結膜炎、生殖泌尿道感染，以及新生兒肺炎、新生兒結膜炎
	L1、L2、L3 型	性行為	花柳性淋巴肉芽腫
肺炎披衣菌		呼吸道	非典型性肺炎
鸚鵡披衣菌			鸚鵡熱

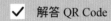

( ) 1. 下列何種特性為判定立克次體(*Rickettsia*)不是病毒而為細菌的主因？(A)立克次體的大小　(B)絕對細胞內寄生　(C)立克次體的繁殖方式　(D)立克次體內同時具有 DNA 和 RNA

( ) 2. 某病人肺部發炎，以青黴素、頭孢菌素治療後，病人的病情不見好轉，他最可能受到哪一種細菌感染？(A)大腸桿菌(*Escherichia coli*)　(B)流行性感冒嗜血桿菌(*Haemophilus influenza*)　(C)肺炎雙球菌(*Streptococcus pneumoniae*) (D)黴漿菌(*Mycoplasma pneumoniae*)

( ) 3. 下列對肺炎黴漿菌(*Mycoplasma pneumoniae*)的敘述，何者錯誤？(A)屬細菌，藉二分裂法繁殖　(B)細胞膜含有脂醇(sterol)　(C)菌落外型似荷包蛋狀 (D)控制以疫苗方式為最佳

( ) 4. 下列何者不屬於性接觸細菌傳染病？(A)梅毒螺旋體感染　(B)淋病雙球菌感染　(C)立克次體菌感染　(D)披衣菌感染

( ) 5. 立克次體與病毒相似的特性為何？(A)絕對細胞內寄生　(B)個體可以結晶 (C)沒有細胞膜　(D)沒有細胞壁

( ) 6. 下列何項病原菌並非經過水來傳播？(A)退伍軍人桿菌　(B)鉤端螺旋菌　(C)肺炎披衣菌　(D)土倫法蘭西斯菌

( ) 7. 下列何種細菌感染症較少經由節肢動物(arthropod)傳播？(A)回歸熱(relapsing fever)　(B)立克次痘(rickettsialpox)　(C)遊走性紅斑(erythema migrans)　(D)砂眼(trachoma)

( ) 8. 披衣菌(*Chlamydia spp.*)有兩種型態，其中何者具感染力？(A)原質小體(elementary body)　(B)網狀小體(reticular body)　(C)球狀小體(globular body) (D)不規則小體(irregular body)

( ) 9. 下列關於肺炎披衣菌(*Chlamydophila pneumoniae*)的敘述何者錯誤？(A)人類是主要的宿主，可藉由呼吸道傳播　(B)只有一種血清型　(C)感染細胞不會形成包涵體(inclusion body)　(D)此菌感染可能導致粥狀動脈硬化症(atherosclerosis)

( ) 10. 下列關於披衣菌(*Chlamydiaceae*)的敘述，何者正確？(A)此細菌無細胞壁　(B)絕對細胞內寄生的細菌　(C)基體(elementary body)可以進行複製　(D)網狀體(reticulate body)具有雙硫鍵交叉連接(disulfide cross-links)的穩定結構

(　　) 11. 下列關於黴漿菌(*Mycoplasma*)的敘述，何者錯誤？(A)無法於體外自由生長
(free-living)，是絕對細胞內寄生的細菌　(B)細菌無細胞壁　(C)培養時需要添
加固醇(sterol)　(D)細菌菌體小，可通過 0.45 μm 的濾膜

(　　) 12. 尿漿菌(*Ureaplasma*)對萬古黴素(Vancomycin)具抵抗性的機制為何？(A)沒有
細胞壁　(B)特殊之細胞壁結構、鍵結　(C)特殊之細胞壁成分　(D)細胞膜較
厚且具有外莢膜

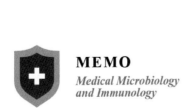

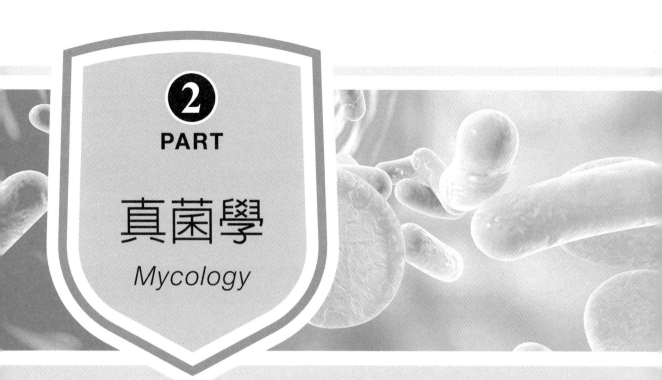

PART 2

真菌學
Mycology

構造上較細菌複雜之真菌（亦稱黴菌）屬於真核生物 (eukaryotes)，它是一群化合異營菌 (chemosynthetic heterotrophs)，再加上缺乏可吸收日光之葉綠素，因此只能以代謝有機物所得的能量進行生長與繁殖。目前已知的真菌近 10 萬種，絕大多數存在自然環境中，組成地表最重要的腐生菌。除此之外，有些真菌早已是餐桌上的美食（如蕈類），有些則是在佛萊明發現青黴素後成為許多抗生素的提供者（如鏈黴菌、頭孢黴菌）。

目前已知對人類具致病性之真菌超過百種，本篇僅介紹感染表皮、皮膚、皮下組織造成癬症及其他病變之菌種；值得注意的是對免疫功能不足者而言，黴菌的感染可能引起致命性危機。

Medical Microbiology and Immunology ✚

概說真菌
Synopsis of Fungus

9-1 特性與構造
Property and Structure

一、特性

1. 抗乾燥、耐高溫、抗酸鹼。

2. 需氧、無葉綠素。

3. **能量與碳素皆來自有機物，屬於化合異營菌。**

二、構造

　　擁有細胞壁、細胞膜、細胞質、染色體以及多種執行特定功能之胞器。

1. 細胞壁由葡聚醣與幾丁質組成。

2. 細胞膜的成分是脂質、磷酸、蛋白質、麥角固醇(ergosterol)。

3. 胞器
   (1) 粒線體：合成能量。
   (2) 核糖體(80S)：製造蛋白質，由 40S 與 60S 次單位組成。
   (3) 內質網：負責合成脂質與固醇、糖化蛋白質。
   (4) 高基氏體：專司蛋白質運送。
   (5) 紡錘體：與分裂有關。

9-2 外 形 ☑
Shape

依據真菌在環境、培養基、感染者體內的生長情形，將它們分為三大類，即單細胞、多細胞以及兼具二者之雙形性真菌。

一、單細胞真菌

1. **別稱**：酵母菌型真菌，如圖 9-1 所示。
2. **繁殖法**
   (1) 無性生殖（出芽生殖）：使用率較高，由於母細胞與芽體不分離，常形成假菌絲。
   (2) 有性生殖：較少發生。
3. **範例**：啤酒酵母菌、新型隱球菌。

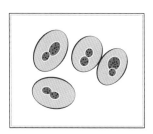

圖 9-1 單細胞真菌

二、多細胞真菌

1. **別稱**：菌絲型真菌，種類最多。
2. **構造**：分為營養菌絲與繁殖菌絲（圖 9-2），前者負責吸收養分，後者負責產生孢子。
3. **繁殖法**：多為孢子生殖（無性生殖），少數為雌、雄配子之接合生殖（有性生殖）。
4. **範例**：菇類（蕈類）、麴菌、青黴菌、皮癬菌。

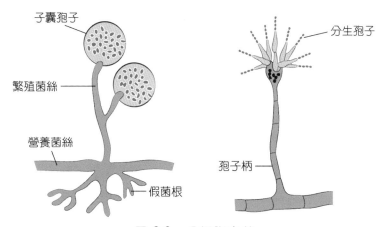

子囊孢子
繁殖菌絲
營養菌絲
假菌根
分生孢子
孢子柄

圖 9-2 多細胞真菌

三、雙形性真菌

　　形態因生長環境而不同，較為少見。如白色念珠菌、皮炎芽生菌、粗球孢子菌、莢膜組織漿菌，它們在 25°C、培養基上呈現菌絲型，進入感染者體內(37°C)則長成酵母菌型。值得一提的是白色念珠菌會產生萌芽管。

9-3　對人類的影響　☑

Impact to Human

　　真菌的代謝產物常被應用在食品或醫療上，但有些可能對人類不利，造成過敏甚或致癌。

一、製藥工業

1. 真菌能產生多種抗生素，如 cephalosporin、erythromycin、penicillin、tetracycline、streptomycin 等。
2. 靈芝可作為藥材，據稱有防癌及治療腫瘤之效果。

二、食品工業

　　製作酒類、麵包、醬油、乳酪、單細胞蛋白時需要真菌的參與。

三、預防醫學

　　目前使用之 B 型肝炎疫苗其實是酵母菌的產物。廠商利用生物技術，將 B 型肝炎的表面抗原（HBsAg，相關說明見第 14 章）基因帶入酵母菌，後者便能在生長過程中製造此種蛋白質，將其收集純化後即是 B 型肝炎疫苗。它能同時預防 B 型與 D 型肝炎病毒感染。自新生兒接種 B 型肝炎疫苗起，台灣的 B 型肝炎帶原率便開始下降，可以想見的是原發性肝癌之罹患率應有相同趨勢。

四、過敏

　　真菌的孢子能飄浮在空氣中隨風四散，當它們被敏感者吸入後，即誘發第一型過敏，症狀包括氣喘、過敏性鼻炎等，相關說明見第 23 章。

五、致病因子

真菌的致病因子不如細菌明顯，即便部分真菌能分泌毒素，人類亦需經常食用遭其汙染之作物，才會出現出現病變，因此就預防而言較為容易且有效。

1. **黃麴毒素**(aflatoxin)：黃麴菌的代謝產物，具致癌性與肝臟毒性。此種毒素耐高溫，即便加熱亦無法解除其毒性；當它進入胃腸道後會蓄積在肝臟，誘導肝癌發生。黃麴毒素含量最高的是玉米、花生、豆類，食用時必須小心。

2. **赭麴毒素**(ochratoxin)：此種毒素會破壞腎臟與神經細胞，影響胎兒正常發育、導致畸形，更與癌症的發生有關。受此毒素汙染之高經濟作物有咖啡、可可。

3. **棒麴毒素**(patulin)：主要汙染蘋果，若將腐敗的蘋果榨成汁或製成其他產品，其中必定含有棒麴毒素。它的作用對象包括腎臟、胃腸道、免疫系統、子宮中的胎兒，影響範圍極廣。

9-4 真菌病
Mycoses

真菌引起的感染症計有以下數種：(1)表皮真菌病：感染區域侷限在皮膚與毛髮的最外層，如表 9-1；(2)皮膚真菌病：真菌入侵表皮細胞、毛髮與指甲內部結構，如表 9-2 所示；(3)皮下真菌病：真皮、皮下組織、肌肉、筋膜皆遭受感染，表 9-3；(4)全身性真菌病：感染多始於肺部，之後擴及其他器官，如表 9-4 所示；(5)伺機性真菌病：好發於孕婦、罹癌者、愛滋病患、糖尿病患等免疫力不足個體，見表 9-5。

一、表皮真菌病 (Superficial Mycoses)

表 9-1 表皮真菌病

疾病與症狀	病原菌
1. **汗斑** (tinea versicolor)：亦稱花斑癬或變色糠疹，患者的皮膚顏色變淡或變深；症狀多出現在四肢、胸部與頸部	糠疹小芽孢菌(*Malasseria furfur*)
2. **黑癬** (tinea nigra)：好發於手掌皮膚，病變處出現棕色或黑色沉著，患者以女性居多	*Phaeoannellomyces werneckii*

表 9-1　表皮真菌病（續）

疾病與症狀	病原菌
3. **毛幹結節病**(piedra)：毛髮遭真菌感染後形成節結且容易斷裂 　(1)白色結節病(white piedra)：好發於頭髮、鬍鬚、腋毛、陰毛，受感染的毛髮表面出現白色結節 　(2)黑色結節病(black piedra)：通常出現在頭髮，病變處有黑色結節	1. *Trichosporon beigelii*：引起白色結節病 2. *Piedraia hortae*：引起黑色結節病

二、皮膚真菌病 (Cutaneous Mycoses)

表 9-2　皮膚真菌病

疾病與症狀	病原菌
1. **癬症**(tinea)：典型症狀包括丘疹、水疱、脫皮、發癢等，有時會併發細菌感染，造成嚴重的蜂窩性組織炎。根據感染部位可將癬症分為以下數種 　(1)足癬(tinea pedis)：即香港腳(athlete's foot)，好發於趾間或足底，第 4、5 趾最為嚴重 　(2)股癬(tinea cruris)：症狀多出現在腋下、鼠蹊、臀部 　(3)甲癬(tinea unguium)：亦稱灰指甲，真菌感染趾甲與指甲，造成變色、變形、增厚、分離等 　(4)髮癬(tinea capitis)：髮幹與髮根遭受感染，造成膿疱、禿髮 　(5)體癬(tinea corporis)：亦稱錢癬或圓癬，好發於臉部、軀幹、四肢，病灶處突起呈環狀，且會向外逐漸擴大	1. 紅色毛癬菌 　(*Trichophyton rubrum*) 2. 鬚瘡毛癬菌 　(*Trichophyton mewtagrophytes*) 3. 斷髮毛癬菌 　(*Trichophyton schoenleinii*) 4. 犬小芽孢癬菌 　(*Microsporum canis*) 5. 絮狀表皮癬菌 　(*Epidermophyton floccosum*)
2. **毛外真菌病**(ectothrix)：髮幹或毛幹的外層受真菌感染造成	同上
3. **毛內真菌病**(endothrix)：真菌的菌體、孢子侵入毛幹或髮幹的內部所致	

三、皮下真菌病 (Subcutaneous Mycoses)

表 9-3 皮下真菌病

疾病與症狀	病原菌
1. **孢子絲菌病**(sporotrichosis)：亦稱玫瑰園丁症 (rose gardener's disease)，台灣最常見的皮下真菌病。感染處出現硬塊，周圍組織壞死，淋巴結逐漸腫大。有時病原菌會從淋巴結進入肺部感染，導致肺炎	申克氏孢子絲菌(*Sporothrix schenckii*)
2. **足菌腫**(eumycetoma)：多發生於手與足，初期症狀為丘疹、結節、膿瘡；之後形成瘻管，其中含有許多病原菌	馬杜拉足菌腫菌(*Madurella mycetoma*)
3. **產色黴菌病**(chromomycosis)：好發於赤足之戶外工作者，感染處出現深色突起，外形如疣	*Phialophora verrucosa* 等

四、全身性真菌病 (Systemic Mycoses)

表 9-4 全身性真菌病

疾病與症狀	病原菌
1. **組織胞漿菌病**(histoplasmosis)：病原菌之孢子經呼吸道進入人體後立即在肺泡巨噬細胞內繁殖，引起肉芽腫；若經血液進入其他器官，則造成肝、脾與淋巴結腫大	莢膜組織漿菌(*Histoplasma capsulatum*)
2. **芽生菌病**(blastomycosis)：好發於咖啡種植者，病原菌經呼吸道入侵人體引起肺部病變，亦能經血液感染腦、腎、骨髓、皮膚與淋巴結	皮炎芽生菌(*Blastomyces dermatitidis*)
3. **隱球菌病**(cryptococcosis)：具有莢膜之新型隱球菌侵入呼吸道引起肺炎，若感染泌尿道與中樞神經則造成腎炎及腦膜炎	新型隱球菌(*Cryptococcus neoformans*)：存在土壤與鴿糞中
4. **粗球孢子菌病**(coccidioidomycosis)：亦稱溪谷熱，流行於美國西南部，症狀包括肺炎、肝炎、腦膜炎、淋巴結腫大	粗球孢子菌(*Coccidioides immitis*)

五、伺機性真菌病 (Opportunistic Mycoses)

表 9-5 伺機性真菌病

疾病與症狀	病原菌
1. **麴菌病**(aspergillosis)：好發於免疫力不足者，症狀主要出現在呼吸道，包括鼻塞、咳嗽、呼吸困難等，肺部可能出現真菌球。麴菌若感染傷口，則造成水疱或膿疱	1. 煙麴菌(*Aspergillus fumigatus*) 2. 黃麴菌(*Aspergillus flavus*) 3. 黑麴菌(*Aspergillus niger*)
2. **念珠菌病**(candidiasis) 　(1)皮膚病變：症狀包括丘疹、膿疱或水疱，多發生在肥胖者、易出汗個體、糖尿病患之皮膚皺摺處 　(2)黏膜病變：鵝口瘡 (thrush)，乳白色大片潰瘍，通常出現在嬰幼兒及愛滋病患的口腔、咽喉、牙齦、舌頭；鵝口瘡亦可能出現在女性的外陰與陰道，導致搔癢不適，病變處的念珠菌甚至能感染新生兒 　(3)瀰散性念珠菌(disseminated candidiasis)：念珠菌經血液態進犯心、肝、脾、腎、骨骼與中樞神經，症狀極為嚴重。多出現在吸毒者、早產兒、糖尿病患、腎衰竭者、惡性血液病患等 　(4)其他病變：肺炎、尿布疹、尿道炎、膀胱炎、食道炎	白色念珠菌(*Candida albicans*)：此種真菌因能在培養基上長成白色菌落而得名，它是口腔、小腸與陰道中的常在菌。個體免疫力下降或荷爾蒙濃度改變時，即能大量繁殖造成病變；必須注意的是尿液檢體一旦驗出白色念珠菌即表示感染
3. **接合菌病**(mucormycosis, zygomycosis)：好發於罹癌者、愛滋病患、燒燙傷病患、長期使用類固醇者。典型症狀為血栓、肺炎、腎炎、腦膜炎、心內膜炎等，死亡率甚高	1. 酒麴菌屬(*Rhizopus spp.*) 2. 白黴菌屬(*Mucor spp.*) 3. 辣子鬚真菌屬(*Absidia spp.*)
4. **鼻腦接合菌病**(rhinocelebral zygomycosis)：罕見，好發於罹患腫瘤、糖尿病、惡性貧血之個體以及使用免疫抑制劑者。典型症狀包括頭痛、鼻塞、流鼻血、臉部麻痺等，死亡率近三成	白黴菌屬(*Mucor SPP.*)
5. **肺囊蟲肺炎**(pneumocystis pneumonia)：典型症狀包括發燒、乾咳、胸悶、呼吸困難，患者多是愛滋病患者	卡氏肺囊蟲：存在部分健康者的肺部，原名為 *Pneumocystis carinii*，之後改為 *Pneumocystis jeroveci*

9-5 真菌病的實驗室診斷

The Laboratory Dignosis of Mycoses

一、培養

將檢體接種在沙保羅氏培養基後，分別培養在 25°C 與 37°C，每週兩次觀察菌落表面及底部形態、顏色。

二、染色與顯微鏡觀察

1. 熱或氫氧化鈉處理受感染的角質層細胞，加入試劑後再利用顯微鏡觀察菌絲與孢子。

2. 對白色念珠菌進行染色後，再以顯微鏡觀察假菌絲。

3. 對新型隱球菌進行陰性染色（相關說明見第 2 章），再用顯微鏡觀察細胞壁外的巨大莢膜。

9-6 治 療

Treatment

一、Azoles

1. **作用機轉**：此類藥物可與真菌之細胞色素 P-450 結合，進而抑制固醇、幾丁質的合成，使真菌無法順利繁殖。

2. **臨床上常用之製劑**

   (1) 外用型：econazole、fluconazole、ketoconazole、miconazole 等，治療表皮與皮下真菌病。

   (2) 口服型：fluconazole、itraconazole、miconazole 等。

3. **副作用**：外用型製劑常引起過敏，口服型製劑會破壞肺臟細胞、干擾激素分泌、影響胎兒發育。

二、Allylamines

1. **作用機轉**：抑制固醇的合成。

2. **常用之製劑**：amorolfine、butenafine、naftifine、terbinafine。

3. **臨床應用**：治療表皮真菌病，如體癬、足癬、股癬。

4. **副作用**：皮膚過敏。

三、Polyenes

1. **Amphotericin B**
   (1) 作用機轉：與固醇結合，使細胞膜出現破損，細胞內容物因此流出，導致真菌死亡。
   (2) 臨床應用：注射型，治療全身性真菌病。
   (3) 副作用：腎毒性。

2. **Nystatin**：作用機轉與 amphotericin B 相同，但此種藥物具高毒性、低溶解度，因此僅能外用，治療皮下真菌病、皮膚性念珠菌病。

四、Pyrimidines

1. **作用機轉**：此類藥物為核苷酸類似物，因此能干擾 DNA 與蛋白質之合成；若經真菌代謝為三磷酸鹽，療效反而下降。

2. **臨床應用**：常用的藥物是 flucytosine，吸收效果佳，能治療白色念珠菌、新型隱球菌引起之全身性感染症。單獨使用時真菌容易對其產生抗藥性，因此常與 azole、amphotericin B 併用。

3. **副作用**：紅疹、肝功能異常、胃腸道不適。

五、Echinocandines

1. **作用機轉**：抑制葡聚糖(glucan)合成，細胞壁因此無法形成；目前常用的有 capsofungin、micafungin、anidulafungin。

2. **臨床應用**：注射給予，治療白色念珠菌、新型隱球菌引起之全身性感染症。

3. **副作用**：過敏、肝毒性。

六、其他

1. Griseofulvin
   (1) 作用機轉：結合至真菌的微管蛋白，破壞紡錘絲，干擾有絲分裂的進行。
   (2) 臨床應用：注射給予，治療表皮、皮膚真菌病。
   (3) 副作用：肝毒性，能進入胎盤、影響胎兒發育，孕婦忌用，使用率已逐漸降低。

2. Ciclopirox olamine
   (1) 作用機轉：破壞真菌細胞膜的完整性，干擾有氧呼吸與主動運輸。
   (2) 臨床應用：外用，治療汗斑、癬症與白色念珠菌病。

3. Undecylenic acid
   (1) 作用機轉：此種製劑來自篦麻油，成分為不飽和脂肪酸，具有破壞真菌細胞膜通透性的效果。
   (2) 臨床應用：外用型抗真菌藥物，治療表皮、皮膚與皮下真菌病。

( ) 1. 有關隱球菌症(Cryptococcosis)的敘述，何者錯誤？(A)初期肺部感染是無症狀　(B)主要顯性疾病為腦膜炎　(C)診斷依據為檢驗血清或腦脊髓液抗體　(D)病原體的生長均為出芽性的酵母菌的形式

( ) 2. 檢查新型隱球菌(*Cryptococcus neoformans*)感染，常用何種染色方法？(A)革蘭氏染色法(Gram staining)　(B)抗酸染色法(acid-fast staining)　(C)鍍銀染色法(silver staining)　(D)墨汁染色法(india ink staining)

( ) 3. 一位已治癒的肺結核病人因咳血住院，胸部 X 光顯示有一可改變位置的真菌球(Fungus ball)，開刀病理標本最可能是：(A) Candidisis（念珠菌症）　(B) Aspergillosis（麴黴菌症）　(C) Zycomycosis（接合菌症）　(D) Cryptococcosis（隱球菌症）

( ) 4. 鼻腦接合菌症(Rhinocerebral zygomycosis)主要發生在何種病人？(A)愛滋病　(B)糖尿病　(C)毒癮患者　(D)早產兒

( ) 5. 白色念珠菌(*C. albicans*)為正常菌群，但若在下列何處發現時，表示已受感染？(A)口腔　(B)腸胃道　(C)女性生殖道　(D)尿道

( ) 6. 威脅生命的擴散性念珠菌症(disseminated candidiasis)主要發生在何種病人？(A)愛滋病　(B)糖尿病　(C)接受類固醇治療的成人　(D)惡性血液疾病並持續使用免疫抑制劑

( ) 7. 有關細菌與黴菌之比較，下列何者錯誤？(A)細菌為原核細胞，黴菌為真核細胞　(B)細菌皆單一細胞，黴菌皆多細胞　(C)細菌為無性生殖，黴菌可有性生殖　(D)細菌細胞壁含肽聚醣，黴菌細胞壁含葡聚醣和幾丁質

( ) 8. 下列何者不屬於表淺性黴菌病(superficial mycosis)？(A)花斑癬(pityriasis versicolor)　(B)黑癬(tinea nigra)　(C)足癬(tinea pedis)　(D)毛幹黑節病(black piedra)

( ) 9. 黴菌與人類細胞在結構上最大的差別為何？(A)細胞壁　(B)細胞膜　(C)細胞核　(D)粒線體

( ) 10. 下列何種不是常見感染皮膚、毛髮及指甲(cutaneous mycoses)的黴菌？(A)隱球菌屬(*Cryptococcus*)　(B)表皮癬菌屬(*Epidermophyton*)　(C)小芽胞菌屬(*Microsporum*)　(D)毛髮癬菌屬(*Trichophyton*)

( ) 11. 臨床上以免疫學方法快速診斷隱球菌(*Cryptococcus neoformans*)引起之感染，通常是直接偵測下列何者？(A)腦脊髓液或血清中有無 *C. neoformans* 之細胞壁抗原　(B)腦脊髓液或血清中有無 *C. neoformans* 之細胞漿抗原　(C)腦脊髓液或血清中有無 *C. neoformans* 之莢膜多醣體抗原　(D)血清中有無 *C. neoformans* 之特異性抗體

( ) 12. 下列何種真菌會產生萌芽管(germ tube)？(A)白色念珠菌(*Candida albicans*)　(B)光滑念珠菌(*Candida glabrata*)　(C)克魯斯念珠菌(*Candida krusei*)　(D)熱帶念珠菌(*Candida tropicalis*)

( ) 13. 關於新型隱球菌(*Cryptococcus neoformans*)的敘述，下列何者錯誤？(A)常在鴿子的糞便中被發現　(B)會形成莢膜(capsule)　(C)會引發黴菌性腦膜炎(fungal meningitis)　(D)只會在免疫缺失的病患身上造成感染

( ) 14. 下列何種黴菌常經由呼吸道感染？(A)麴菌屬(*Aspergillus*)　(B)念珠菌屬(*Candida*)　(C)著色芽生屬(*Fonsecaea*)　(D)小芽胞菌屬(*Microsporum*)

( ) 15. 下列何者不屬於皮癬菌(dermatophytes)？(A)表皮癬菌(*Epidermophyton*)　(B)毛髮癬菌(*Trichophyton*)　(C)絲孢酵母菌(*Trichosporon*)　(D)小芽孢菌(*Microsporum*)

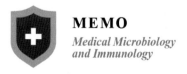

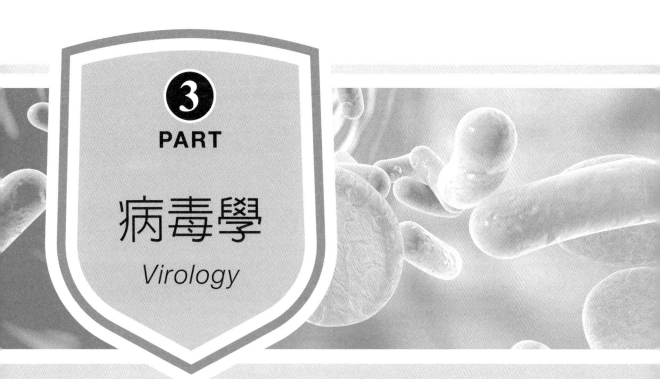

病毒學
Virology

3 PART

數據顯示臨床上近五成之感染症因病毒而起，它是一種不具細胞構造的微生物，小是目前所知的最小病原菌。其大小約 20~400 奈米(nm, 1x10⁻⁹ m)，必須進入活細胞內獲取繁殖所需的能量，學理上有時稱它為「絕對細胞內病原菌(obligate intracellular pathogens)」或「介於生物與非生物之間的物種」。

除特性與構造外，病毒在稱謂上亦有異於其他微生物之處，前者用的是種名（極少使用屬名），後者使用的則是屬名加上種名。舉例而言，金黃色葡萄球菌的「葡萄球菌」是屬名、「金黃色」是種名。

本篇由「概說病毒」導入，說明病毒的構造、特性與種類，再依序介紹 DNA 病毒、RNA 病毒、節肢動物媒介病毒、肝炎病毒、類病毒與感染性蛋白。

Medical Microbiology
and Immunology

10
Chapter

概說病毒
The Synopsis of Viruses

10-1 病毒的構造
Viral Structures

　　缺乏細胞構造之**病毒擁有蛋白質外殼與單一種核酸（基因體）**，部分病毒的殼體外，包裹著來自宿主細胞的外套膜。

一、基因體 (Genome)

　　本章及後續五章中為避免同樣文字不斷出現，因此會混用核酸、DNA（或RNA），它們其實指得都是基因體。

1. **組成：DNA 或 RNA**，擁有前者的是 DNA 病毒，擁有後者的是 RNA 病毒。

2. **功能**：決定並遺傳病毒形性，亦是病毒的分類依據。

3. **種類**

(1) RNA

　　A. 線狀單股 RNA (linear single-stranded RNA, linear ss-RNA)：絕大多數 RNA 病毒擁有此種核酸。它能被進一步分為正性 (positive) 與負性 (negative)，前者能直接轉譯出病毒蛋白，後者則必須先轉錄為正性 RNA 後才能轉譯出病毒蛋白。

　　B. 線狀雙股 RNA (linear double-stranded RNA, linear ds-RNA)：擁有此種核酸者極少，如呼腸孤病毒。

　　C. 環狀單股 RNA (circular single-stranded RNA, circular ss-RNA)：此種核酸極為罕見，感染人類的病毒中僅 D 型肝炎病毒擁有。

(2) DNA

　　A. 線狀雙股 DNA (linear double-stranded DNA, linear ds-DNA)：DNA 病毒的核酸多屬此類。

B. 環狀雙股 DNA (circular double-stranded DNA, circular ds-DNA)：擁有此種核酸的有多瘤病毒、乳突瘤病毒、B 型肝炎病毒。

C. 線狀單股 DNA (linear single-stranded DNA, linear ss-DNA)：小 DNA 病毒擁有此種核酸。

二、 病毒蛋白 (Viral Proteins)

(一) 構造蛋白 (Structural Proteins)

1. **外殼**(capsid)
   (1) 別稱：蛋白衣、蛋白質外殼，核蛋白（nucleoprotein，通常使用在 RNA 病毒）。
   (2) 成分：蛋白質，其胺基酸序列由病毒基因體決定；它先組成殼小體(capsomere)後再組裝為外殼。每種病毒的殼小體數目不同，但數目多寡與病毒大小無關。
   (3) 功能：**保護基因體**。
   (4) 種類：依據殼小體的排列方式分為螺旋對稱(helical symmetry)、二十面體對稱(icosahedral symmetry)，以及數量較少之複雜型(complex)，如圖 10-1 所示。

2. **醣蛋白**(glycoprotein)
   (1) 成分：醣類與蛋白質。病毒進入細胞後轉譯出蛋白質，之後在內質網中添加醣類即成為醣蛋白。
   (2) 存在處：外殼（無套膜之病毒）或套膜表面（具套膜之病毒）。
   (3) 功能：**專與宿主細胞表面接受器結合啟動感染、決定病毒感染對象的專一性**。

3. **基質蛋白**(matrix)
   (1) 存在處：套膜內層，連接套膜與基因體或核蛋白。
   (2) 成分：蛋白質。
   (3) 功能：協助病毒複製時套膜與基因體的組合。
   (4) 擁有者：冠狀病毒科、疱疹病毒科、反轉錄病毒科、正黏液病毒科、副黏液病毒科等。

(二) 非構造蛋白 (Non-Structural Proteins)

1. **別稱**：功能蛋白(functural preteins)。

2. **成分**：蛋白質。

3. **存在處**：附著在基因體上或病毒進入細胞後由核酸轉譯出。

4. **功能**：參與病毒複製。

5. **種類**

名稱	功能	說明
DNA 聚合酶 (DNA polymerase)	複製病毒 DNA	DNA 病毒利用宿主細胞內的此種酵素複製其基因體，但痘病毒會自行攜帶
RNA 聚合酶 (RNA polymerase)	複製病毒 RNA	1. 正性單股 RNA 病毒：其基因體在宿主細胞內先轉譯出功能蛋白（包括 RNA 聚合酶） 2. 負性單股 RNA 病毒：RNA 聚合酶會黏附在基因體上，病毒進入細胞後會先將負性單股轉為正性單股 RNA，再進行核酸複製
反轉錄酶 (reverse transcriptase)	將病毒 RNA 反轉錄為 DNA	僅存在愛滋病毒與 B 型肝炎病毒
胸苷激酶 (thymidine kinase)	磷酸化核苷→核苷酸	間接參與基因體複製
蛋白酶 (protease)	切割病毒多蛋白	多種病毒會以 RNA 為模板轉譯出多蛋白，切割後才成為具有功能的單一蛋白

三、 套膜 (Envelope)

1. **別稱**：外膜、鞘膜、外套膜。

2. **特性**：病毒的特殊構造，對高溫、乾燥、胃酸、膽汁、蛋白酶、有機溶劑（酒精、乙醚）敏感，意即擁有外套膜之病毒遭遇前述因素時極容易喪失感染力。不具此構造的病毒是裸病毒(naked virus)，它對熱、乾、酸、鹼有機溶劑的抗性較強，因此可以長時間存在環境中經由胃腸道感染人類。

3. **成分**：脂質雙層(lipid bilayer)，來自受病毒感染細胞的細胞膜（最多）、細胞核膜或內質網膜。

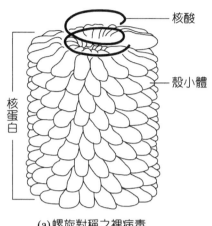

(a)螺旋對稱之裸病毒

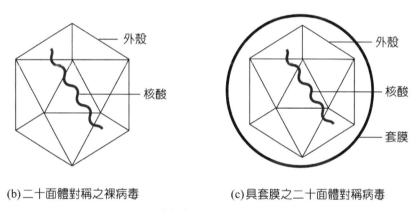

(b)二十面體對稱之裸病毒　　　　(c)具套膜之二十面體對稱病毒

圖 10-1　病毒的構造

10-2　病毒的分類　

Classification of Viruses

　　學界根據病毒的構造、組成、特性及相關疾病，將它們分為 60 餘科，其中與人類疾病相關之 DNA 與 RNA 病毒分別列於表 10-1 與表 10-2。

表 10-1　DNA 病毒

科別	對稱型	套膜	基因體	核酸複製處	重要病毒
腺病毒科	二十面體	無	線狀雙股 DNA	細胞核	人類腺病毒
疱疹病毒科		有			EB 病毒 巨細胞病毒 單純疱疹病毒 B 型疱疹病毒 水痘帶狀疱疹病毒 人類疱疹病毒
痘病毒科	複雜型			**細胞質**	M 痘病毒 天花病毒 傳染性軟疣病毒
乳突瘤病毒科	二十面體	無	**環狀雙股 DNA**	細胞核	人類乳突瘤病毒
多瘤病毒科					BK 病毒 JC 病毒
肝 DNA 病毒科		有			B 型肝炎病毒
小 DNA 病毒科		無	**線狀單股 DNA**		B19 病毒

表 10-2　RNA 病毒

科別	對稱型	套膜	基因體	核酸複製	重要病毒
冠狀病毒科	螺旋	有	正性線狀單股 RNA	細胞質	冠狀病毒 SARS 冠狀病毒 MERS 冠狀病毒 COVID-19 冠狀病毒
微小 RNA 病毒科	二十面體	無			鼻病毒 腸病毒 艾科病毒 克沙奇病毒 小兒麻痺病毒 A 型肝炎病毒
黃病毒科	多面體 （非二十 面體）	有			茲卡病毒 登革病毒 黃熱病病毒 西尼羅病毒 日本腦炎病毒 C 型肝炎病毒 G 型肝炎病毒

表 10-2 RNA 病毒（續）

科別	對稱型	套膜	基因體	核酸複製	重要病毒
套膜病毒科	二十面體	有	正性線狀單股 RNA	細胞質	屈公病毒 德國麻疹病毒 東部馬腦炎病毒 西部馬腦炎病毒 委內瑞拉馬腦炎病毒
杯狀病毒科		無			諾克病毒 諾羅病毒
E 型肝炎病毒科					E 型肝炎病毒
反轉錄病毒科		有	2 條正性線狀單股 RNA	**細胞核**	人類免疫缺乏病毒 人類嗜 T 細胞病毒
副黏液病毒科	螺旋		負性線狀單股 RNA	細胞質	立百病毒 麻疹病毒 副流感病毒 腮腺炎病毒 呼吸道融合病毒 人類間質肺炎病毒
桿狀病毒科					狂犬病毒
絲狀病毒科					伊波拉病毒 馬伯格病毒
正黏液病毒科			7 或 8 段負性線狀單股 RNA	**細胞核**	流感病毒 禽流感病毒
沙狀病毒科			2 段負性線狀單股 RNA	細胞質	拉薩病毒
布尼亞病毒科			3 段負性線狀單股 RNA		漢他病毒 加州腦炎病毒
呼腸孤病毒科	二十面體	無	10~12 段線狀雙股 RNA		輪狀病毒

註：上表中，基因體序列完全相同者以「條」稱之，序列不同者以「段」稱之。

10-3 病毒的傳染途徑

Transmission Routes of Viruses

一、 水平途徑 (Horizontal Route)

表 10-3 水平傳染途徑之病毒

傳染途徑	病毒
呼吸道	鼻病毒、冠狀病毒、流感病毒、副流感病毒、腺病毒、呼吸道融合病毒、腮腺炎病毒、麻疹病毒、德國麻疹病毒、水痘帶狀疱疹病毒等
胃腸道	腺病毒、輪狀病毒、諾克病毒、A 型肝炎病毒、E 型肝炎病毒、小兒麻痺病毒、克沙奇病毒、艾科病毒等
唾液或傷口	EB 病毒、巨細胞病毒、單純疱疹病毒、傳染性軟疣病毒、人類乳突瘤病毒等
性行為	B 型肝炎病毒、C 型肝炎病毒、D 型肝炎病毒、單純疱疹病毒、人類免疫缺乏病毒、人類乳突瘤病毒等
血液 （輸血、刺青、紋眉、共用針頭）	B 型肝炎病毒、C 型肝炎病毒、D 型肝炎病毒、人類免疫缺乏病毒、巨細胞病毒、伊波拉病毒等
病獸咬傷	狂犬病毒、漢他病毒等
病媒叮咬	登革病毒、日本腦炎病毒、黃熱病毒、西尼羅病毒等
尿液	巨細胞病毒、BK 病毒、麻疹病毒、腮腺炎病毒等

二、 垂直途徑 (Vertical Route)

表 10-4 垂直傳染途徑之病毒

傳染途徑	病毒
胎盤、產道	B19 病毒、巨細胞病毒、B 型肝炎病毒、德國麻疹病毒、單純疱疹病毒、水痘帶狀疱疹病毒、人類免疫缺乏病毒等
乳汁	巨細胞病毒、人類免疫缺乏病毒、人類嗜 T 細胞病毒等

10-4　病毒的繁殖

Replication of Virus ☑️

　　如「第 1 章緒論」所言，病毒利用「一步驟法」繁殖後代（增加數目），整個過程必須在遭其感染的細胞內進行。由於病毒是一種介於生物與非生物的物種，因此學理上以複製稱之；本書則是混用二種名詞（繁殖與複製）。

一、以無套膜之腺病毒為例說明 DNA 病毒的繁殖過程（圖 10-2）

1. **吸附**(attachment, adsorption)：腺病毒外殼上的醣蛋白結合至宿主細胞接受器。

2. **穿透**(penetration)：病毒在胞飲作用下進入細胞。

3. **脫殼**(uncoating)：吞噬泡中的病毒會脫去外殼並釋出 DNA。

4. **核酸複製**(DNA replication)：雙股 DNA 進入細胞核內進行複製。

5. **蛋白質合成**(protein synthesis)：新合成之 DNA 續留細胞核或轉錄為 RNA，後者再進入細胞質轉譯出外殼與其他病毒蛋白。

6. **組合與釋出**(assembly and release)：外殼進入細胞核中與雙股 DNA 組合，之後移入細胞質，待細胞膜破裂後釋出，成為具感染力之新腺病毒。

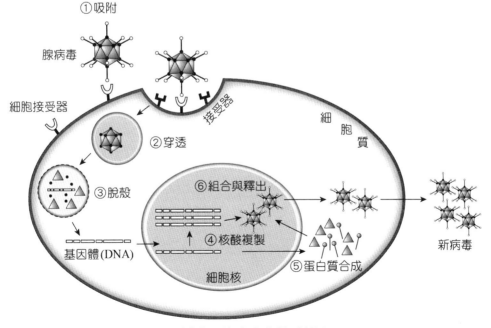

圖 10-2　腺病毒的繁殖過程

二、 以具套膜之登革病毒為例說明 RNA 病毒的複製過程（圖 10-3）

1. **吸附**(attachment, adsorption)：登革病毒利用套膜上的醣蛋白與宿主細胞接受器結合。

2. **穿透**(penetration)：病毒經胞飲作用進入細胞。

3. **脫殼**(uncoating)：病毒外套膜與吞噬泡融合，基因體(RNA)與核蛋白分離，進入細胞質中。

4. **核酸複製** (RNA replication)：RNA 在細胞質內進行複製。

5. **蛋白質合成** (protein synthesis)：部分新基因體轉譯為病毒蛋白，其中有些糖化為醣蛋白後，再由高基氏體運至細胞膜。

6. **組合與釋出**(assembly and release)：病毒基因體與核蛋白進行組合，再移行至嵌有醣蛋白之細胞膜，最後以出芽方式離開細胞，成為具有感染力的新登革病毒。

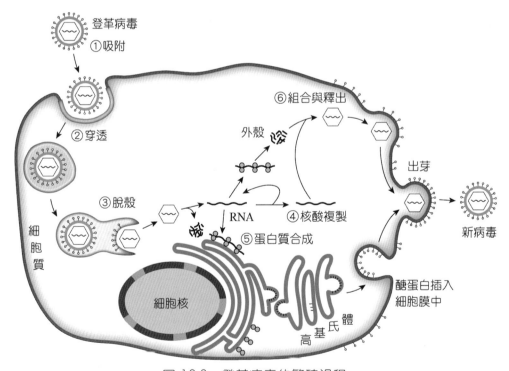

圖 10-3　登革病毒的繁殖過程

( ) 1. 許多病毒對酒精乙醚等有機溶劑具有抵抗性，是因為不具有：(A) DNA　(B) RNA　(C)外套膜(envelope)　(D)蛋白衣(capsid)

( ) 2. 具有中和毒性作用之抗體，多半是辨認病毒的何種構造以抑制病毒感染？ (A)病毒核酸　(B)病毒複製酵素　(C)病毒脂質外套膜　(D)病毒脂質外套膜上的醣蛋白

( ) 3. 下列何種病毒構造不是由病毒基因製造，而是取自宿主細胞？(A)病毒的蛋白外衣　(B)病毒的脂質外套膜　(C)病毒的核蛋白　(D)病毒的複製酵素

( ) 4. 下列哪一種病毒可透過胎盤感染胎兒，造成肝脾腫大、神經受損，甚至可導致嬰兒死亡？(A)水痘－帶狀疱疹病毒(Varicella-zoster virus)　(B) EB 病毒 (Epstein-Barr virus)　(C)巨細胞病毒(Cytomegalovirus)　(D)單純疱疹病毒 (Herpes simplex virus)

( ) 5. 單股(+) strand RNA 病毒在宿主細胞何處進行病毒核酸 RNA 的複製？(A)細胞核　(B)細胞質　(C)細胞膜　(D)核膜

( ) 6. 下列何者不是病毒蛋白外衣(capsid)之基本特性？(A)保護病毒核酸　(B)辨認寄主細胞　(C)具抗吞噬作用　(D)會被宿主免疫系統所辨認，具有抗原性

( ) 7. 病毒的結構及大小，下列敘述何者正確？(A)痘病毒(Poxvirus)是最大的人類 RNA 病毒　(B)引起 SARS (severe acute respiratory syndrome)的病毒是屬於雙股 RNA 病毒　(C)細小病毒(Parvovirus)是感染人類的最小 DNA 病毒　(D)呼吸道腸病毒(Reovirus)是單股、分節式(segmented)的 RNA 病毒

( ) 8. 下列何者是正確的病毒複製步驟？(1)去殼 (2)認識目標細胞 (3)巨分子合成 (4)附著與穿入 (5)病毒組合 (6)病毒釋出。(A)(1)(2)(3)(4)(5)(6)　(B)(1)(4)(2)(3)(5)(6)　(C) (2)(1)(3)(4)(5)(6)　(D)(2)(4)(1)(3)(5)(6)

( ) 9. 病毒繁殖時，下列何者是多數病毒自己攜帶或合成，不需要寄主細胞供應？(A)複製時所需的能量　(B)複製病毒蛋白外衣所需的材料　(C)病毒核酸複製酵素　(D)製造病毒蛋白所需的核糖體

( ) 10. 下列對病毒的敘述何者錯誤？(A)核心中同時具有 DNA 及 RNA 的遺傳物質 (B)有蛋白殼(capsid)或套膜(envelope)的型態　(C)經組合(assembled)而不是二分裂法複製　(D)在宿主細胞外無法製造能量和蛋白質

（　）11. 分類病毒最主要的依據為何？(A)病毒構造　(B)病毒的致病性　(C)病毒的傳播方法　(D)病毒的寄主種類

（　）12. 下列為病毒之相關敘述，何者有誤？(A)具有核酸 DNA 或 RNA　(B)可在細胞中生長　(C)具有分解醣之酵素　(D)具過濾性，可通過 450 nm 孔徑之濾膜

（　）13. 有關病毒造成的無症狀感染，下列敘述何者正確？(A)不同病毒感染，發生無症狀感染的機率相同　(B)慢性病毒感染均為無症狀的感染　(C)雖然感染後無症狀，但病毒還是有被散布的可能　(D)感染初期若無症狀，感染後期症狀也會較輕微

（　）14. 有關病毒的散播，下列敘述何者錯誤？(A)垂直感染是指病毒由母體傳給子代　(B)經由糞口傳染的病毒，以具有外套膜的病毒居多　(C)藉由病媒蚊散播的病毒，必須也能在此蚊子中複製　(D)抑制病毒在族群中散播的最好方式是疫苗接種

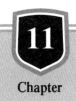

DNA 病毒

DNA Virus

　　此群病毒中與人類疾病關係最密切者有七大科，它們依序是：(1)腺病毒科、(2)疱疹病毒科、(3)乳突瘤病毒科、(4)多瘤病毒科、(5)痘病毒科、(6)小病毒科、(7) B型肝炎病毒科；其中最為特別的是乳突瘤與多瘤病毒科，二者曾經同屬乳多空病毒科(*Papovaviridae*)，後來因為結構與基因體的差異被分割出來各自成為病毒科。至於B型肝炎病毒科則在第 14 章中予以討論。

11-1 腺病毒科 ☑

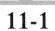

Adenoviridae

一、構造與特性

1. 屬於中型病毒，直徑約 90~100 奈米，無套膜，對氯、有機溶劑具抗性。

2. 基因體為線狀雙股 DNA，外殼呈二十面體對稱。

3. **外殼的每一頂點上有醣蛋白（亦稱突刺、纖維），使腺病毒外形似人造衛星**（圖 11-1）。

4. 宿主細胞核中複製基因體，細胞質中合成病毒蛋白；二者組合後自宿主細胞釋出，導致細胞死亡。

5. 對動物具致癌性，對人類則無。

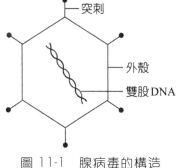

圖 11-1　腺病毒的構造

二、重要病毒

人類腺病毒 (Human adenovirus, Adenovirus) [�æˊdɪno ˊvaɪrəs]

1. **血清型**：目前已知者計有 88 型，分別屬於 A、B、C、D、E、F、G 七族。

2. **傳播途徑**：呼吸道、胃腸道、直接接觸。

3. **致病機轉**：腺病毒進入人體後，利用突刺結合至結膜、呼吸道、胃腸道或泌尿道的上皮細胞接受器，大量繁殖後，裂解細胞，造成病變。

4. **疾病**

(1) 呼吸道感染症(respiratory tract infection)，主要由 B 與 C 族引起。

A. 咽炎(pharyngitis)：即喉嚨痛(sore throat)，症狀和細菌性咽炎相似，包括發燒、鼻塞、頭痛、咳嗽。患者若為 3 歲以下之嬰幼兒，可能併發結膜炎或咽結膜熱。

B. 急性呼吸道感染症(acute respiratory disease)：多發生在軍中，嚴重時可能併發肺炎，因此又稱為**新兵性肺炎**。

C. 傷風(common cold)：症狀似流行性感冒，但較輕，併發肺炎、中耳炎之機率亦較低。

D. 肺炎(pneumonia)：患者多是免疫力不足之個體。

(2) 眼睛感染症(eyes infections)：B 與 D 族感染所致。

A. **游泳池型結膜炎**(swimming pool conjunctivitis)：**亦稱紅眼症**(pink eyes)，病毒感染結膜造成發炎、紅眼、流淚、畏光、分泌物增加、眼皮腫脹、淋巴結腫大等，嚴重時病變處出血且覆蓋偽膜，但無失明之虞。**此症的傳染性極高，感染源多來自存有腺病毒且消毒不完全之游泳池。**

B. 角膜結膜炎(keratoconjunctitis)：好發於工廠與造船廠的工作人員，因此又稱為船塢眼(shipyard eyes)。由於結膜與角膜同時遭受感染，症狀較嚴重，除結膜充血、水腫外，角膜上皮細胞會出現點狀浸潤、潰爛，最終可能導致失明。

(3) **腸胃炎**(gastroenteritis)：**感染腺病毒 40、41、52 型所致，好發於嬰幼兒。**症狀包括發燒、噁心、水瀉，1~2 週內即可痊癒；嚴重者可能脫水，需小心照護。

(4) 急性出血性膀胱炎(acute hemorrhagic cystitis)：腺病毒感染膀胱、尿道，造成頻尿、血尿、解尿疼痛、膀胱無法排空等，此症通常出現在兒童或骨髓移植者。

註：對人類而言，腺病毒既不會引起重症亦不會誘發癌症；但 2023 年秋冬之際，腺病毒、流感病毒、新冠病毒、呼吸道融合病毒、肺炎鏈球菌、肺炎黴漿菌引起的呼吸道感染症卻造成不小恐慌，衛福部因此呼籲年長與免疫力不佳者接種新冠疫苗與鏈球菌疫苗（相關說明見第 1 章）。

5. **預防**

(1) 勤洗手。

(2) 定期消毒游泳池水，不與他人共用毛巾、隱形眼鏡。

(3) 眼科醫師與護理人員於看診前後應確實洗手，使用之儀器與設備必須消毒，結膜炎患者使用的擦手紙與洗滌眼睛試劑需和一般患者區隔。

(4) 目前已有兩種口服型活減毒疫苗，能分別預防第 4 型與第 7 型腺病毒引起之呼吸道感染症，但僅用於軍隊。

6. **治療**

(1) 支持療法(supportive therapy)：症狀輕者多休息即可痊癒，不需用藥。

(2) 患者出現嚴重腹瀉時必須補充水分與電解質，避免發生脫水，必要時需住院治療。

(3) 眼睛感染症患者應前往醫院就診查明病因，不可使用市售之眼藥水，以免延誤治療時機。

11-2 疱疹病毒科 ☑

Herpesviridae

一、 構造與特性

1. 屬於大型病毒，直經 180~200 奈米；**擁有套膜（來自細胞核膜，非細胞膜）**，酸、鹼、乾燥、有機溶劑皆能破壞此種構造，使疱疹病毒喪失感染力。

2. 基因體為線狀雙股 DNA，二十面體外殼。

3. 套膜與外殼之間有內皮(tegument)，其中存在多種病毒複製所需的酵素。套膜內有基質蛋白，目前功能未詳，但學者認為它可能參與病毒組合。

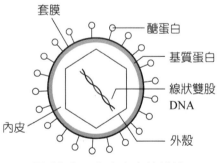

圖 11-2　疱疹病毒的構造

4. **感染後會潛藏在神經或其他細胞內，引起潛伏性感染(latent infection)與症狀復發(recurrence)，因此與多種癌症的發生有關。**

5. 細胞核內複製基因、細胞質內合成蛋白質。

二、 重要病毒

臨床上重要的疱疹病毒包括 EB 病毒、巨細胞病毒、單純疱疹病毒、水痘帶狀疱疹病毒、人類疱疹病毒 6 型、人類疱疹病毒 8 型，下表是其別稱、所屬亞科以及潛藏處。

病毒	別稱	所屬亞科	潛藏處
單純疱疹病毒 1 型	人類疱疹病毒 1 型	α	三叉神經
單純疱疹病毒 2 型	人類疱疹病毒 2 型	α	薦神經叢
水痘帶狀疱疹病毒	人類疱疹病毒 3 型	α	背根感覺神經
EB 病毒	人類疱疹病毒 4 型	γ	B 細胞
巨細胞病毒	人類疱疹病毒 5 型	β	單核球、T 細胞
玫瑰疹病毒	人類疱疹病毒 6 型	β	T 細胞
卡波西氏肉瘤相關疱疹病毒	人類疱疹病毒 8 型	γ	B 細胞

(一) 單純疱疹病毒
(Herpes Simplex Virus, HSV) [ˈhɜpiz ˈsɪmplɛks ˈvaɪrəs]

1. **血清型**：屬於 α 疱疹病毒亞科，計有四種血清型，其中第 1 型(HSV-1)、第 2 型(HSV-2)與人類疾病最為相關。

2. **傳播途徑**：呼吸道、性行為、直接接觸、懷孕與生產。

3. **致病機轉**：病毒在感染者的上皮細胞繁殖引起病變，症狀緩解後進入神經細胞潛伏。外傷、發燒、紫外線、精神壓力的刺激下，神經內的潛藏病毒會再度繁殖，產生的新病毒進入初始發生病灶之處造成症狀復發。值得提醒的是二種單純疱疹病毒的潛藏處不同，第 1 型在三叉神經(trigeminal nerve)，第 2 型在薦神經叢(sacral plexus)。**單純疱疹病毒繁殖時會在宿主細胞核內形成嗜酸性包涵體(Cowdry A body)，水痘帶狀疱疹病毒與巨細胞病毒亦有相同現象。**

4. **疾病**：第 1 型單純疱疹病毒主要感染眼、口腔、咽喉等腰部以上的組織與器官，第 2 型感染腰部以下之生殖道；但此種區隔已愈來愈不明顯。

   (1) 疱疹性腦炎(herpes encephalitis)：極為罕見，但死亡率甚高，主要症狀為發燒、頭痛、嘔吐、厭食、局部癱瘓、語言障礙、意識混亂或不清。目前對疱疹性腦炎的發生機轉仍所知有限，但一般認為腦細胞的受損應和免疫反應有關。

   A. 一般型疱疹性腦炎：患者為兒童或成人，病因通常是單純疱疹病毒 1 型。

B. 新生兒型疱疹性腦炎：存在孕婦產道的第 2 型單純疱疹病毒感染新生兒所致。

(2) 生殖器疱疹(genital herpes)：第 1 型與第 2 型病毒皆能引起此症，患者的直腸、肛門或外生殖器周圍會出現水疱；待其破裂釋出液體（其中存在大量疱疹病毒），結痂後即告痊癒，但復發率極高，症狀較初次感染時緩和。

(3) 指頭疽(herpes whitlow)：手指感染第 1 或第 2 型單純疱疹病毒造成，症狀包括癢、疼、紅、腫，嚴重者會出現發燒、淋巴結腫大等。指頭疽好發於醫護人員、吸吮手指的兒童或生殖器疱疹患者。

(4) 唇疱疹(herpes labialis, cold sore)：顧名思義，此症出現在口唇周圍，復發率極高。初期病徵為發燒、喉嚨痛、頸部淋巴結腫大，數日後出現水疱。水疱破裂釋出液體，症狀緩解後即痊癒，整個病程需 7~14 日。第 1 與第 2 型單純疱疹病毒均能引起此種疾病。

(5) 齦口炎(gingivostomatitis)：第 1 型單純疱疹病毒感染齒齦與口腔黏膜所致，好發於兒童，症狀包括高燒、口腔多處潰瘍、吞嚥困難疼痛、口水直流無法停歇。

(6) 角膜結膜炎(keratoconjunctivitis)：此症與腺病毒引起之角膜結膜炎相似，但較罕見、較嚴重。經常復發的結果導致角膜結痂與永久性傷害，最後造成失明。主要致病元凶是第 1 型單純疱疹病毒。

(7) 新生兒疱疹(neonatal herpes)：孕婦（尤其是懷孕達 6 個月者）若感染生殖器疱疹，病毒會進入子宮感染胎兒，或在產道感染新生兒，死亡率極高。症狀通常出現在出生後 1 個月，大抵分為以下三類。

A. 局部皮膚感染：眼、口唇周圍皮膚出現水疱，與唇疱疹相似。

B. 腦炎：干擾腦與脊髓的正常功能，引起痙攣。

C. 瀰散性病變：病毒擴散至患者全身，導致肝、肺、腎、中樞神經（水腦症或小腦症）等多種器官受損。

5. **預防**

(1) 實行安全性行為。

(2) 避免與他人共用毛巾、牙刷、化妝品。

(3) 懷孕前應做健康檢查，若發現感染應立即治療，否則孕婦體內的單純疱疹病毒可能感染胎兒或新生兒，造成不可逆的傷害。

(4) 懷孕時亦需接受檢查，確認感染之孕婦最好進行剖腹產(cesarean section, C section, C/S)，避免新生兒在產道感染病毒。

(5) 儘量不要親吻嬰幼兒，理由是潛伏在成人體內的單純疱疹病毒可能造成感染，嚴重者恐有死亡之虞。

6. **治療**：acyclovir (aciclovir)，由於副作用極低，因此是最常使用於疱疹病毒感染症治療劑。值得注意的是**此種藥物必須分別經病毒與宿主細胞之胸苷激酶 (thymidine kinase, TK)磷酸化後，才具有抑制單純疱疹病毒複製 DNA 的能力。**此種藥物可口服、可外用，但塗抹病灶處時必須戴手套，避免感染其他部位。

(二) 水痘帶狀疱疹病毒
(Varicella-Zoster Virus, VZV) [værɪˋsɛlə ˋzɑstɚˋvaɪrəs]

1. **型別**：屬於 α 疱疹病毒亞科，外型、特性皆與單純疱疹病毒相似，但**僅有一種血型**。

2. **別稱**：水痘病毒。

3. **傳播途徑**：呼吸道、直接接觸。

4. **致病機轉**：水痘病毒感染宿主後立即在呼吸道上皮細胞繁殖，再進入血液造成病毒血症(viremia)，引起水痘。症狀消失後，病毒潛入背根感覺神經節；由於此時的病毒不會複製，因此無症狀。當患者年老、罹癌、感染愛滋病或免疫力下降時，神經細胞中的水痘病毒因活化而繁殖，產生的病毒會進入皮膚造成帶狀疱疹。

5. **疾病**
   (1) **水痘**(chickenpox, varicella)
      A. **水痘帶狀疱疹病毒初次感染引起的疾病**，患者多是 10 歲以下兒童。
      B. 初期症狀包括發燒、頭痛，接著臉部、胸部、背部皮膚出現丘疹，之後擴散至全身。1 週內丘疹會轉為水疱，最後結痂痊癒，產生之抗體可保護患者終生不再感染。
      C. 新生兒、青少年、成人、免疫力不足者若感染，可能併發肺炎、腦炎、凝血困難或細菌性感染症，嚴重時可能致命。
   (2) **帶狀疱疹**(shingles, zoster)：**感染水痘多年後之復發症狀，俗稱皮蛇**。好發於罹癌者、愛滋病患者、60 歲以上之年長者。初時眼、耳、頭、頸、胸、腰間或大腿皮膚疼痛，之後出現丘疹，接著轉為斑丘疹。症狀多在數週至數月內趨緩、痊癒，少數可能持續多年甚至併發極為疼痛之疱疹後神經炎 (postherpetic neuralgia, PHN)。

6. **預防**

   (1) 接種水痘疫苗：成分為活減毒水痘病毒。衛福部疾管署規定年滿 1 歲者須公費接種第 1 劑，年滿 13 歲時自費接種第 2 劑；13 歲以上未接種且未感染過水痘者，應自費接種二劑疫苗，且二劑間須間隔 4~8 週。

   (2) 靜脈注射免疫球蛋白(intravenous immunoglobulin, IVIG)[註]：成分為抗體 IgG (95%)、IgA 與 IgM。衛福部疾管署建議孕婦若在分娩前 5 日至分娩後 2 日出現水痘症狀，其新生兒需注射免疫球蛋白。

   (3) 未接種疫苗或未感染過水痘之孕婦、新生兒、免疫功能不足個體絕對不可以接觸患者。

   註：目前衛生當局仍未提供水痘免疫球蛋白，因此暫以一般免疫球蛋白取代。

7. **治療**

   (1) 兒童：支持療法，值得注意的是水痘結痂時極癢，必須防範患者因抓癢破皮留下疤痕，甚至併發細菌性感染症。

   (2) 其他感染者：以 **acyclovir** 或 famciclovir 治療，能緩解帶狀疱疹帶來的劇痛。

(三) EB 病毒 (Epstein-Barr Virus, EB Virus) [ˈɛpstaɪn ˈbɑrˈvaɪrəs]

1. **特性**：EB 病毒屬於 γ 疱疹病毒亞科，當它潛藏在 B 細胞時，基因體會由線狀雙股 DNA 轉變為環狀雙股 DNA，使 B 細胞的癌化率大增。

2. **傳播途徑**：唾液。

3. **致病機轉**：EB 病毒感染後即在患者的口咽部的上皮細胞繁殖，之後進入 B 細胞造成潛伏性感染或誘發癌變。

4. **EB 病毒感染相關疾病**

   (1) 傳染性單核球增多症(infectious mononucleosis, IM)：亦稱腺體熱(grandular fever)或接吻症(kissing disease)，好發於年輕族群。症狀包括發燒、喉嚨痛、頸部淋巴結腫大，嚴重者可能出現肝炎、脾臟腫大。

   (2) **毛狀口腔白斑病**(hairy leukoplakia)：**好發於愛滋病患**，其舌苔上會出現白色毛狀斑塊。

   (3) **伯氏淋巴癌**(Burkitt's lymphoma)：好發於非洲的 5~10 歲兒童，腫瘤的迅速轉移能侵犯骨髓或腦膜，因此屬於高侵襲性 B 細胞淋巴癌。病灶處多在眼眶或下額，但小腸、腎臟與卵巢亦可能出現症狀。

(4) **鼻咽癌**(nasopharyngeal carcinoma, NPC)：發生在咽喉、鼻腔上皮的腫瘤，主要症狀包括頭痛、耳鳴、鼻出血、頸部腫塊等，盛行於亞洲地區，尤其是東南亞。

(5) 何杰森氏淋巴癌(Hodgkin's lymphoma)：B 細胞淋巴癌之一，腫瘤始於身體某處的淋巴結，之後向肺、肝、骨擴散。

5. **治療**：acyclovir。

6. **預防**：無特定預防方法。值得注意的是單核球增多症患者絕對不可捐血，避免將病毒傳給受血者。

(四) 巨細胞病毒 (Cytomegalovirus, CMV) [ˌsaɪtəˈmɛɡələ ˈvaɪrəs]

1. **特性**：繁殖速度較慢，受其感染之細胞會變大，因此被稱為「巨細胞病毒」；屬於 β 疱疹病毒亞科，潛藏處為單核球及 T 細胞。

2. **傳播途徑**
   (1) 垂直感染：懷孕、生產、哺乳。
   (2) 水平感染：血液、唾液、尿液、精液、移植物。

3. **疾病**
   (1) 免疫力健全者：多無症狀，但部分感染者會出現傳染性單核球增多症（見 EB 病毒說明）。
   (2) **胎兒**：**先天性感染**(congenital infection)，導致早產、失聰、黃疸、小腦症、智能不足、肝脾腫大、微血管出血等，發生率約二成。
   (3) 免疫力不足者：肝炎、腦炎、肺炎、脈絡膜視網膜炎。

4. **治療**：ganciclovir、foscarnet。

5. **預防**
   (1) 進餐時使用公筷母匙，避免唾液造成交互感染。
   (2) 定期清洗玩具，降低兒童感染率。
   (3) 實行安全性行為，使用保險套。
   (4) 嚴格篩選血源與移植物。

(五) 人類疱疹病毒 6 型 (Human Herpes Virus 6, HHV6) [ˈhjumən ˈhɝpiz ˈvaɪrəs]

1. **血清型**：A 與 B 型，屬於 β 疱疹病毒亞科。

2. **致病機轉**：此種病毒感染人體後會進入 T 細胞、巨噬細胞、唾液腺繁殖，最後潛藏在 T 細胞。

3. **傳播途徑**：唾液，多是家庭成員間相互感染。

4. **疾病**：嬰兒玫瑰疹(roseola, roseola infantum)，患者多為 1 歲以下之嬰幼兒。來自母親的抗體（IgG、IgM，相關說明見第 21 章）逐漸消失後，嬰幼兒感染人類疱疹病毒 6 型的機率大增。症狀包括高燒，臉部、頸部、軀幹、臀部等處出現斑丘疹，極少併發其他疾病。患者病癒後產生之抗體具保護效果，但必須預防亦能引起玫瑰疹之人類疱疹病毒 7 型感染。

5. **預防**：避免與病童接觸。

6. **治療**：支持療法，症狀嚴重者可使用 ganciclovir、foscarnet。

(六) 人類疱疹病毒 8 型 (Human Herpes Virus 8, HHV8)

1. **別稱**：卡波西氏肉瘤相關疱疹病毒(Kaposi sarcoma-associated herpesvirus)。

2. **特性**：屬於 γ 疱疹病毒亞科。此種病毒感染後迅速進入 B 細胞，再將線狀雙股 DNA 改變為環狀雙股 DNA，接著複製核酸、合成蛋白質。之後病毒蛋白(U14)會干擾宿主細胞的抑癌蛋白(p53)作用，誘使細胞不斷分裂增生，導致淋巴癌、子宮頸癌、卡波西氏肉瘤等腫瘤。

3. **傳播途徑**：唾液、性行為、器官移植、血液製劑。

4. **疾病**：卡波西氏肉瘤(Kaposi sarcoma)，亦稱惡性血管腫瘤或多發性出血性肉瘤，**通常發生在愛滋病患**，典型症狀為皮膚出現紅色或紫色肉瘤。除此之外，內臟、黏膜、淋巴組織等處亦會出現病變。

5. **預防**：避免感染愛滋病毒，即能有效杜絕卡波西氏肉瘤的發生。

(七) B 型疱疹病毒 (Herpes B Virus)

1. **別稱**：猴疱疹病毒(herpesvirus simiae)。

2. **傳播途徑**：遭猴類咬傷、抓傷，或接觸猴類的唾液、組織。

3. **疾病**：人畜共同疾病，極為罕見。症狀包括傷口處紅腫疼痛以及腦白質病變，嚴重者可能死亡。

4. **治療**：先用肥皂或優碘消毒傷口後，再以生理食鹽水沖洗二十分鐘，目的是徹底去除傷口內的病毒。

11-3　乳突瘤病毒科與多瘤病毒科

Papillomaviridae and *Polyomaviridae*

一、 構造與特性

1. 二種病毒科的構造相同，但乳突瘤病毒的體積與核酸分子量皆大於多瘤病毒。

2. 無套膜，對乾燥、有機溶劑具抗性。

3. **基因體為環狀雙股 DNA**，二十面體外殼。

4. 宿主細胞核內複製基因體，細胞質內合成蛋白質。

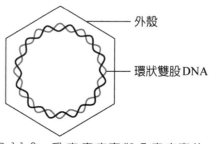

圖 11-3　乳突瘤病毒與多瘤病毒的構造

二、 重要病毒

1. **乳突瘤病毒科**：人類乳突瘤病毒（簡稱乳突瘤病毒）。

2. **多瘤病毒科**：BK 病毒、JC 病毒。

(一) 人類乳突瘤病毒科 (*Papillomaviridae*)

1. **血清型**
   (1) 目前已知者有 231 型，其中 30~40 型能經性行為傳播。
   (2) 低致癌性乳突瘤病毒：6、11 等型。
   (3) 高致癌性乳突瘤病毒：16、18、31、33、35、39、45、51、52、56、58、59、68、69、73、82 等型。

2. **特性**：乳突瘤病毒感染細胞後會使細胞核變大、核周圍的細胞質出現空泡，學理上稱此種現象為「空細胞現象」。

3. **傳播途徑**：性行為、直接接觸。

4. **致病機轉**：乳突瘤病毒經皮膚裂縫或傷口進入黏膜（結膜、口腔、生殖器、呼吸道）或鱗狀上皮細胞之基底層繁殖。產生之病毒蛋白(E6)能抑制 p53 與 RB 的功能，導致細胞大量增生，造成病變。患者的免疫系統若無法清除乳突瘤病毒，恐將進一步發展為持續性感染(persistent infection)，最後衍生癌變。

5. **疾病**

(1) 皮膚疣(cutaneous warts)：潛伏期為 1~8 個月，患者多是青少年，病變通常出現在臉、肘、膝、手指、手背、足底，引起此症的有 1、2、3、4、5、8、10、17 等不具致癌性之乳突瘤病毒。

A. 普通疣（尋常疣）：多出現在手指、手背。

B. 扁平疣：出現在臉、頸、手肘、膝蓋等處，外形狀而扁平且經常數疣齊發。

C. 足底疣：此種皮膚疣出現在足底，病變處表面扁平無隆起。

(2) **生殖器疣(genital warts)：亦稱菜花或尖性濕疣**(condyloma acuminata)，潛伏期約 2~8 週，但亦可能長達 2 年之久。病毒的繁殖使皮膚與黏膜受損，導致局部角質化，造成無痛性丘疹。男性多出現在龜頭、包皮、陰莖頸、尿道、肛門，女性則出現在陰道、會陰、陰唇、肛門、尿道、腹股溝、子宮頸。引起此症之乳突瘤病毒有 6、11、16、18、31、33、42 等型。

(3) 口腔乳突瘤(oral papillomas)：乳突瘤病毒 6、7、11、16、32 型侵入牙齦、軟顎、扁桃腺、口腔頰黏膜所致，症狀若持續惡化可能導致口腔癌。

(4) 呼吸道乳突瘤(respiratory papillomas)：感染低致癌性乳突瘤病毒（6、11 型）所致，主要症狀為聲音沙啞；患者若為幼兒或兒童，可能出現呼吸困難。

(5) **乳突瘤病毒相關惡性腫瘤**(HPV-associated carcinoma)：**感染 16、18、31、33、35、45 型等高致癌性乳突瘤病毒後，若未妥善處理，數年至數十年後可能發展為子宮頸癌、陰莖癌或其他惡性腫瘤（肛門癌、陰道癌、外陰癌等）。**

6. **治療**：疣與乳突瘤的形成需數個月之久，若要有效清除，不僅要長期治療，甚至必須合併或輪流以多種方式治療。

(1) 皮膚疣、生殖器疣

A. 外科手術：電燒法、雷射法、冷療法（液態氮）。

B. 使用水楊酸等角質溶解劑。

C. 塗抹含 podophyllin 軟膏，此種製劑具灼傷性使用時必須謹慎。

(2) 口腔乳突瘤、呼吸道乳突瘤：兩者的病變處皆在體內，必須開刀移除。

7. **預防**

(1) 避免與患者直接接觸。

(2) 性行為時應使用保險套避免感染。

(3) 接種疫苗：目前台灣使用之**子宮頸癌疫苗為四價及九價次單位疫苗**(subunit vaccine)，**它含有 6、11、16、18、31、33、45、52、58 型乳突瘤病毒之**

蛋白質。此種疫苗能預防菜花、陰莖癌與子宮頸癌。必須提醒的是衛福部國民健康署自 2018 年 12 月底起推動國中一年級女學生免費接種子宮頸癌疫苗服務，目前接種率約八成左右。

(4) 定期抹片檢查：近年來子宮頸癌有年輕化趨勢，醫師因此建議下列女性應定期接受子宮頸抹片檢查(pap smear test)，停經、無性行為、30 歲以上，接種過疫苗。理由是此種檢查能有效鑑定出子宮頸細胞的癌化程度，若能在零期原位癌階段即被察覺，術後存活 5 年之機率高達 99.6%。

(二) 多瘤病毒科 (*Polyomaviridae*)

1. BK 病毒 (BK virus)

(1) 傳播媒介：空氣、尿液。

(2) 致病機轉：BK 病毒的初次感染多發生在兒童期。它先在患者的呼吸道上皮細胞繁殖，再進入腎臟繼續複製，最後潛藏在腎臟、泌尿道與淋巴組織中。若遭遇外傷、移植、免疫力不足或其他微生物（尤其是愛滋病毒、巨細胞病毒）感染，體內的 BK 病毒將再度活化繁殖，導致各種病變。

(3) 疾病

　A. 免疫力健全者：一般無症狀，但病毒會自尿液排出，感染他人。

　B. 骨髓移殖者：肺炎、腦膜炎、出血性膀胱炎。

　C. 腎臟移植者：間質性腎炎、輸尿管狹窄。

　D. 愛滋病患者：肺炎、腦膜炎、視網膜炎。

(4) 治療與預防：目前仍無有效治劑。由於嚴重症狀者多是幼時曾感染過 BK 病毒，因此提升免疫力或積極治療愛滋病應是預防 BK 病毒活化的最佳方法。

2. JC 病毒 (JC Virus)

(1) 傳播途徑：呼吸道。

(2) 致病機轉：JC 病毒進入人體後會在扁桃腺或胃腸道繁殖，之後潛藏在患者腎臟。若免疫力不足者感染，病毒恐進入中樞神經繁殖造成病變。

(3) 疾病

　A. 免疫力健全者感染後通常無症狀。

　B. 免疫力不足者若遭受感染，可能發生**嚴重的亞急性脫髓鞘腦病**，醫學上以「**進行性多部腦白質症(progressive multifocal leukoencephalopathy, PML)**」稱之。典型症狀包括偏癱、語言障礙、個性改變、記憶力逐漸衰退，死亡率甚高。

(4) 治療與預防：目前仍無有效治劑，出現嚴重症狀者多是愛滋病患，因此提升免疫力或積極治療愛滋病應是預防 JC 病毒感染之上上策。

11-4　痘病毒科

Poxviridae

一、構造與特性

1. 直徑為 200 奈米、長度為 300 奈米，**是目前所知的最大、最複雜病毒**，如圖 11-4 所示。

2. 具套膜，無法對抗乾燥與有機溶劑。

3. 基因體為線狀雙股 DNA，**外殼呈複雜對稱、外形似啞鈴**。

4. 攜帶多種酵素，因此能在**宿主細胞質複製基因體（注意：非細胞核，此點不同於其他 DNA 病毒）、合成蛋白質**。

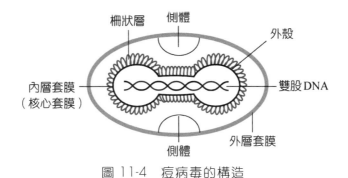

圖 11-4　痘病毒的構造

二、重要病毒

天花病毒、傳染性軟疣病毒、M 痘病毒。

(一) 天花病毒 (Variola Virus, Smallpox Virus) [vəˈraɪəoləˈvəɪrəs]

1. **血清型**：輕型(variola minor)、重型(variola major)。

2. **傳播途徑**：呼吸道，接觸患者之血液、組織液或皮膚病變處。

3. **致病機轉**：天花病毒入侵人體後在呼吸道上皮細胞繁殖，釋出之新病毒再經血液或淋巴感染內臟與皮膚，造成病變。

4. **疾病**

   (1) 輕型天花病毒(variola minor)

     A. 普通型天花(ordinary smallpox)：初期症狀為發燒、發冷、背痛、頭痛、嘔吐，之後全身皮膚（包括手掌與腳掌）出現丘疹、水疱或膿疱。

     B. 緩和型天花(modified smallpox)：症狀較普通型輕，患者通常不會發燒，水疱、膿疱較少，發疹期亦較短。

   (2) 重型天花病毒(variola major)

     A. 扁平型天花(flat smallpox)：好發於嬰兒，較罕見，其症狀與輕型相似，但病程發展較慢，多個皮膚病灶處融合一起呈扁平狀。患者若出現病毒血症，死亡率為九成。

     B. 出血型天花(hemorrhagic smallpox)：最為嚴重，患者多是成人或孕婦。病毒進入骨髓與脾臟中大量繁殖，導致黏膜出血，皮膚出現紫斑、水疱、膿疱，死亡率高達 90~100%。

5. **治療**：支持療法。

6. **預防**：天花疫苗，內含物為活減毒痘苗病毒。

註：世界衛生組織於 1980 年正式宣布天花絕跡，台灣則是在 1979 年停止接種。**天花根除之原因有三：(1)天花病毒僅感染人類；(2)天花為急性感染症，不會造成帶原；(3)廣泛接種天花疫苗。天花是人類利用疫苗根除的第一個疾病。**

(二) 傳染性軟疣病毒

(Molluscum Contagiosum Virus) [məˈlʌskəm kənˈtædʒɪosəm ˈvaɪrəs]

1. **傳播途徑**：性行為、直接接觸。

2. **致病機轉**：傳染性軟疣病毒的繁殖能干擾宿主細胞的正常代謝，最後導致病變。

3. **疾病**：傳染性軟疣(molluscum contagiosum)，俗稱水猴子。患者的下腹部、大腿內側以及外生殖器會出現外表晶亮的白色或膚色丘疹，初時如米粒，之後逐漸增大如綠豆。

4. **治療**

   (1) 化學療法：塗抹 A 酸或三氯乙酸。

   (2) 物理療法：雷射或冷療，若出現大型軟疣則以手術摘除。

5. **預防**

(1) 安全性行為。

(2) 避免抓癢，此種行為能使病灶處的病毒感染身體其他部位。

(三) M 痘病毒 (Mpox virus)

1. **別稱**：猴痘病毒，現存最危險的痘病毒。

2. **傳播途徑**

(1) 接觸病獸的體液、遭病獸抓傷或咬傷。

(2) 呼吸道、皮膚傷口。

(3) 性行為，2022 年 5 月發現非洲以外地區的感染者多是男同性戀者。

3. **特性**：感染人類與動物（齧齒類、靈長類），**屬於人畜共同病原菌**。

4. **疾病**：M 痘(M pox)，衛福部疾管署已將其列入第二類法定傳染病，亦即發現後 24 小時內必須通報。2023 年 2 月才出現首例本土確診個案，經過一年半感染人數已累積至 373 人。根據世界衛生組織最新報導「非洲出現變種 M 病毒 1b 型」，它能感染同住家人，尤其是兒童與青年。以往的統計數據顯示患者主要是男性，但之後發現女性感染人數有快速增加的趨勢。

5. **症狀**：初期為發燒、頭痛、倦怠、肌肉痛、淋巴結腫大，接著皮膚依序出現斑疹、丘疹、水泡、膿疱，最後結痂，它們會由顏面向四肢與軀幹擴散；患者多能痊癒，症狀嚴重者的死亡率接近一成。

6. **預防**

(1) 避免接觸病獸以及遭其汙染之物體。

(2) 確實隔離病患與免疫力不佳之易感者。

(3) 照顧患者時必須穿戴手套、護目鏡與防護衣。

(4) 接種 JYNNEOS 疫苗，其內含物為活減毒非複製型牛痘病毒；值得注意的是接種者必須先填妥同意書。

7. **治療**

(1) 症狀輕者：支持療法。

(2) 症狀嚴重者：tecovirimat，此種藥物能抑制病毒自感染細胞釋出（相關說明見第 10 章）。

11-5 小 DNA 病毒科

Parvoviridae

一、構造與特性

1. 直徑為 18~26 奈米，最小的 DNA 病毒。

2. 無套膜（圖 11-5），對酸、鹼、熱、有機溶劑皆有抗性。

3. 外殼呈二十面體對稱，基因體為線狀單股 DNA。

4. **極度依賴宿主細胞提供複製所需之酵素，因此僅能感染分裂中的細胞，例如骨髓細胞、前紅血球。**

5. 宿主細胞核內複製基因體，細胞質內合成蛋白質。

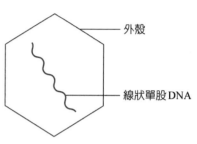

圖 11-5　小 DNA 病毒的構造

二、重要病毒

B19 病毒 (B19 Virus)

1. **傳播途徑**：胎盤、呼吸道、直接接觸。

2. **致病機轉**：病毒進入呼吸道後在上皮細胞或前紅血球內繁殖，釋出之新病毒經血液進入皮膚、關節等處，造成病變。

3. **疾病**

   (1) **傳染性紅斑**(erythema infectiosum)：亦稱第五病(fifth disease)[註]，好發於幼兒；患者的雙頰紅腫如掌摑過的臉(slapped face)，此症屬於自限型疾病，預後極佳。

註：常見的嬰幼兒病毒性皮膚感染症有五種，分別是水痘、麻疹、玫瑰疹、德國麻疹與傳染性紅斑。

   (2) 關節炎(arthritis)：各處關節出現病變，通常發生在年輕女性。

   (3) 慢性貧血(chronic anemia)：紅血球生成不良，好發於愛滋病患、器官移植者，症狀極為嚴重。

   (4) 慢性溶血性貧血(chronic hemolytic anemia)：紅血球發育不全，多出現在鐮刀型貧血或地中海型貧血患者，症狀極為嚴重。

(5) **先天性感染**(congenital infection)：孕婦若遭受感染，體內的 B19 病毒會進入胎盤感染胎兒，造成死亡。注意：此種病毒無法影響胎兒發育，因此不會引起先天性畸形。

5. **預防**：支持療法，孕婦、貧血症患者、免疫力不足者等高危險群須慎防感染。

6. **治療**：接受輸血，症狀嚴重者須住院治療。

☑ 重點整理

一、疱疹病毒科

1. 構造：具套膜、二十面體外殼、線狀雙股 DNA。

2. 特性：感染後潛藏在神經或其他細胞內，造成疾病復發。

3. 疫苗：活減毒水痘疫苗，預防水痘。

4. 病毒種類、潛藏處、傳播途徑、疾病：整理於下表。

病毒種類	潛藏處	傳播途徑	疾病
單純疱疹病毒 1 型	三叉神經	生產、呼吸道、性行為、直接接觸（建議遭感染之孕婦以剖腹法生產，避免新生兒受到感染）	唇疱疹、齦口炎、角膜結膜炎、疱疹性腦炎、生殖性疱疹
單純疱疹病毒 2 型	薦神經叢		
水痘帶狀疱疹病毒	背根感覺神經	呼吸道、直接接觸	水痘（初發疾病）、帶狀疱疹（復發疾病）
EB 病毒	B 細胞（病毒呈環狀雙股 DNA，誘發鼻咽癌、伯氏淋巴癌、何杰生氏淋巴癌）	唾液	傳染性單核球增多症、毛狀口腔白斑病（好發於愛滋病）
巨細胞病毒	T 細胞、單核球	垂直途徑（懷孕、生產、哺乳），水平途徑（體液、精液、移植物）	肝炎、腦炎、肺炎、先天性感染症、脈絡膜視網膜炎、傳染性單核球增多症

病毒種類	潛藏處	傳播途徑	疾病
人類疱疹病毒 6 型	T 細胞	唾液	嬰兒玫瑰疹
人類疱疹病毒 8 型	B 細胞	唾液、性行為、器官移植、血液製劑	卡波西氏肉瘤（好發於愛滋病患）
B 型疱疹病毒		猴咬傷、抓傷	腦白質病變

二、腺病毒科

1. 構造：無套膜、二十面體外殼（外形似人造衛星）、線狀雙股 DNA。

2. 特性：抗氯、抗熱、抗酒精，對動物具致癌能力。

3. 傳播途徑：接觸、呼吸道、胃腸道。

4. 疾病

   (1) 呼吸道：傷風、咽炎、新兵性肺炎。
   (2) 胃腸道：嬰幼兒腹瀉（40, 41, 52 型腺病毒感染所致）
   (3) 泌尿道：出血性膀胱炎。
   (4) 接觸：角膜結膜炎、游泳池型結膜炎（紅眼症）。

三、乳突瘤病毒科

1. 構造：無套膜、二十面體外殼，環狀雙股 DNA。

2. 特性：抗熱、抗酒精。

3. 傳播途徑：性行為、直接接觸。

4. 疾病

   (1) 無致癌性乳突瘤病毒：皮膚疣。
   (2) 低致癌性乳突瘤病毒：生殖器疣（菜花）、口腔乳突瘤、呼吸道乳突瘤。
   (3) 高致癌性乳突瘤病毒（16, 18 型）：誘發子宮頸癌、陰莖癌。

5. 疫苗：子宮頸癌四價（6, 11, 16, 18 型）及九價（6, 11, 16, 18, 31, 33, 45, 52, 58 型）蛋白質疫苗。

四、多瘤病毒科

1. 構造：無套膜、二十面體外殼，環狀雙股 DNA。

2. 特性：抗熱、抗酒精。

3. 傳播媒介：尿液、空氣。

4. 疾病

   (1) BK 病毒：肺炎、腦膜炎、出血性膀胱炎。

   (2) JC 病毒：進行性多部腦白質病變(PML)。

五、小 DNA 病毒科（B19 病毒）

1. 構造：無套膜、二十面體外殼，線狀單股 DNA。

2. 特性：抗熱、抗酒精，極度依賴宿主細胞（骨髓細胞、前紅血球）提供病毒複製所需之酵素與材料。

3. 傳播途徑：胎盤、呼吸道、直接接觸。

4. 疾病：先天性感染（胎兒死亡）、傳染性紅斑（兒童）、關節炎（女性）、慢性貧血（愛滋病患）。

六、痘病毒科

1. 構造：具套膜、啞鈴型外殼，線狀雙股 DNA，為最大、最複雜的 DNA 病毒。

2. 特性：無抗熱、抗酒精的能力，自帶繁殖所需之酵素，宿主依賴度低。宿主細胞質內複製核酸、合成蛋白質。其他 DNA 病毒在細胞核內複製核酸，細胞質內合成蛋白質。

3. 傳播途徑

   (1) 天花病毒：呼吸道、直接接觸。

   (2) 傳染性軟疣病毒：性行為、直接接觸。

   (3) M 痘病毒：性行為、接觸患者或病獸。

4. 疾病

   (1) 天花病毒：天花。

   (2) 傳染性軟疣病毒：傳染性軟疣。

   (3) M 痘病毒：M 痘。

5. 預防

   (1) JYNNEOS 疫苗：預防 M 痘，成分為活減毒非複製型牛痘病毒。

   (2) 天花疫苗：預防天花，成分為活減毒痘苗病毒，現已停止接種。

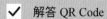

( ) 1. 帶狀疱疹(herpes zoster)的致病原是引起下列何種疾病的主因？(A)唇疱疹 (B)急性疱疹齦炎性口炎 (C)麻疹 (D)水痘

( ) 2. 下列何種病毒在初次感染後，病毒即潛伏在背根(dorsal root)或是頭顱神經節中，在年紀大或細胞性免疫受損時，病毒即再度活化並形成所謂的帶狀疱疹(shingles)？(A)腺病毒 (B)人類乳突瘤病毒 (C)麻疹病毒 (D)水痘病毒

( ) 3. 下列何種病毒與伯奇氏淋巴瘤(Burkitt's lymphoma)的形成最有關？(A)人類乳突瘤病毒 (B) B 型肝炎病毒 (C) EB 病毒 (D)人類 T 淋巴細胞白血癌病毒

( ) 4. 無環鳥苷(Acyclovir)是臨床上治療何種病毒之藥物？(A)單純疱疹病毒(HSV) (B)痘病毒(Poxvirus) (C) B 型肝炎病毒(HBV) (D)人類免疫缺乏病毒(HIV)

( ) 5. 子宮頸癌可由抹片檢查作初步篩選，下列何種病毒和此種婦女癌症最相關？(A)愛滋病毒 (B)流感病毒(influenza virus) (C) B 型肝炎病毒 (D)人類乳突病毒(HPV)

( ) 6. 病毒感染和癌症的形成有密切的關聯性，下列關聯性何者為錯誤？(A) EBV 病毒(Epstein-Barr virus)和鼻咽癌 (B) B 型肝炎病毒(hepatitis B virus)和肝癌 (C)人類乳頭瘤病毒(human papillomavirus)和子宮頸癌 (D)腺病毒(adenovirus)和肺癌

( ) 7. 下列何者用於製造天花疫苗？(A)天花病毒(variola virus) (B) M 痘病毒(Mpox virus) (C)痘苗病毒(vaccinia virus) (D)假牛痘病毒(pseudo cowpox virus)

( ) 8. 下列何種病毒會透過胎盤，由母親傳染給胎兒，是導致嬰兒先天性缺陷，例如：小腦畸形等最常見的一種病毒？(A)腺病毒 (B)巨細胞病毒 (C)痘病毒 (D) D 型肝炎病毒

( ) 9. 人類疱疹病毒中最小的病毒且傳染性極高，主要藉由飛沫或直接接觸傳染的是下列何種病毒？(A)小兒麻痺病毒 (B)巨細胞病毒 (C)水痘帶狀疱疹病毒 (D) A 型肝炎病毒

( ) 10. 病毒的構造是決定其是否能抵抗消毒劑的原因之一，下列何種病毒因不具套膜可以抵抗乙醚的破壞？(A)單純疱疹病毒(herpes simplex virus) (B)腺病毒(adenovirus) (C)冠狀病毒(corona virus) (D)麻疹病毒(measles virus)

( ) 11. 近年來，由於醫學發達，器官移植的可行性大為提高。下列何種病毒是可藉由輸血感染，尤其是在腎臟、骨髓移植後，接受免疫抑制治療時，更易

再度活化？(A)單純疱疹病毒(herpes simplex virus) (B)巨細胞病毒 (cytomegarovirus) (C)人類乳頭瘤病毒(human papillomavirus) (D)腸病毒 (enterovirus)

( ) 12. 某些病毒感染與人類腫瘤的發生具高度相關性。下列病毒感染與其相關聯 之腫瘤發生之配對關係，何者錯誤？(A) Hepatitis A virus 感染與肝癌發生相 關 (B) Epstein-barr virus (EBV)與 Burkitt 淋巴瘤(Burkitt lymphoma)發生相關 (C) Human papilloma virus 與子宮頸癌發生相關 (D)人類疱疹病毒第 8 型 (Human Herpesvirus 8, HHV8)與卡波西氏肉瘤(Kaposi's sarcoma)發生相關

( ) 13. 下列何者是致死率極高，目前世界衛生組織宣布已經被人類消滅之 DNA 病 毒？(A)天花病毒 (B)伊波拉病毒 (C)漢他病毒 (D) E 型肝炎病毒

( ) 14. 下列關於痘病毒(poxvirus)的敘述，何者錯誤？(A)天花病毒(Smallpox Virus)雖 然目前在自然界已經絕跡，但仍有被使用作為生化武器之風險 (B)天花病 毒與傳染性軟疣病毒(Molluscum Contagiosum Virus)都只會感染人類 (C)痘 病毒是 DNA 病毒，所以病毒的複製是在細胞核內進行 (D)很多動物痘病毒 與天花病毒具有共通的抗原性，所以可以用動物痘病毒來製備天花病毒疫 苗

( ) 15. 下列何種病毒會造成潛伏感染(latent infection)，病毒會潛伏在神經節的神經 細胞中？ (A) EB 病毒(Epstein-Barr Virus, EBV) (B)巨細胞病毒 (Cytomegalovirus, CMV) (C)單純疱疹病毒(Herpes Simplex Virus) (D)日本腦 炎病毒(Japanese Encephalitis Virus)

( ) 16. 有關第 16 型人類乳突病毒(HPV-16)的敘述，下列何者錯誤？(A)感染提高婦 女得到子宮頸癌的機率 (B)感染提高口咽癌罹患機率 (C)感染造成傳染性 濕疣(molluscum contagiosum) (D) HPV-16 E6 為致癌基因(oncogene)

( ) 17. 有關 M 痘，下列敘述何者最適當？(A)由天花病毒所引起 (B)只會由感染 M 痘的猴子傳染給人 (C)接種減弱天花病毒株製成之疫苗(JYNNEOS)可減低 得到 M 痘的機會 (D) M 痘病毒感染也造成傳染性濕疣(molluscum contagiosum)

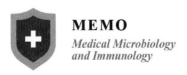

MEMO
Medical Microbiology
and Immunology

RNA 病毒（一）
RNA Virus (1)

引起病變之 RNA 病毒數遠多於 DNA 病毒，因此將它們分作二章說明。本章敘述的是經呼吸道、胃腸道、性行為等途徑傳播正黏液病毒科、副黏液病毒科、微小 RNA 病毒科、反轉錄病毒科、冠狀病毒科、桿狀病毒科、絲狀病毒科以及呼腸孤病毒科。次章講述的是藉病媒散播之節肢動物媒介病毒。

12-1 正黏液病毒科 ☑
Orthomyxoviridae

此病毒科中最重要的是流行性感冒病毒與禽流感病毒。

一、構造與特性

1. 直徑 80~120 奈米，具有套膜，對熱、酸、有機溶劑皆無抗性；當溫度高於 56℃ 或酸鹼值低於 3 時，正黏液病毒便喪失感染力。

2. **套膜上有二種醣蛋白**，如圖 12-1 所示。

    (1) **血球凝集素**(hemagglutinin, HA, H)

        A. 目前已累積至 18 種(H1~H18)。

        B. **結合至上皮細胞的唾液酸(sialic acid)啟動感染。**

        C. **特異性抗體與之作用後流感病毒即喪失感染力。**

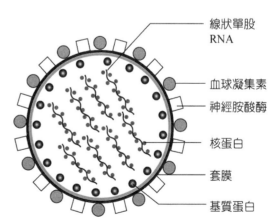

圖 12-1　A 型流行性感冒病毒的構造

(2) **神經胺酸酶**(neuraminidase, NA, N)

　　A. 目前已累積至 11 種(N1~N11)。

　　B. **引導新生成的病毒離開宿主細胞，繼續感染其他呼吸道上皮細胞。**

3. 基因體為 7 或 8 段負性線狀單股 RNA，核蛋白呈螺旋對稱。

4. 細胞核內複製基因體，注意：其他 RNA 病毒在細胞質內複製基因體。

二、 重要病毒之一：流行性感冒病毒
(Influenza Virus) [ɪnfluˈɛnzə ˈvaɪrəs]

(一) 血清型

　　學理上根據**核蛋白與基質蛋白的不同**，將流行性感冒病毒分為 A、B、C、D 四型。

1. **A 型流感病毒**(influenza A virus)

　　(1) 基因體為 **8 段負性線狀單股 RNA**。

　　(2) 依據血球凝集素(H)與神經胺酸酶(N)的不同，將 A 型流感病毒再分為多種亞型(subtype)，如 H1N1、H2N2、H3N2、H5N1、H5N2、H7N2、H7N9 等，其中 H1N1、H2N2、H3N2 屬於人流感病毒(human influenza virus)，**H5N1、H5N2、H7N2、H7N9 為高致病性禽流感病毒**(avian influenza virus)。

　　(3) 感染人、鳥、豬等脊椎動物，屬於人畜共同病原菌(zoonotic pathogens)。

　　(4) 經常發生變異，產生的新型病毒能引起地區性或全球性流行。說明如下。

　　　　A. **抗原改變**(antigenic drift)：發生在流感病毒體內，屬於小變異或連續變異。流感病毒複製基因體時，主導此項工作之 RNA 聚合酶因缺乏校正機制使得新生成的核酸出現變異（點突變，point mutation）。當變異數累積至一定程度時，即可能**影響血球凝集素與神經胺酸酶的胺基酸序列**。對感染者而言，二種蛋白與原型的差異性不大，存在血中的特異性抗體仍具些許抑制新型病毒繁殖的效果，因此症狀較輕流行區域亦不易擴大。相同現象亦會發生在 B 型流感病毒。

　　　　B. **抗原轉換**(antigenic shift)：發生在相近流感病毒間，屬於大變異或不連續變異。舉例而言（圖 12-2），禽流感與人流感病毒若感染同一豬隻[註]，二種病毒在繁殖過程中可能發生基因體互換。在此因緣際會下，產生的新型病毒中將出現不同於原先感染的病毒，意即人流感病毒內存在禽流感病毒基因體，反之亦然。學理上稱此種現象為基因重組(gene rearrangement)。**倘**

使基因體互換發生在血球凝集素或神經胺酸酶，將誘導全球性大流行，理由是人體內缺乏能與新合成血球凝集素作用的抗體。

註：理論上，一個細胞極少同時被 2 隻病毒感染，尤其是使用同一接受器之人流感與禽流感病毒。

2. **B 型流感病毒**(influenza B virus)：擁有 Victoria 與 Yamagata 二種亞型；構造、特性皆與 A 型流感病毒相同，但變異率較低，較少引起大流行。

3. **C 型流感病毒**(influenza C virus)：極少感染人類。**基因體由 7 段負性線狀單股 RNA 組成**，套膜上僅有一種由脂酶(esterase)與血球凝集素組成之醣蛋白，值得一提的是脂酶的功能與神經胺酸酶相似。

4. **D 型流感病毒**(influenza D virus)：構造、特性皆與 C 型流感病毒相似，但它不會感染人類，多是藉由牛隻的飛沫在動物間散播。

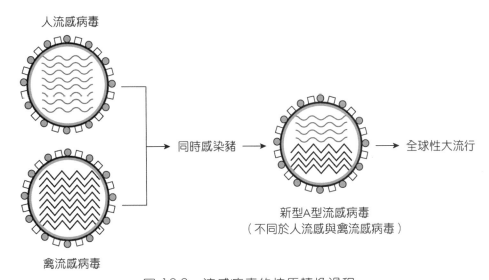

圖 12-2　流感病毒的抗原轉換過程

(二) 傳播途徑與致病機轉

1. **傳播途徑**：飛沫、直接接觸，門把、扶手、大眾交通系統的吊環等是主要的傳物媒（fomite，表面帶有病原菌之無生命物體）。

2. **致病機轉**：流感病毒進犯呼吸道後，利用血球凝集素與唾液酸的結合進入上皮細胞繁殖，造成氣管炎、支氣管炎等。感染期間病毒持續破壞纖毛與黏膜，阻絕微生物入侵的能力因此喪失，導致老人、幼童、慢性疾病患者等感染細菌之機率大增，最後可能因高致死性肺炎喪命。

(三) 疾病

1. **流行性感冒**(influenza)：症狀包括發燒、頭痛、咳嗽、喉嚨痛、肌肉痠痛、全身倦怠等，有些患者會出現腹瀉、嘔吐之「腸胃型流感」。

2. **原發性肺炎**(primary pneumonia)：症狀與細菌性肺炎類似，恐帶給心肺功能不佳或慢性心肺疾病患者致命性危機。

3. **併發症**(complications)

   (1) **細菌性肺炎**(bacterial pneumonia)：**流感患者若再感染金黃色葡萄球菌、肺炎鏈球菌、化膿性鏈球菌或流感嗜血桿菌，極可能出現細菌性肺炎。**前述菌種中除化膿性鏈球菌外，餘者皆擁有頑強抗藥性，因此治療時不僅棘手，死亡率亦會向上攀升。

   (2) **雷氏症候群**(Reye's syndrome)：發生機轉仍未明，僅知可能與鎮痛解熱劑（尤其是 aspirin）的使用有關。症狀包括丘疹、低血糖、腦水腫、肝臟受損、胃腸道病變等，具致死性。

(四) 治療

1. **支持療法**(supportive therapy)：多休息、多喝水、補充養分，產生抗體後便能痊癒。鎮痛解熱劑能減輕發燒、頭痛、肌肉痛帶來的不適感，但**兒童與青少年應避免使用 aspirin，降低雷氏症候群的發生率**。免疫力較差者需接受藥物治療，避免出現嚴重併發症。

2. **藥物治療**

   (1) Amantadine（金剛胺）、rimantadine（龜剛胺）：**作用於流感病毒的離子通道蛋白(M2)，使 RNA 無法與核蛋白分離（脫殼），繁殖因此中止。**此類藥物僅能**治療 A 型流感**，值得注意的是多種亞型已利用改變 M2 蛋白結構的機制產生抗藥性。

   (2) Oseltamivir（Tamiflu，克流感）、zanamivir（瑞樂沙）：**作用於神經胺酸酶，使新病毒無法離開宿主細胞（釋出）感染其他上皮細胞，**症狀因此不會惡化。二種藥物能同時**治療 A 型與 B 型流感**。

(五) 預防

1. 勤洗手且雙手洗淨後盡量不要碰觸口鼻；患者出入公共場所時應戴口罩。

2. **接種非活性疫苗**(inactivated vaccine)：效果有限，每年施打一次較為理想。流感疫苗的成分必須依病毒型別而改變，例如 2024~2025 年使用之**四價疫苗**便是依據去年流行以及未來可能盛行之流感病毒而設計，內容物包括 2 種非活性 A 型流感病毒(H1N1, H3N2)與 2 種非活性 B 型流感病毒(Victoria, Yamagata)。另有**三價流感疫苗**供使用，其成分是 1 種 B 型(Victoria)加上 2 種 A 型(H1N1, H3N1)。

3. 口服 amantadine、rimantadine 可收短期預防效果。

三、 重要病毒之二：禽流感病毒 (Avian Influenza Virus)

(一) 症狀

　　禽流感的初期症狀與流感相似，之後症狀急轉直下，患者陸續出現肺炎、肺出血、胸腔積水、呼吸困難，甚至殃及其他器官，造成敗血症、腎衰竭等，死亡率高於一般流感。

(二) 治療

　　禽流感病毒其實是一種 A 型流感病毒，因此亦能以 amantadine、rimantadine、oseltamivir、zanamivir 治療。

(三) 預防

1. 避免接觸禽類及其糞便，接觸後應確實洗淨雙手。

2. 蛋、肉必須洗淨煮熟後再食用。

3. 不購買、不走私禽類。

4. 進出活禽屠宰場時應戴手套、口罩，穿防護衣。

5. 經常接觸禽類者需注射疫苗，飼養之禽類應注射禽流感疫苗。

12-2 副黏液病毒科
Paramyxoviridae

　　本科旗下之成員多與嬰幼兒疾病有關，例如麻疹病毒、腮腺炎病毒、副黏液病毒、呼吸道融合病毒，它們引起的病變通常緩和，再加上目前已有疫苗預防麻疹與腮腺炎，因此感染通常無大礙。倒是 1998 年在馬來西亞造成疫情之立百病毒，儘管它是一種透過豬隻飛沫傳播的病毒，但高致病性與致死性仍不容小覷。

一、構造與特性

1. 大型 RNA 病毒，直徑 120~450 奈米。

2. 具套膜，對熱、酸、有機溶劑皆敏感。

3. 基因體為負性線狀單股 RNA，核蛋白呈螺旋對稱。

4. 在宿主細胞質內進行基因體複製與蛋白質合成。

5. **套膜上有二種醣蛋白**，見圖 12-3。

　　(1) **融合蛋白(fusion protein, F)：能融合多個宿主細胞，形成多核巨細胞（類鼻疽桿菌亦能造成相同現象）。**

　　(2) **附著蛋白(attachment protein)：結合至宿主細胞接受器後啟動感染**，其組成因病毒種類而不同。

　　　A. 血球凝集素－神經胺酸酶(hemagglutinin-neuraminidase, HN)：腮腺炎病毒與副流感病毒擁有此種醣蛋白。

　　　B. 血球凝集素(hemagglutinin, H)：存在麻疹病毒的套膜上。

　　　C. G 蛋白(glycoprotein, G)：擁有此種附著蛋白的是立百病毒、人類間質肺炎病毒以及呼吸道融合病毒。

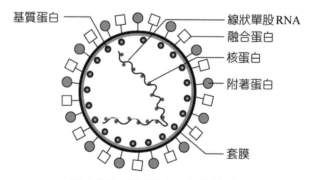

圖 12-3　副黏液病毒的構造

二、 重要病毒

副流感病毒、腮腺炎病毒、呼吸道融合病毒、麻疹病毒、立百病毒、人類間質肺炎病毒。

(一) 副流感病毒 (Parainfluenza Virus) [pærəɪnfluˈɛnzə ˈvaɪrəs]

1. **血清型**：1、2、3、4A、4B。

2. **傳播途徑**：飛沫、直接接觸。

3. **致病機轉**：病毒利用附著蛋白與接受器的結合，進入呼吸道上皮細胞快速繁殖。由於副流感病毒不會侵入血流，因此引起的呼吸道病變相當溫和。

4. **疾病**
   (1) 第 1 型、第 2 型：主要感染 6 個月至 5 歲之嬰幼兒，典型症狀為咽喉、氣管與支氣管發炎，俗稱**哮吼**(croup)。
   (2) 第 3 型：感染 6 個月以下的嬰兒，引起肺炎、細支氣管炎，其症狀與呼吸道融合病毒造成的疾病極為相似。
   (3) 第 4 (4A, 4B)型：感染成人，症狀極為溫和。

5. **治療**：支持療法緩解症狀。患者若為嬰幼兒，必須注意其呼吸是否正常，一旦出現呼吸道阻塞，必須藉助插管治療。

6. **預防**：目前仍無疫苗可供防治，流行之際減少進出公共場所，即可有效預防感染。

(二) 腮腺炎病毒 (Mumps Virus) [mʌmps ˈvaɪrəs]

1. **傳播途徑**：飛沫、尿液、直接接觸。

2. **致病機轉**：病毒自呼吸道進入人體後立即在鼻咽與淋巴結繁殖，接著隨血液進入唾液腺、胰臟、睪丸、卵巢、神經系統，引起病變。

3. **疾病**
   (1) **腮腺炎**(mumps, parotitis)：好發於 5~10 歲的兒童，症狀包括發燒、唾液腺腫脹疼痛，1~2 週後症狀逐漸退去，病癒後可獲終生免疫（因腮腺炎病毒僅有一型），不再感染。
   (2) **睪丸炎**(orchitis)、**卵巢炎**(oophoritis)：成人感染腮腺炎病毒後除出現典型症狀外，可能併發睪丸炎或卵巢炎，但鮮少影響生育力。
   (3) **腦炎**(encephalitis)：通常發生在成人，致死率約 1%。

(4) 胰臟炎(panceatitis)：可能導致糖尿病(diabetes mellitus, DM)。

(5) 流產(spontaneous abortion)：孕後 3 個月內若感染腮腺炎病毒，可能胎兒不保。

4. **治療**：支持療法。

5. **預防**

(1) **MMR 活減毒疫苗**(MMR live-attenuated vaccine)：**預防麻疹(measles)、腮腺炎(mumps)、德國麻疹(rubella)**，自疫苗問世以來，腮腺炎感染人數明顯減少，但各地仍有零星病例。台灣出生之嬰兒，年滿 15 個月接種第一劑，5 歲至入小學前接種第二劑即可。

(2) 前往疫區旅遊或工作時，應勤洗手、避免與他人共用餐具；若必須暴露在含有病毒的環境中，可以注射具短期預防效果之腮腺炎免疫球蛋白。

(三) 呼吸道融合病毒
(Respiratory Syncytial Virus, RSV) [rɪˈspaɪrətorɪ sɪnˈsɪʃəl ˈvaɪrəs]

1. **最常見且最重要的嬰幼兒呼吸道病原菌。**

2. **傳播途徑**：飛沫、直接接觸。

3. **致病機轉**：病毒進入人體後立即破壞呼吸道上皮細胞，導致肺泡壁增厚、肺泡間充滿組織液，發炎隨之發生。

4. **疾病**

(1) 肺炎(pneumonia)、支氣管炎(bronchitis)、細支氣管炎(bronchiolitis)：患者多為兒童與嬰幼兒，但嬰幼兒的症狀較為嚴重。

(2) 溫和呼吸道感染症：好發於成人。

(3) 嚴重呼吸道病變：自 2023 年以來，感染呼吸道融合病毒的長者人數有向上攀升之趨勢，症狀較為嚴重且治療不易，因此必須謹慎預防。

5. **治療**

(1) 支持療法：補充水分，適用於症狀較輕者。

(2) 藥物：Ribavirin（抑制病毒合成 RNA）鼻噴劑，適用於症狀嚴重者。

6. **預防**

(1) 隔離病患，避免病毒擴散。

(2) 照護者應勤洗手，以免成為傳播媒介。

(四) 麻疹病毒 (Measles Virus)

1. **傳播途徑**：唾液、尿液、直接接觸。
2. **致病機轉**：麻疹病毒經呼吸道進入淋巴結後快速繁殖產生大量新病毒，接著進入血液、胰臟與其他淋巴結，再擴散至咽喉、結膜、表皮、呼吸道與胃腸道造成多重病變。
3. **疾病**：麻疹(measles)，患者多為 5 歲以下之兒童。
4. **症狀**：潛伏期約 2 週，之後出現高燒(high fever)、鼻炎(coryza)、咳嗽(cough)、畏光(photophobia)、結膜炎(conjuncticitis)。3~4 日後口腔內黏膜潰爛形成**柯氏斑點**(Koplik's spots)，2 日內皮膚即出現斑狀丘疹，由顏面擴散至軀幹與四肢，1 週後丘疹逐漸退去，體溫亦恢復正常。
5. **併發症**：部分患者可能發生細菌或病毒性疾病，如肺炎、中耳炎、角膜潰爛、**感染後腦炎(post-infectious encephalitis)**、**亞急性硬化性泛腦炎(subacute sclerosing panencephalitis, SSPE)**。
6. **治療**：支持療法，慎防併發症。
7. **預防**：**MMR 活減毒疫苗**。自疫苗使用後麻疹以不多見，但有些父母認為疫苗會阻礙生長，甚至干擾中樞神經正常運作，因此拒絕讓其子女接種。近年來各地紛紛傳出感染事件的現象應與此有關。

(五) 立百病毒 (Nipah Virus)

1. **傳播途徑**：接觸或豬隻、蝙蝠的唾液或排泄物。
2. **疾病**：腦炎(encephalitis)。
3. **症狀**：高燒、頭痛、嗜睡、抽搐，嚴重者會出現昏迷，死亡率極高。
4. **治療**：ribavirin。
5. **預防**
   (1) 水果徹底洗淨後再食用。
   (2) 勤洗手，尤其是經常接觸動物者更應養成此種習慣。
   (3) 養豬戶、獸醫師、屠宰廠工作人員必須穿戴口罩與防護性衣物。

(六) 人類間質肺炎病毒 (Human Metapneumovirus)

2001 年於荷蘭分離出之新型副黏液病毒，其特性、傳播、致病機轉、疾病、治療皆與呼吸道融合病毒相同。

12-3 微小 RNA 病毒科

Picornaviridae

一、 構造與特性

1. 病毒顆粒極小，直徑 27~30 奈米；無套膜，因此對氯、酸(pH 3)與有機溶劑具抗性；但對酸敏感之鼻病毒除外。

2. 鎂離子(Mg^{2+})可以增加病毒的熱安定性。

3. 正性線狀單股 RNA、二十面體外殼（圖 12-4）。

4. 宿主細胞質內進行基因體複製、蛋白質合成。

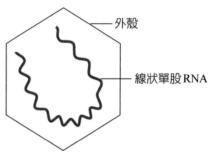

圖 12-4　微小 RNA 病毒的構造

二、 重要病毒

1. **鼻病毒屬**：鼻病毒，酸(pH 3)使其失去感染力，繁殖溫度為 33°C，因此僅能經呼吸道或接觸感染。

2. **腸病毒屬**：腸病毒、艾科病毒、克沙奇病毒、小兒麻痺病毒。
   (1) **酸性環境(pH 3)下仍具感染力，繁殖溫度為 37°C**。
   (2) 除小兒麻痺病毒外，其他病毒平均每 10 年在台灣引起 1 次疫情，其中以 1998 年發生的感染最為嚴重，造成 78 名幼童死亡。

3. **肝炎病毒屬**：A 型肝炎病毒，舊稱腸病毒 72 型（相關說明見第 14 章）。

(一) 小兒麻痺病毒 (Poliovirus) [polɪoˊvaɪrəs]

1. **血清型**：1、2、3 型，僅感染人類。

2. **傳播途徑**：胃腸道、直接接觸。

3. **致病機轉**：小兒麻痺病毒通常在感染者的咽喉與小腸繁殖，但有時會入侵血液與淋巴結，之後逆行至中樞神經，再進入脊椎前角繼續繁殖（第二繁殖處），重創存在此處之運動神經，造成不同程度的麻痺(paralysis)。

4. **疾病**：好發於 5 歲以下之嬰幼兒，患者通常在高燒、頭痛、噁心、嘔吐、倦怠等症狀出現後痊癒；少數(1~2%)會出現無菌性腦膜炎，但皆能在 1 週內痊癒。所有感染者中僅 1%發生小兒麻痺症或延髓型小兒麻痺症。

5. **治療**

   (1) 無菌性腦膜炎(aseptic meningitis)：支持療法，抗體產生後即可痊癒。

   (2) 小兒麻痺症(poliomyelitis)：進行復健以增加肌力，但必須注意的是患者可能在感染後 20~30 年內出現「後小兒麻痺症候群(post-polio syndrome, PPS)」，其典型症狀為運動能力明顯下降。

   (3) 延髓型小兒麻痺症(bulbar poliomyelitis)：以呼吸器（鐵肺）協助患者呼吸，死亡率近八成。

6. **預防：沙克疫苗(Salk vaccine)**註**、沙賓疫苗(Sabin vaccine)**註，如表 12-1 所示。

　　台灣自 1966 年實施沙賓疫苗接種計畫後，感染人數明顯降低；但 1982 年間曾爆發接種疫苗後感染事件，造成 1,042 人感染，其中 98 人死亡。政府於 2010 年宣布改用安全性較高之沙克疫苗，同年 3 月更以五合一疫苗(DTaP-Hib-OPV)的形式問世，相關說明見「緒論」。目前國內已無進口沙賓疫苗。

表 12-1　沙克疫苗與沙賓疫苗的比較

	沙克疫苗	沙賓疫苗
成分	非活性小兒麻痺病毒 1、2、3 型	活減毒小兒麻痺病毒 1、2、3 型
投與方式	注射	口服
保護效果	較差，接種者能產生 IgG、IgM 與血清型 IgA	較佳，接種者能產生 IgG、IgM、血清型 IgA 與分泌型 IgA
安全性	較高，免疫力不足者亦可接種	較低，疫苗中的第 2 型與第 3 型病毒可能恢復致病力感染接種者

註：沙克疫苗是注射型小兒麻痺疫苗(injected polio vaccine, IPV)、沙賓疫苗是口服型小兒麻痺疫苗(oral polio vaccine, OPV)。

(二) 克沙奇病毒 (Coxsackievirus) [kɑkˊsækɪvaɪrəs]

1. **血清型**

   (1) A 族：1~22 型與 24 型，其中 23 型更名為艾科病毒 9 型。

   (2) B 族：1~6 型。

2. **傳播途徑**：胃腸道、呼吸道、直接接觸。

3. **致病機轉**：克沙奇病毒先在口咽或腸道繁殖，再由血液進入肌肉（第二繁殖處）繼續繁殖，最後侵入其他組織進行破壞。

4. **疾病**

(1) 克沙奇病毒 A 族

　A. **疱疹性咽峽炎**(herpangina)：症狀包括發燒、嘔吐、喉嚨痛、食慾不佳、軟顎與懸壅垂出現潰瘍或小水疱，病程約 4~6 日。

　B. **手足口症**(hand foot and mouth disease)：好發於嬰幼兒，典型病徵有發燒，舌頭、口腔黏膜、手掌與手指、腳掌與腳趾出現紅疹或小水疱。患者通常在 1 週內痊癒。

　C. **無菌性腦膜炎**(aseptic meningitis)或稱病毒性腦膜炎(viral meningitis)：患者多為嬰幼兒，症狀包括高燒、頭痛、頸部僵硬，若併發腦炎，預後不佳。

　D. **急性出血性結膜炎**(acute hemorrhagic conjunctivitis)：潛伏期約 1 日，患者的結膜與周圍組織充血，1~2 週後症狀消失。台灣曾在 1989 與 2007 年爆發過疫情，造成數千名學童感染；所幸二次疫情的元凶皆為**克沙奇病毒 A24 型**，若是致病力更強之腸病毒 70 型，後果將不堪設想。

(2) 克沙奇病毒 B 族

　A. **心肌炎**(myocarditis)、**心包膜炎**(pericarditis)：症狀包括嘔吐、皮膚發紺、突發性呼吸困難，嚴重者可能出現休克、心臟衰竭。若被誤診為肺炎或流感，可能錯失治療的黃金時間。

　B. **肌肋痛**(Bornholm disease)：陣發型突發性胸痛為主要病徵，其他症狀尚有發燒、頭痛、噁心、嘔吐、腹瀉等，約持續 1 週。

　C. 無菌性腦膜炎：患者多是嬰幼兒，高燒、頭痛、頸部僵硬是典型症狀；若併發腦炎，預後不佳。

5. **治療**：以支持療法緩解症狀。

6. **預防**

(1) 勤洗手，洗淨雙手後避免碰觸口鼻。

(2) 孕婦、嬰幼兒避免接觸患者。

(3) 感染者應在家休息或盡速就醫，避免感染其他人。

(三) 艾科病毒 (Echovirus) [ɛkəˈvaɪrəs]

1. **全名**：人類腸道細胞致病性孤兒病毒(enteric cytopathogenic human orphan virus, Echovirus)。

2. **型別**：1~9 型、11~27 型、29~34 型，其中 10、28 型被歸入呼腸孤病毒科。

3. **傳播途徑**：胃腸道、呼吸道、直接接觸。

4. **致病機轉**：主要感染兒童與嬰幼兒，與克沙奇病毒相似。

5. **疾病**：心肌炎、心包炎、手足口症、無菌性腦膜炎。

6. **治療**：支持療法。

7. **預防**：正確洗手，避免接觸患者，即可有效預防。

(四) 腸病毒 (Enterovirus)

1. **型別**：68、69、70、71 型。

2. **傳播途徑**：呼吸道、胃腸道、直接接觸。

3. **致病機轉**：腸病毒進入人體後立即在口咽或腸道繁殖，之後經血液進犯眼睛、呼吸道與中樞神經。

4. **疾病**
   (1) 68、69 型：呼吸道感染症，如肺炎、細支氣管炎。
   (2) **70 型：急性出血性結膜炎。**
   (3) **71 型：感染力最強，引起手足口症、無菌性腦膜炎。**1998 年爆發之腸病毒事件（造成 78 名幼兒死亡）可能與此型有關。

5. **預防**：正確洗手、避免與患者接觸。

6. **治療**：支持療法緩解症狀。

(五) 鼻病毒 (Rhinovirus) [raɪnəˈvaɪrəs]

1. **特性**：33°C 下繁殖，酸性(pH 3)環境下無感染力。

2. **型別**：百餘型以上。

3. **傳播途徑**：飛沫、直接接觸。

4. **致病機轉**：僅能在鼻腔黏膜細胞內繁殖，造成發炎、腫脹與流鼻水(rhinorrhea)。

5. **疾病**

    (1) 傷風(common cold)：症狀與流感相似，但較輕微、緩和，數日內即可痊癒。

    (2) 併發症：肺炎、中耳炎、氣管炎。

6. **治療**：傷風為自限性疾病(self-limiting disease)，多休息、多喝水便能痊癒，但必須慎防肺炎、中耳炎等細菌性併發症。**患者感染後產生的分泌型 IgA 可有效預防同型鼻病毒再感染，但無法預防其他型鼻病毒的感染。**

7. **預防**：勤洗手、戴口罩。

12-4 反轉錄病毒科

Retroviridae

一、構造與特性

1. 具套膜，直經約 100 奈米；熱、漂白水與有機溶劑皆能使其失去感染力。

2. 擁有核蛋白與外殼，前者呈螺旋對稱，後者則因病毒種類而不同，如圖 12-5 所示。

    (1) 二十面體：C 型反轉錄病毒，如人類嗜 T 細胞病毒。

    (2) 錐形(truncated cone shape)：D 型反轉錄病毒，如人類免疫缺乏病毒。

3. **擁有雙套基因體(diploid)與反轉錄酶(reverse transcriptase)，前者是二條序列完全相同之正性線狀單股 RNA，後者能將病毒基因體(RNA)反轉錄為雙股 DNA，是病毒複製核酸時的關鍵酵素。**

4. 宿主細胞核內進行核酸複製，過程中反轉錄酶先以 RNA 為模板合成雙股 DNA，後者會嵌入細胞染色體內，接著利用細胞酵素將雙股 DNA 轉錄成病毒基因體，最後在細胞質內將其轉譯成酵素、外殼、核蛋白等。

5. **反轉錄病毒的基因體可分為 gag、pol、env 及 LTR 四區**，其排列順序見圖 12-6。

    (1) *gag* 基因區：製造外殼與核蛋白。

    (2) **pol 基因區：製造嵌入酶、核酸酶、蛋白酶、反轉錄酶等，病毒的抗藥性來自此區的突變。**

(3) env 基因區：負責製造醣蛋白，易突變，使愛滋病患體內之特異性抗體喪失抑制病毒感染的能力，導致病情持續惡化。

(4) LTR 區（末端長重複區）：位於基因體的 5'端與 3'端，含多種參與病毒複製的核酸序列。

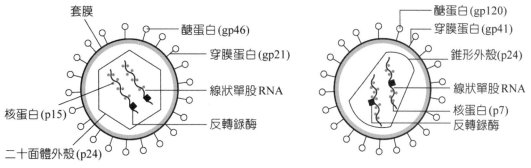

圖 12-5　反轉錄病毒的構造

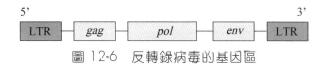

圖 12-6　反轉錄病毒的基因區

二、 重要病毒

人類嗜 T 細胞病毒、人類免疫缺乏病毒。

(一) 人類嗜 T 細胞病毒 (Human T-cell Lymphotropic Virus, HTLV) [ˈhjumən ti sɛl lɪmfəˈtrapɪk ˈvaɪrəs]

1. **血清型**：第 1 型(HTLV-1)、第 2 型(HTLV-2)、第 3 型(HTLV-3)，其中第 1 型與人類的疾病最為相關。

2. **傳播途徑**
   (1) 血液：輸血、使用血液製品、共用針頭（紋眉、刺青、吸毒）。
   (2) 性行為：藉精液或陰道分泌物感染夫妻與性伴侶。
   (3) 懷孕：感染胎兒。
   (4) 哺乳：感染新生兒。

3. **致病機轉**

(1) **第 1 型：利用醣蛋白 gp46 感染輔助性 T 細胞(CD4 T cell)**，症狀通常不明顯，但數十年後**可能衍生 T 細胞淋巴癌(T cell lymphoma)**，此症多流行於美國、日本、加勒比海沿岸國家。

(2) 第 2 型：經共用的針頭入侵人體，感染 CD4 T 細胞，但目前尚未發現任何與它相關之疾病。

4. **預防**：安全性行為、血液篩檢、減少與高危險群接觸。

5. **治療**：干擾素-α 與 AZT 合併治療，但效果極為有限。

(二) 人類免疫缺乏病毒 (Human Immunodeficiency Virus, HIV)

[ˈhjumən ɪmjunədɪˈfɪʃənsɪ ˈvaɪrəs]

1. **血清型**：第 1 型(HIV-1)、第 2 型(HIV-2)，前者的感染力較強，後者僅見於非洲西部。

2. **別稱**：愛滋病毒(AIDS virus)。

3. **傳播途徑**

(1) 血液：輸血、使用血液製品、共用針頭（紋眉、刺青、吸毒）。

(2) 性行為：病毒藉精液或陰道分泌物感染夫妻、性伴侶。

(3) 懷孕：病毒進入子宮感染胎兒。

(4) 生產：產道中的愛滋病毒感染新生兒。

(5) 哺乳：病毒經母乳感染嬰兒。

4. **致病機轉：病毒利用醣蛋白(gp120)與細胞接受器(CD4)的結合，感染血液、淋巴結與腦部的輔助性 T 細胞、單核球、巨噬細胞、星狀細胞、寡樹突膠質細胞**，使它們成為愛滋病毒的繁殖處與傳播媒介。必須一提的是人類免疫缺乏病毒會利用細胞融合的機轉大量破壞 T 細胞。

5. **疾病**：後天免疫缺乏症候群(acquired immunodeficiency syndrome, AIDS)，簡稱愛滋病；美國疾病管制與預防中心(Center for Disease Control and Prevention, CDC)將其病程分為三個階段，如圖 12-7 所示。

(1) **急性感染期(acute infection)**：持續 2~6 週。**愛滋病毒進入血液引起病毒血症(viremia)**之際，患者出現發燒、疲倦、腹瀉、頭痛。除此之外，輔助性 T 細胞數目會有暫時減少的現象。由於症狀與流感相似，患者經常因被誤診而錯失治療的黃金時間。當愛滋病毒潛入細胞後上述症狀即消失，此種現象容易導致患者產生疾病痊癒之誤判。

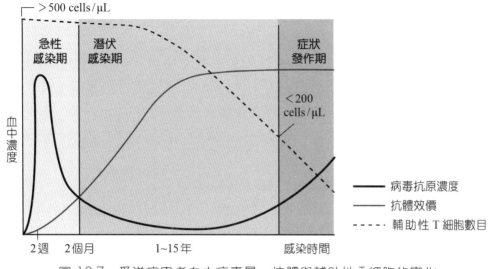

圖 12-7　愛滋病患者血中病毒量、抗體與輔助性 T 細胞的變化

(2) **潛伏感染期**(clinical latency)：患者進入此階段後健康狀況仍然良好，但少數
　　會出現腹瀉、關節炎、尿道炎、結膜炎、雷氏症候群、索倫格氏症候群、急
　　性感染性多發性神經炎。潛伏感染期通常持續 1~15 年，它的長短需視患者
　　是否感染他種微生物而定。

(3) **症狀發作期**(onset of symptom)：病程一旦進入此期，輔助性 T 細胞數目會迅
　　速減少，體液性與細胞性免疫功能變差，**伺機性感染機率向上攀升**，輔助性
　　T 細胞與毒殺性 T 細胞(CD8 T cell)的比例會由 2 降至 1/2。此期可再依據輔
　　助性 T 細胞數目分為以下二階段。

　　A. 輔助性 T 細胞數為 400/μL：患者出現發燒、失重、夜間盜汗、口腔念珠
　　　 菌症等愛滋病相關症候群，癬症、牙齦炎、毛狀口腔白斑症等伺機性感
　　　 染亦會相繼出現。單純疱疹病毒、水痘帶狀疱疹病毒因宿主免疫力下降
　　　 而活化繁殖，導致症狀復發。如表 12-2 所示。

　　B. 輔助性 T 細胞數為 200/μL：血中的愛滋病毒濃度快速上升，伺機性感染
　　　 更為嚴重，間質性漿細胞肺炎、卡波西氏肉瘤通常在此時出現。神經系
　　　 統因受創出現失智、痙攣、平衡感喪失，患者多在這個階段死亡。

註： 愛滋病的空窗期(window period)出現在感染後 6~12 週，甚或 1 年內，因此會與潛伏感染
　　 期重疊。此時患者雖未產生抗體、未出現症狀，但傳染力極強，成為檢驗時的「漏網之
　　 魚」。隨著試劑的更新，無法檢出人類免疫缺乏病毒之空窗期已縮短為 1~2 週，此舉可望
　　 降低因輸血或移植感染的人數。

6. **高危險群**
(1) 性行為
   A. 男同性戀者：直腸黏膜的彈性較差、容易破損，使得愛滋病毒能從裂縫處進入血流感染。
   B. 異性戀者：未使用保險套、性伴侶較多者。
(2) 共用針頭：主要為吸毒者，接受刺青、紋眉、穿耳洞者亦能因針頭或墨水而感染。
(3) 使用血液製劑：製劑中若存在愛滋病毒，將感染使用者（如血友病患）。
(4) 輸血或移植：2011 年 8 月間，台大醫院移植小組誤將「陽性」口傳為「陰性」，結果將染有愛滋病之器捐者的心、肝、肺、腎（2 枚）移植至 5 人體內。其他醫院因輸血而感染愛滋病毒的個案亦時有所聞。
(5) 懷孕、產道：愛滋病孕婦血中之愛滋病毒能在生產前後感染胎兒與新生兒，使他們成為無辜的「愛滋寶寶」。

表 12-2 愛滋病患者經常發生的伺機性感染與病原菌

疾　病	病原菌
帶狀疱疹(zoster, shingles)	水痘帶狀疱疹病毒(varicell-zoster virus)
毛狀口腔白斑症(hairy leukoplakia)	EB 病毒(EB virus)
症狀復發、廣泛性感染	單純疱疹病毒(herpes simplex virus)
視網膜炎(rhinitis)、間質性肺炎(metapneumonia)	巨細胞病毒(cytgomegalovirus)
卡波西氏肉瘤(Kaposi's sarcoma)	人類疱疹病毒 8 型(human herpesvirus 8)
肺囊蟲肺炎(pneumocystic pneumonia)	卡氏肺囊蟲(*Pneumocystis jerovercii*)
嚴重腹瀉(severe diarrhea)	隱孢子蟲(*Cryptosporidium*)、同形孢子蟲(*Isosporidium*)
腦炎(encephalitis)、腦膜炎(meningitis)	弓蟲(*Toxoplasma gondii*)、新型隱球菌(*Cryptococcus neoformans*)
食道、口腔念珠菌症(oral and esophageal candidiasis)	白色念珠菌(*Candida albicans*)
結核(tuberculosis)	結核桿菌(*Mycobacterium tuberculosis*)、鳥分枝桿菌複合群(*Mycobacterium avian complex*)
敗血症(septicemia)	沙門氏桿菌(*Salmonella* spp.)
復發或多重感染症	化膿性球菌(pyogenic cocci)

7. **實驗室診斷**：先以酵素免疫法(immunoassay, EIA)進行篩檢，呈陽性反應者再以
西方墨點法(Western blot)確認；此法檢測的是血中病毒蛋白(p24, p31, gp41,
gp120)之特異性抗體；由於西方墨點法會出現偽陰性與偽陽性的疑慮，目前認
為 **RT-PCR 仍是最好的確認方式**。值得注意的是愛滋病患多在感染後 4~8 週產
生特異性抗體，但有些卻在感染後 6 個月才開始製造。

8. **預防**：目前仍無疫苗，因此抑制病毒傳播成為主要的防範之道。
   (1) 使用保險套進行安全性行為、減少性伴侶人數。
   (2) 謹慎篩檢血源。
   (3) 避免重複使用針筒與針頭。
   (4) 愛滋病婦女不可以哺乳。

9. **治療**：三合一療法，或稱雞尾酒療法(cocktail therapy)、高效抗反轉錄病毒療法
   (highly active anti-retrovirus therapy, HAART)，療程中使用 1 種蛋白酶抑制劑與
   2 種反轉錄酶抑制劑，目的在降低抗藥性的發生率。
   (1) **蛋白酶抑制劑**(protease inhibitor)：saquinavir、indinavir，影響愛滋病毒的組
       合。
   (2) **反轉錄酶抑制劑**(reverse transcriptase inhibitor)：zidovudine (AZT)、
       didanosine (ddI)、zalcitabine (ddC)，干擾愛滋病毒複製核酸。

12-5 冠狀病毒科 ☑

Coronaviridae

一、 構造與特性

1. 直徑 80~160 奈米，屬於大型病毒。

2. **具套膜（來自宿主細胞的內質網膜）**，熱、有
   機溶劑均能使它喪失感染力（圖 12-8）。

3. 基因體為正性線狀單股 RNA，其分子量居所
   有 RNA 病毒之冠；核蛋白呈螺旋對稱。

4. 病毒在宿主細胞質複製 RNA、合成蛋白質。

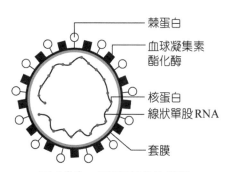

棘蛋白
血球凝集素
酯化酶
核蛋白
線狀單股RNA
套膜

圖 12-8　冠狀病毒的構造

5. 冠狀病毒的外套膜上存有下列數種構造蛋白
   (1) 膜蛋白(membrane protein, M)：維持套膜結構之主要蛋白。
   (2) 套膜蛋白(envelope protein, E)：維持套膜結構之次要蛋白，可能參與病毒自宿主細胞釋出的工作。
   (3) **棘蛋白(spike protein, S)：與接受器(ACE2)結合，引領病毒進入細胞內繁殖。**
   (4) 血球凝集素酯化酶(hemagglutinin-esterase)：凝集紅血球，此點與 C 型流感病毒相同。

二、 重要病毒

冠狀病毒、嚴重急性呼吸道症候群冠狀病毒、中東呼吸道症候群冠狀病毒、嚴重急性呼吸道症候群冠狀病毒第 2 型。

(一) 冠狀病毒 (Coronavirus) [kəˈronəvaɪrəs]

1. **傳播途徑**：呼吸道、直接接觸。
2. **致病機轉**：冠狀病毒入侵人體後，立即在呼吸道繁殖，引起病變。
3. **疾病**：冠狀病毒的繁殖溫度為 33~35°C（此種特性與鼻病毒相同），因此僅能感染上呼吸道，引起傷風(common cold)，症狀類似流感，但較輕。氣喘或慢性支氣管炎患者若感染此種病毒，可能併發症肺炎、中耳炎。
4. **治療**：支持療法，多喝水、居家休息。
5. **預防**
   (1) 勤洗手。
   (2) 避免以手接觸口、鼻、眼。
   (3) 勿接觸患者。
   (4) 提升免疫力。

(二) 嚴重急性呼吸道症候群冠狀病毒 (SARS-Coronavirus, SARS-CoV)

1. **傳播途徑**
   (1) 飛沫：近距離說話。
   (2) 直接接觸：親吻、擁抱、照護、共用餐具。

2. **致病機轉**：SARS-冠狀病毒主要在肺臟繁殖，因此能直接破壞肺部細胞，亦能刺激宿主免疫系統，誘導更嚴重的發炎與其他免疫反應。

3. **疾病**：嚴重急性呼吸道症候群(severe acute respiratory syndrome, SARS)，症狀包括 38°C 以上高燒、頭痛、咳嗽、肌肉痛、呼吸急促，最後轉為肺炎，甚或腹瀉。

4. **治療**：患者必須住院接受隔離照護，目前雖無有效治療藥物，但恢復期患者的血清可作為治療之用。

5. **預防**：疫苗仍處研發階段。勤洗手、戴口罩、提高個人免疫力仍是最佳預防之道。

(三) 中東呼吸道症候群冠狀病毒 (Middle East respiratory Syndrome Coronavirus, MERS-CoV)

它是一種經呼吸道傳播的新病毒，有些微生物學家認為它可能是嚴重急性呼吸道症候群冠狀病毒的變種。因它而起之呼吸道感染症多盛行於中東地區，但 2015 年時南韓亦出現過疫情；典型症狀包括發燒、咳嗽、呼吸急促與呼吸困難。據沙烏地阿拉伯衛生部統計，自 2012 年 9 月至 2016 年出現近 340 名感染者，台灣因此將中東列為「旅遊黃色警戒區」，前往當地必須提高警覺。必須一提的是中東呼吸道症候群冠狀病毒是藉駱駝的飛沫傳播。

(四) 嚴重急性呼吸道症候群冠狀病毒第 2 型 (Severe Acute Respiratory Syndrome Coronavirus 2, SARS-CoV-2)

2019 年從中國武漢向各地擴散的「新冠併發重症」（coronavirus disease-2019, COVID-19，舊稱「嚴重特殊傳染性肺炎」），是由 SARS-CoV-2 引起之病變；數據顯示截至 2023 年底止，全球確診者近八億人，其中約七百萬人死亡。如今在疫苗與藥物的協助下，人們終於可以脫去口罩、自由呼吸；但世界各地仍有疫情傳出，儘管症狀已不復嚴重，但引起此症的病毒尚在默默地突變中，大家仍需抱持戒慎恐懼的態度。

1. **傳播途徑**
    (1) 飛沫：吸入含有病毒之飛沫或氣溶膠，患者說話、咳嗽、打噴嚏的飛沫噴濺至未感染者的口、眼、鼻黏膜。
    (2) 直接接觸：觸碰帶有病毒之物體表面後，再接觸口、眼、鼻。

2. **疾病：新冠併發重症**，症狀包括發燒、頭痛、咳嗽、肌肉痛、腹瀉等，有時會出現味覺與嗅覺失常。患者多能痊癒，少數患者（尤其是免疫功能不足者）可能併發肺炎、呼吸窘迫、多重器官衰竭。

3. **治療**：重症者須隔離治療，但僅能依據症狀給予藥物緩解。
   (1) 清冠一號(NRICM101)：中醫藥研究所開發的藥物，預防輕症轉為重症，因此感染初期使用較為有效。藥方內含有黃耆、魚腥草、栝簍實、北板藍根、薄荷、防風、桑葉等。
   (2) Paxlovid，molnupiravir：抑制蛋白酶活性，干擾病毒複製。

4. **疫苗**(COVID-19 vaccine)
   (1) **次單位疫苗：成分為病毒棘蛋白**，目前使用的有 Novavax 疫苗(Nuvaxovid)、AstraZeneca (AZ)疫苗、高端(MVC)疫苗。
   (2) **核酸疫苗：成分為病毒棘蛋白的 mRNA**，目前使用的有 Pfizer-BioNTech (BNT)疫苗與 Moderna (Spikevax)疫苗。

5. **免疫負債**(immunity debt, immunity gap)：COVID-19 疫情中人們戴起口罩保護自己也保護家人，疫情緩解後繼之而起的卻是幼兒感染症紛紛出籠。部分專家認為「口罩屏障」不僅剝奪幼兒接觸病原菌的機會，亦降低群體免疫(herd immunity)的效益，因此提出「免疫負債」的發想。儘管目前尚處眾說紛紜階段，藏在其中的深義也一時難懂，但它掀起的話題的確發人省思。

12-6 桿狀病毒科
Rhabdoviridae

一、 構造與特性

1. **外型似子彈**，寬約 70 奈米、長約 170 奈米，如圖 12-9 所示。

2. 具套膜，對熱、酸、鹼、有機溶劑均無抗性。

3. 基因體為負性線狀單股 RNA，核蛋白呈螺旋對稱。

4. 宿主細胞質複製基因體、合成蛋白質。

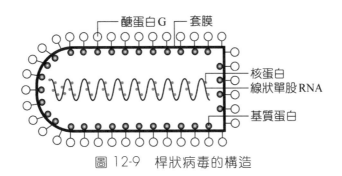

圖 12-9　桿狀病毒的構造

二、重要病毒

狂犬病毒。

狂犬病毒 (Rabies Virus) [ˈrebiz ˈvaɪrəs]

1. **傳播途徑**：遭貓、犬、牛、蝙蝠、浣熊等病獸咬傷。

2. **致病機轉：病毒利用醣蛋白 G 與乙醯膽鹼接受器的結合進入肌細胞繁殖**，釋出之新病毒由周邊神經逆行至中樞神經，感染腦幹與脊髓。之後再由中樞神經擴散至唾液腺、腎臟皮質與周邊神經，患者（人類、動物）的唾液中因此含有大量狂犬病毒。

3. **疾病**：狂犬病(rabies)。

4. **症狀**

    (1) 潛伏期：9 日~7 年，平均為 3~8 週。潛伏期的長短與下列因素有關，病毒量、病毒型別、患者年齡、傷害程度、衣物保護與否、咬傷處與頭部距離、咬傷後的處理與治療。

    (2) 初期症狀為發燒、疲倦，之後出現焦躁、過動、痙攣、麻痺、譫妄、昏迷。

    (3) 狂犬病的預後極差，死亡率接近 100%。患者因喉部肌肉痙攣、唾液吞嚥困難，導致唾液無法嚥下自口腔溢出。患者見水之際，喉部肌肉強度痙攣產生的劇疼，使患者更加難受害怕，學理上因此以**恐水症**(hydrophobia)稱之。

5. **實驗室診斷**

    (1) 血清學：檢驗抗體。

    (2) 反轉錄酶－聚合酶連鎖反應(RT-PCR)：檢驗狂犬病毒核酸。

    (3) **病獸腦部切片：檢驗細胞質內的尼氏小體**(Negri body)。

6. **治療**：遭動物咬傷後必須立即以優碘、酒精或肥皂水清洗傷口，之後再依據下列標準評估是否需要接受治療。

(1) 被自家或鄰居飼養的貓或犬咬傷：觀察牠們的健康狀態，若 10 日內未發生任何狂犬病的徵兆，傷者不必接受治療。貓、犬若出現狂犬病，傷者必須前往醫院，由醫師決定是否接受治療。

病犬、病貓的主要症狀是性格改變，例如溫馴變焦燥、活潑轉為安靜，接續出現狂躁與呆滯，或二者交替發生。貓犬通常在症狀出現後 10 日死亡，死前多是癱瘓與後肢麻痺。

(2) 被來歷不明的貓或犬咬傷且無法尋獲：患者處理傷口後必須前往醫院，再由醫師決定是否接受治療。

(3) 被蝙蝠、臭鼬、狼、浣熊等野生動物咬傷：這些動物體內的狂犬病毒含量較高，因此患者必須注射免疫球蛋白與非活性疫苗。

7. **預防**

(1) 為貓、犬等動物施打非活性疫苗或次單位疫苗。

(2) 獸醫、生態保護區工作人員等高危險群應接種非活性疫苗。

12-7　絲狀病毒科

Filoviridae

一、構造與特性

1. 外形極為細長（圖 12-10），因此有「絲狀」之名號。

2. 直徑約 80 奈米，長度通常為 800~1,000 奈米，但有些長達 14,000 奈米。

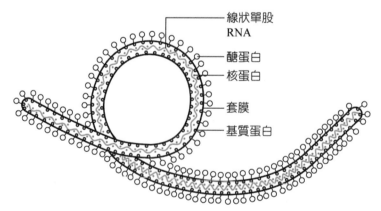

線狀單股 RNA
醣蛋白
核蛋白
套膜
基質蛋白

圖 12-10　絲狀病毒的構造

3. 具套膜，對熱、酸、鹼、有機溶劑均無對抗性。

4. 基因體為負性線狀單股 RNA，核蛋白呈螺旋對稱。

5. 宿主細胞質內複製基因體，合成蛋白質。

6. **具有高傳染性、高致病性、高致死性，因此屬於生物安全第 4 級(biosafety level 4)病毒。**

二、 重要病毒

伊波拉病毒、馬堡病毒。

(一) 伊波拉病毒 (Ebola Virus) [ɛˋbolə ˋvaɪrəs]

1. **傳播途徑**
   (1) 接觸患者的血液、精液、分泌物。
   (2) 遭猴、蝙蝠抓傷或咬傷。

2. **致病機轉**：病毒進入人體後隨即在吞噬細胞中快速繁殖，釋出之新病毒接著進犯肝、脾、肺、淋巴結，造成嚴重病變。

3. **疾病**：伊波拉出血熱(Ebola hemorrhagic fever)，流行於剛果及蘇丹等國。初期症狀包括發燒、頭痛、肌肉痛，之後出現噁心、嘔吐、腹瀉、丘疹、蛋白尿、胃腸道出血等。症狀嚴重者的肝、腎、中樞神經皆遭受破壞，死亡率高達六至九成。

4. **治療**：支持療法，合併干擾素、免疫球蛋白進行治療。

5. **預防**
   (1) 患者必須接受隔離治療，避免引起院內感染。
   (2) 不可接觸患者的血液、分泌物等，尤其是負責照護之家屬與醫護人員。
   (3) 檢驗人員進行檢體分析時應遵守第 4 級病毒處理原則，避免遭受感染。

(二) 馬堡病毒 (Marburg Virus)

引起馬堡出血熱(Marburg hemorrhagic fever)，餘者皆和伊波拉病毒相同。

12-8 呼吸道腸道孤兒病毒科

Reoviridae

一、構造與特性

1. 簡稱：呼腸孤病毒科。

2. 直徑 60~80 奈米，無套膜，極為穩定，對熱、氯與酸(pH 3)皆具抗性。

3. **基因體為 10~12 段線狀雙股 RNA**（因著病毒種類而不同），二十面體外殼，結構上分為內殼體、中間殼體、外殼體，見圖 12-11。

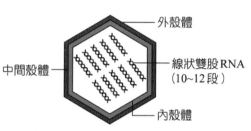

圖 12-11　呼吸道腸道孤兒病毒的構造

4. 宿主細胞質內進行基因體複製與蛋白質合成。

5. **同種或同屬病毒間會發生基因重組，造成抗原變異，產生新型病毒。**

二、重要病毒

輪狀病毒 (Rotavirus)

1. **型別**：A、B、C、D、E 型，其中 **A 型**與人類的疾病最為相關。

2. **腸道酵素作用後感染力大增。**

3. **傳播途徑**：胃腸道、直接接觸。

4. **致病機轉**：病毒進入胃腸道後感染小腸絨毛末端，使絨毛相互融合，導致吸收營養面積變小，腸腔內充滿液體，最後引起腹瀉(diarrhea)。值得一提的是霍亂弧菌亦是利用相同機轉致病。

5. **疾病**：輪狀病毒主要感染 2 歲以下的嬰幼兒，引起腸胃炎，症狀包括發燒、嘔吐、腹瀉、脫水，醫院、幼兒園經常發生集體感染。

6. **治療**：補充水分與電解質，避免脫水、休克，若患者過於衰弱，必須在水中添加葡萄糖。

7. **預防**：謹慎處理使用過之尿片，確實洗手、加強消毒，可以降低傳播與感染率。

✓ **重點整理**

一、正黏液病毒科

1. 構造：具套膜、螺旋型核蛋白、7~8 段負性線狀單股 RNA。膜上有血球凝集素（與宿主細胞接受器唾液酸結合）、神經胺酸酶。

2. 特性：脆弱，對熱、酸、酒精無抗性。

3. 傳播途徑：呼吸道、接觸傳播。

4. 疾病：流感、原發性肺炎、細菌性肺炎、雷氏症候群。

5. 疫苗
   (1) 四價非活性疫苗（2 種 A 型流感病毒、2 種 B 型流感病毒）。
   (2) 三價非活性疫苗（2 種 A 型流感病毒、1 種 B 型流感病毒）。

6. 藥物
   (1) amantadine、rimantadine：抑制病毒脫殼，治療 A 型流感。
   (2) oseltamivir、zanamivir：抑制病毒自宿主細胞釋出，治療 A 型與 B 型流感。

7. 病毒株、抗原變異、治療：整理於下表。

病毒株	抗原變異	治療
A 型流感病毒（8 條 RNA）	血球凝集素、神經胺酸酶 1. 點突變：區域性流行 2. 基因重組：全球性流行	amantadine、rimantadine、oseltamivir、zanamivir
B 型流感病毒（8 條 RNA）	血球凝集素、神經胺酸酶：點突變，區域性流行	oseltamivir、zanamivir
C 型流感病毒（7 條 RNA）	無	無
D 型流感病毒（7 條 RNA）		
禽流感病毒（8 條 RNA）感染人、禽、豬	血球凝集素、神經胺酸酶 1. 點突變：區域性流行 2. 基因重組：全球性流行	amantadine、rimantadine、oseltamivir、zanamivir

二、副黏液病毒科

1. 構造：具套膜、螺旋型核蛋白、負性線狀單股 RNA；基因體穩定不會變異。

2. 特性：脆弱，對熱、酸、酒精無抗性。

3. 傳播途徑：呼吸道、接觸傳播。立百病毒的傳播途徑是接觸或吸入豬隻、蝙蝠的唾液與氣化的排泄物。

4. 疫苗：MMR 活減毒疫苗，預防麻疹、腮腺炎、德國麻疹。

5. 病毒種類、套膜上的醣蛋白、疾病：整理於下表。

病毒種類	套膜上的醣蛋白	疾病
副流感病毒	血球凝集素－神經胺酸酶	哮吼、細支氣管炎
腮腺炎病毒		腮腺炎，成人感染恐併發卵巢炎、睪丸炎
呼吸道融合病毒	G 蛋白	肺炎、氣管炎、支氣管炎（好發於嬰幼兒）
麻疹病毒	血球凝集素	麻疹，併發症為麻疹後腦炎、亞急性硬化性泛腦炎
立百病毒	G 蛋白	腦炎

三、微小 RNA 病毒科

1. 構造：無套膜，抗氯、抗酒精，二十面體外殼，正性線狀單股 RNA。

2. 特性與傳播途徑

   (1) 腸病毒屬：酸中穩定，繁殖溫度為 37°C，鎂離子(Mg^{2+})能加強病毒對熱的抗性；經胃腸道、直接接觸傳播。屬中病毒有小兒麻痺病毒、克沙奇病毒、艾科病毒、腸病毒。

   (2) 鼻病毒屬：繁殖溫度為 33°C，酸(pH3~5)能破壞其感染力，因此僅能藉呼吸道與接觸傳播。屬中有鼻病毒百餘型。

   (3) 肝炎病毒屬：酸中穩定，繁殖溫度為 37°C，經胃腸道感染。屬中有 A 型肝炎病毒。

3. 病毒種類、疾病、疫苗：整理於下表。

病毒種類	疾病	疫苗
鼻病毒	傷風，可能併發肺炎、中耳炎、氣管炎	無
小兒麻痺病毒（1, 2, 3 型）	無菌性腦膜炎、小兒麻痺症、延髓型小兒麻痺症	1. 沙克疫苗（IPV，非活性小兒麻痺疫苗）：2010 年啟用 2. 沙賓疫苗（OPV，活減毒小兒麻痺疫苗）
克沙奇病毒	1. A 型：手足口症、無菌性腦膜炎、疱疹性咽峽炎、急性出血性結膜炎（A24 型） 2. B 型：心肌炎、心內膜炎、肌肋痛、無菌性腦膜炎	無
艾科病毒	心肌炎、心包膜炎、手足口症、無菌性腦膜炎	無
腸病毒	1. 呼吸道感染症（68、69 型） 2. 急性出血性結膜炎（70 型） 3. 手足口症、無菌性腦膜炎（71 型，感染力最強）	無
A 型肝炎病毒	急性肝炎	非活性 A 型肝炎疫苗

四、反轉錄病毒科

1. 構造
   (1) 具套膜、抗性差。
   (2) 雙層外殼
      A. 外層為錐形、內層為螺旋型（愛滋病毒）。
      B. 外層為二十面體、內層為螺旋型（人類嗜 T 細胞病毒）。
   (3) 基因體：二條序列相同之正性單股 RNA，分為四區(*gag, eny, pol*, LTR)。
   (4) 病毒蛋白
      A. 構造蛋白：殼蛋白(P7, P24)、醣蛋白(gp41, gp120)。
      B. 非構造蛋白：蛋白酶（切割蛋白質分子）、DNA 複製酶（具反轉錄酶活性，將 RNA 反轉錄為 DNA）等。

2. 特性：突變率高（尤其是 *gag*、*eny* 基因區），細胞核內複製核酸、細胞質內合成蛋白質。

3. 病毒種類、感染對象、傳播途徑、疾病：整理於下表。

病毒種類	感染對象	傳播途徑	疾病
人類免疫缺乏病毒(HIV)，HIV-1 感染性最強	擁有 CD4 接受器之細胞：單核球、巨噬細胞、星狀細胞、輔助性 T 細胞等	1. 水平：血液、性行為 2. 垂直：懷孕、生產、哺乳	肺炎、神經病變、卡波西氏肉瘤、伺機性感染症
人類嗜 T 細胞病毒(HTLV)，HTLV-1 感染性最強	輔助性 T 細胞	1. 水平：血液、性行為 2. 垂直：懷孕、哺乳	與 T 細胞淋巴癌的發生有關

4. 愛滋病治療
   (1) 別稱：三合一療法、雞尾酒療法、高效反轉錄病毒療法(HAART)。
   (2) 原則：同時使用三種藥物（一種抑制蛋白酶、二種抑制反轉錄酶），避免病毒蛋白出現抗藥性。

5. 臨床用藥：作用機轉整理於下表。

作用機轉		臨床用藥
抑制蛋白酶活性		Squinavir, indinavir
抑制反轉錄酶活性	核酸類	zidovudine (AZT), didanosine (ddI), zacitabine (ddC)
	非核酸類	efavirenz, nevirapine, rilpivirine

6. 愛滋病的檢驗：酵素免疫法(EIA)篩檢→陽性者以西方墨點法(Weatern blot)確認檢測患者血液內之愛滋病毒蛋白(P24, P31, gp41, gp120)抗體。目前 RT-PCR 為最好的確認方式。

五、冠狀病毒科

1. 構造：具套膜（宿主內質網膜提供）、螺旋型核蛋白、正性線狀單股 RNA。

2. 特性：抗熱、抗酒精的能力極差。

3. 傳播途徑：呼吸道、直接接觸、共用餐具等。

4. 病毒種類、疾病、治療、疫苗：整理於下表。

病毒種類	疾病	治療	疫苗
冠狀病毒	傷風，併發肺炎、中耳炎	無	無
SARS 冠狀病毒	嚴重急性呼吸道症候群		
MERS 冠狀病毒	中東呼吸道症候群		
嚴重急性呼吸道症候群冠狀病毒第 2 型 (SARS-CoV-2)	新冠併發重症	清冠一號、paxlovid、molnupiravir	1. 次單位疫苗：高端疫苗、Novavax 疫苗、AZ 疫苗 2. 核酸疫苗：BNT 疫苗、默德納疫苗

六、桿狀病毒科（狂犬病毒）

1. 構造：外型似子彈，具套膜、螺旋型核蛋白、負性線狀單股 RNA。
2. 特性：無法對抗熱、酒精。醣蛋白 G 和乙醯膽鹼接受器結合進入肌肉繁殖。
3. 傳播途徑：病獸咬傷。
4. 疾病：狂犬病（恐水症）。
5. 治療：先注射人類狂犬病免疫球蛋白，再接種非活性狂犬疫苗。
6. 疫苗：非活性狂犬疫苗，適用於人與動物。

七、絲狀病毒科

1. 構造：具套膜、螺旋型核蛋白、負性線狀單股 RNA。
2. 特性：無法對抗熱、酒精，具高傳染性、高致病性、高致死性，屬於生物安全第四級病毒。
3. 重要病毒
   (1) 伊波拉病毒：藉血液、精液、分泌物傳播，引起伊波拉出血熱。
   (2) 馬堡病毒：藉血液、精液、分泌物傳播，引起馬堡出血熱。

八、呼腸孤病毒科（輪狀病毒）

1. 構造：無套膜、二十面體外殼、11 條線狀雙股 RNA。
2. 特性：抗性強，突變率高，腸道酵素作用後感染力增強。
3. 傳播途徑：胃腸道、直接接觸（沾有糞便之尿片）。
4. 疾病：嬰幼兒腹瀉（A 型輪狀病毒為主）。

EXERCISE　學習評量　　　　　✔ 解答 QR Code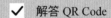

(　) 1. 下列病毒何者具有多片段遺傳物質(segmented genome)？(A)彈狀病毒 (Rhabdovirus)　(B)小 RNA 病毒(Picornaviru)　(C)黃熱病毒(Flavivirrus)　(D)正黏液病毒(Orthomyxovirus)

(　) 2. 下列有關輪狀病毒(Rotavirus)之敘述，何者錯誤？(A)可用抗毒藥物治療　(B)已有疫苗可供接種　(C)為一個主要造成嬰幼兒嚴重腹瀉的病毒　(D)如果同時感染二個不同血清型的病毒，基因重組(reassortment)可能發生

(　) 3. 禽流感(avian flu)病毒 H5N1 型是依據該病毒的何種構造抗原來分型？(A)病毒的蛋白外衣(capsid)　(B)病毒的脂質外套膜(envelope)　(C)病毒脂質外套膜上的醣蛋白(glycoprotein)　(D)病毒的核酸

(　) 4. 下列哪一種病毒只有一種血清型，而且人是此病毒唯一的天然宿主，最適合實施免疫接種以預防該疾病的發生？(A)日本腦炎病毒　(B)登革熱病毒　(C)小兒麻痺病毒　(D)麻疹病毒

(　) 5. 面對 H5N1 禽流感病毒的威脅，克流感(Tamiflu)成為市場上搶手的抗流感藥物，克流感如何抑制流感病毒的繁殖？(A)抑制流感病毒吸附於呼吸道黏膜細胞　(B)抑制流感病毒核酸複製　(C)抑制流感病毒蛋白合成　(D)阻止流感病毒釋出(release)，無法感染新的寄主細胞

(　) 6. 造成幼童患病之副黏液病毒(paramyxoviruses)不含：(A)伊波拉病毒(Ebola virus)　(B)呼吸道融合病毒　(C)麻疹病毒　(D)腮腺炎病毒

(　) 7. 流行性感冒是全世界最盛行的病毒感染之一，而 A 型流行性感冒病毒 (influenza A virus)之所以造成全世界大流行(pandemic)的主要原因為何？(A)病毒複製極為迅速　(B)病毒具有套膜(envelope)，極為穩定，不易為一般消毒劑殺死　(C)病毒的 HA 或 NA 抗原發生不連續變異(antigenic shift)　(D)病毒極易釋出毒素殺死宿主細胞

(　) 8. 所謂的黏液病毒(Orthomyxoviruses)主要含哪 3 種流行性感冒病毒？(A) A、B、C 型流行性感冒病毒　(B) A、B、D 型流行性感冒病毒　(C) A、B、E 型流行性感冒病毒　(D) A、B、F 型流行性感冒病毒

(　) 9. 伊波拉(Ebola)病毒是一種致死率極高的病毒，有關其特性敘述，何者錯誤？(A)為一絲狀之 RNA 病毒　(B)大多盛行於非洲　(C)可引起嚴重而致命的出血熱　(D)由空氣傳染，故傳染率極高

（　） 10. 實驗室診斷病毒感染的其中一個方法是利用細胞培養方式。下列何種病毒會在患者腦部出現所謂的 Negri 小體(Negri body)？(A)單純疱疹病毒(Herpes simplex virus)　(B)巨細胞病毒(cytomegalovirus)　(C)狂犬病病毒(rabies virus)　(D)伊波拉病毒(Ebola virus)

（　） 11. 伊波拉病毒(Ebola virus)是經由下列何者傳播？(A)飲用水　(B)病媒蚊　(C)空氣　(D)病患的體液、血液

（　） 12. 在後口腔內的黏膜上出現柯氏斑點(Koplik spots)，是何種病毒感染的前驅症狀？(A)腮腺炎病毒　(B)麻疹病毒　(C)小兒麻痺病毒　(D)德國麻疹病毒

（　） 13. 有關流行性感冒病毒的敘述，下列何者錯誤？(A)有疫苗預防其感染　(B)有藥物可以治療其感染　(C)每年有上萬人類感染禽流感病毒 H5N1 而產生重症　(D)為單股 RNA 病毒

（　） 14. 人類免疫不全病毒 HIV 感染之標的是：(A) T 淋巴細胞　(B) B 淋巴細胞　(C)紅血球細胞　(D)自然殺手細胞(NK cell)

（　） 15. 目前治療愛滋病毒(HIV)的雞尾酒療法中，所用的一種蛋白分解酶抑制劑(protease inhibitor)是抑制愛滋病毒繁殖過程中之何階段？(A)脫殼(uncoating)　(B)病毒核酸複製(nucleic acid replication)　(C)病毒蛋白轉譯(translation)　(D)病毒裝配(assemble)

（　） 16. 人類免疫缺乏病毒(HIV)是：(A)單股 RNA 病毒　(B)雙股 RNA 病毒　(C)單股 DNA 病毒　(D)雙股 DNA 病毒

（　） 17. 有關人類免疫缺乏病毒的敘述，下列何者錯誤？(A)是屬於反轉錄病毒家族的一員，是一具套膜的 RNA 病毒　(B)感染途徑，包括同性戀、異性戀、靜脈用藥者等　(C)在體內主要感染 CD8 的 T 淋巴球，造成免疫功能喪失　(D)治療上主要是三合一混合療法，包括反轉錄酶抑制劑及蛋白酶抑制劑

（　） 18. 可導致成人急性 T-細胞淋巴球性白血病為下列何種病毒？(A) HTLV-1　(B) HTLV-3　(C) HTLV-5　(D) HIV

（　） 19. 治療愛滋病之藥物 zidovudine (AZT)的作用為：(A)阻斷病毒吸附宿主　(B)阻斷病毒脫殼　(C)阻斷病毒核酸複製　(D)直接抑制病毒蛋白外衣合成

（　） 20. 下列有關人類免疫缺陷病毒(human immunodeficiency virus)的敘述，何者錯誤？(A)屬 RNA 病毒　(B)以 gp120 與 T 細胞表面的 CD4 分子結合　(C)潛伏期中，CD4 陽性 T 細胞的數量不會減少　(D)患者死亡原因主要是因為伺機性感染及腫瘤

(　　) 21. 下列何者為目前實驗室中用於確定 HIV 感染之試驗？(A)東方墨點分析　(B)西方墨點分析　(C)南方墨點分析　(D)北方墨點分析

(　　) 22. 對反轉錄病毒的敘述，下列何者錯誤？(A)具有套膜的 RNA 病毒　(B)主含三種基因：gag、pol 及 env　(C)其 RNA 為負股(negative strand)　(D)具特殊的反轉錄聚合酶

RNA 病毒（二）—節肢動物媒介病毒

RNA Virus (2) -Arthropod-Borne Virus (Arbovirus)

本章介紹的是黃病毒科、套膜病毒科與布尼亞病毒科，它們多藉由節肢動物（病媒或吸血性昆蟲，如蚊、蚤、蠅）傳播。值得提醒的是這三科病毒中亦有經其他途徑傳播，例如黃病毒科的 C 型與 G 型肝炎病毒、套膜病毒科中的德國麻疹病毒，以及布尼亞病毒科中的漢他病毒，見各節中說明。

13-1 黃病毒科

Flaviviridae

一、 構造與特性

1. 直徑為 40~65 奈米，具套膜，不穩定，熱、有機溶劑皆能使其失去感染力。

2. 基因體為正性線狀單股 RNA，**外殼呈多面體**，如圖 13-1 所示。

3. 宿主細胞質內複製基因體、合成蛋白質。

4. 藉蚊、蝨、蚤、蜱等吸血性昆蟲的叮咬在脊椎動物（包括人類）間傳播，但依賴血液傳播之 C 型與 G 型肝炎病毒除外。

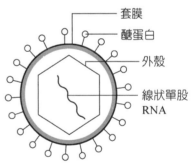

圖 13-1　黃病毒的構造

二、 重要病毒

登革病毒、日本腦炎病毒、黃熱病毒、西尼羅病毒、茲卡病毒、C 型肝炎病毒、G 型肝炎病毒（以上二者之相關說明見第 14 章）。

(一) 登革病毒 (Dengue Virus) [ˈdɛŋgɪ ˈvaɪrəs]

1. **最重要的節肢動物媒介病毒,每年遭其感染者逾千萬人。**

2. **型別**:計有四種血清型(1、2、3、4),其中以第 2 型的感染力最強。

3. **病媒**:埃及斑蚊、白線斑蚊。

4. **致病機轉**

   (1) 登革熱(dengue fever):俗稱天狗熱。病毒經埃及斑蚊或白線斑蚊叮咬進入血液,之後**在單核球與血管內皮細胞繁殖引起病變**。

   (2) 登革出血熱/登革休克症候群(dengue hemorrhagic fever/dengue shock syndrome, DHF/DSS):發生機轉目前仍未明,**但學界普遍認為曾經感染過登革病毒且痊癒者若再感染不同型登革病毒**,**血清內的特異性抗體會和後來感染的病毒抗原作用**,形成的免疫複合物(相關說明見第 21 章),能活化補體、增強登革病毒的感染力,兩者的加成效果誘導登革出血熱與登革休克症候群。同樣的情況亦會出現在初次感染登革熱的嬰兒,因為來自母親(曾經感染)的特異性抗體能與存在其血中的病毒作用,導致死亡率甚高的登革出血熱。

5. **疾病**

   (1) **登革熱**:潛伏期約 3~8 日,典型症狀為發燒、頭痛、斑丘疹、淋巴結腫大,由於患者會出現全身關節疼痛,因此**又稱為折骨熱或斷骨熱**(breakbone fever)。患者持續發燒數天後,體溫會恢復正常,但 3~4 日內又再度升高,臨床上又以鞍狀峰型熱稱之。

   (2) **登革出血熱/登革休克症候群**:好發於兒童與青少年,除典型登革熱症狀外,尚有肝脾腫大、血管受損、腹膜與胸膜滲出組織液,血小板遭受破壞導致出血與黑尿,最後造成休克、低血壓,死亡率約 10%。

6. **治療**

   (1) 登革熱:支持療法緩解症狀,不能以 aspirin 減輕疼痛,避免引起出血。

   (2) 登革出血熱/登革休克症候群:必須住院治療,補充血小板。

7. **預防**:撲滅病媒,徹底清除埃及斑蚊、白線斑蚊之繁殖處,如積水之空罐或廢棄輪胎。

(二) 日本腦炎病毒 (Japanese Encephalitis Virus)

1. **病媒**：三斑家蚊。

2. **致病機轉**：病媒叮咬時，存在其唾液的日本腦炎病毒順勢進入皮膚微血管，接著在單核球、巨噬細胞、內皮細胞繁殖，最後侵入中樞神經進行破壞，引起病變。

3. **疾病**：急性腦膜腦炎(acute meningoencephalitis)，潛伏期 5~15 日，感染者多無症狀或僅輕微不適，若出現高燒、噁心、嘔吐、嗜睡、痙攣等症，死亡率近一成。部分痊癒者可能發生失聰或智力退化。

4. **治療**：支持療法緩解症狀。

5. **預防**：此症盛行於日本、印度、東南亞，台灣亦是疫區，5~10 月間為流行季節。

   (1) 滅蚊，三斑家蚊繁殖時期最好排乾水田，限縮其產卵與孵化之區域。

   (2) **豬與鳥類為日本腦炎病毒的重要傳染源**，若能將豬舍建築在人口密度較低之處，即能有效杜絕擴散。

   (3) **易感者應接種活減毒日本腦炎疫苗。**

(三) 黃熱病毒 (Yellow Fever Virus)

1. **病媒**：埃及斑蚊。

2. **疾病**

   (1) 種類

   　A. 都市黃熱病，流行於非洲。

   　B. 叢林黃熱病，非洲與拉丁美洲為主要疫區。

   (2) 症狀：發燒、出血、黃疸、蛋白尿、肝腎衰竭，死亡率極高。

   (3) 預防：前往疫區者必須施打活減毒疫苗，產生之抗體可維持 30 年左右，但懷孕初期婦女與 6 個月以下嬰兒不可接種。

   (4) 治療：支持療法。

(四) 西尼羅病毒 (West Nile Virus)

1. **傳播途徑**

   (1) **病媒叮咬**：病毒經鳥類感染熱帶家蚊或白線斑蚊，再經由它們的叮咬進入人體。

(2) **輸血或移植**：病毒藉血液或移植物傳播。

(3) **懷孕或哺乳**：病毒經胎盤與母乳感染胎兒以及新生兒。

2. **疾病**：腦炎(encephalitis)、西尼羅熱(West Nile fever)，潛伏期為 2~15 週；好發於老人，死亡率極高。流行區域包括非洲、東歐、北美、埃及、印度、法國、墨西哥、以色列。

3. **預防**

(1) 滅蚊，清除病媒繁殖處。

(2) 勿徒手接觸或移除鳥屍，見大量鳥類死亡時應向當地衛生或農政機關舉報。

(五) 茲卡病毒 (Zika Virus)

1. **傳播途徑**：懷孕、病媒（白線斑蚊、埃及斑蚊）叮咬。

2. **疾病**

(1) **茲卡熱**(zika fever)：症狀包括發燒、紅疹、頭痛、關節痛、後眼窩痛、充血性結膜炎。

(2) **小頭症**(microcephaly)：孕後愈早感染，胎兒頭圍愈小，症狀愈嚴重。

(3) **格巴二氏症候群**(Guillain-Barré syndrome)：神經病變。

3. **預防**

(1) 避免前往疫區（非洲、美洲、東南亞、西太平洋）。

(2) 著長衣褲、塗抹防蚊液。

(3) 撲滅病媒。

(六) 其他病毒

1. **聖路易腦炎病毒**(St. Louis encephalitis virus)：腦炎，盛行於美國。

2. **莫瑞河谷腦炎病毒**(Murray Valley encephalitis virus)：腦炎，流行於北澳洲、巴布亞新幾內亞。

13-2 套膜病毒科 ☑

Togaviridae

一、 構造與特性

1. 直徑 65~70 奈米，具套膜，不穩定，熱、有機溶劑皆能使其失去感染力。

2. 基因體為正性線狀單股 RNA，二十面體外殼，如圖 13-2 所示。

3. 宿主細胞質內複製基因體、合成病毒蛋白。

4. 以馬、鳥為貯存宿主，藉病媒叮咬感染人類或其他脊椎動物；但以飛沫傳播之德國麻疹病毒除外。

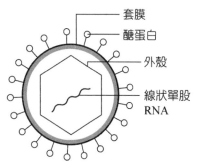

圖 13-2　套膜病毒的構造

二、 重要病毒

東部馬腦炎病毒、西部馬腦炎病毒、委內瑞拉馬腦炎病毒、屈公病毒、德國麻疹病毒。

(一) 東部馬腦炎病毒
(Eastern Equine Encephalitis Virus, EEEV)

1. **傳染途徑**：埃及斑蚊叮蚊。

2. **疾病與症狀**：腦炎，症狀包括頭痛、高燒、嘔吐、痙攣、昏迷。此種腦炎流行於美國東岸，發生率雖低，死亡率卻高達三成以上。**馬腦炎病毒中致病率最高的是東部馬腦炎病毒，學界有時稱它為三 E 病毒(triple E virus)**。

3. **治療**：支持療法。

4. **預防**：滅蚊，避免病媒叮咬。

(二) 西部馬腦炎病毒
(Western Equine Encephalitis Virus, WEEV)

[ˈwɛstən ˈikwaɪn ɛnsɛfəˈlaɪtɪs ˈvaɪrəs]

　　病媒、疾病、症狀、預防、治療與東部馬腦炎病毒相似，但此種病毒多存在南美、密西西比河流域，每年遭其感染的個案極少。

(三) 委內瑞拉馬腦炎病毒
(Venezuelan Equine Encephalitis Virus, VEEV)

[vɛnəˈzwilə ˈikwaɪn ɛnsɛfɑˈlaɪtɪs ˈvaɪrəs]

1. **傳播途徑**：斑蚊叮咬。

2. **疾病與症狀**：腦炎，免疫力不足者若遭受感染，症狀將加劇，死亡率會向上攀升。此症主要流行於中美洲與南美洲。

3. **治療**：支持療法。

4. **預防**
   (1) 滅蚊，避免病媒叮咬。
   (2) 施打活減毒疫苗，人類與動物皆可使用。

(四) 屈公病毒或曲弓病毒 (Chikungunya Virus) [tʃɪkunˈgunjɑ ˈvaɪrəs]

1. **傳播媒介**：埃及斑蚊、白線斑蚊。

2. **疾病與症狀**：屈公熱(Chikungunya fever)，其症狀類似登革熱，但不會惡化為出血熱或休克症候群，死亡率極低。

3. **治療**：支持療法，鎮痛解熱劑雖能減緩症狀，但不可以使用 aspirin，避免出血。

4. **預防**：屈公病與登革熱的傳播媒介相同，因此流行區域經常重疊，如印度、亞洲、南美、非洲南部、印度洋周邊島國等。
   (1) 滅蚊，清除病媒孳生地。
   (2) 使用防蚊液、蚊帳，進行長時間戶外活動時應穿著長袖衣褲。

(五) 德國麻疹病毒
(Rubella Virus, German Measles Virus) [ruˋbɛlə ˊvaɪrəs]

1. **傳播途徑**：飛沫、胎盤、直接接觸，它是唯一不需病媒傳播的套膜病毒。

2. **致病機轉**：德國麻疹病毒進入人體後立即在呼吸道上皮細胞內繁殖，再經淋巴結入侵血流（病毒血症，viremia），引起全身性感染。女性若在孕後 3 個月內感染，病毒會進入胎兒體內干擾細胞分化與器官發育，造成畸形。

3. **疾病**

    (1) 德國麻疹(rubella, German measles)：亦稱風疹，症狀包括微燒、鼻咽炎、頸部淋巴結腫大，較麻疹（相關說明見第 12 章）緩和。部分患者的皮膚會出現丘疹，患者若為成年女性可能出現關節炎或關節疼痛。

    (2) **先天性德國麻疹(congenital rubella)：胎兒在子宮內感染德國麻疹病毒所致**，其結果有二。

    　　A. **畸形**(defect)：症狀包括小眼、斜視、聽障、白內障、角膜混濁、智能不足、先天性心臟病，發生率約二成。

    　　B. **無症狀帶原者**(asymptomic carrier)：來自母親的特異性抗體 IgG 與胎兒自行合成之 IgM（相關說明見見第 21 章）無法完全清除存在其體內的病毒，使得他在出生後至 1 歲前不斷釋出病毒，感染與他近身接觸父母、保母、醫護人員以及家中的其他成員。

4. **治療**：支持療法。

5. **預防**

    (1) **接種 MMR 活減毒疫苗(MMR live-attenuated vaccine)：孕齡女性接種疫苗後應避免懷孕，懷胎 3 個月之婦女不可施打，理由是疫苗中的活減毒德國麻疹病毒能感染胎兒。**

    (2) 人工流產：孕婦若不慎接觸德國麻疹病患或帶原者，應考慮人工流產，避免產下畸形兒。

13-3 布尼亞病毒科
Bunyaviridae ☑

一、 構造與特性

1. 直徑 90~100 奈米，具套膜，漂白水、消毒劑、有機溶劑皆能使其失去感染力。

2. **擁有 3 段長短不一的負性線狀單股 RNA**，螺旋型核蛋白，見圖 13-3。

3. 宿主細胞質內複製基因體、合成蛋白質。

4. 藉病媒或鼠類排泄物傳播。

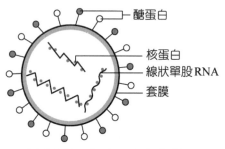

圖 13-3 布尼亞病毒的構造

二、 重要病毒

漢他病毒、加州腦炎病毒、裂谷熱病毒。

(一) 漢他病毒 (Hantavirus) [ˈhæntəvaɪrəs]

1. **傳播途徑**：以齧齒類動物為天然宿主，其傳播方式有二。
   (1) 誤觸病鼠的尿液、唾液、糞便，或遭其汙染之物體。
   (2) 吸入含有漢他病毒之飛沫、乾燥且氣溶膠化之排泄物。

2. **致病機轉**：病毒進入人體後立即在血管的內皮細胞內繁殖，之後侵犯肺臟、腎臟，造成腎症候群出血熱與漢他病毒肺症候群。

3. **疾病**
   (1) **腎症候群出血熱**(hemorrhagic fever with renal syndrome, HFRS)：**亦稱漢他病毒出血熱**(hantavirus hemorrhagic fever)，屬於急症，多流行於亞洲，死亡率約一成。
      A. 症狀：初時為突發性高燒、頭痛、背痛、腹痛、嘔吐、食慾不佳，數天後出現寡尿、蛋白尿、低血壓、腎病變。排尿與腎功能若能恢復正常，症狀即可獲得緩解；若出現急性腎功能衰竭，患者可能死亡。
      B. 引起此疾之漢他病毒血清型包括 Seoul virus、Hantaan virus、Puumala virus、Dobrava virus。

(2) **漢他病毒肺症候群**(Hantavirus pulmonary syndrome, HPS)：首宗病例出現在 1993 年，美洲是主要流行地，死亡率高達四至五成。

　A. 症狀：與腎症候群出血熱相似，但感染 1 週後心、肺同時出現病變，病情將急轉直下，呼吸衰竭是主要死因。

　B. 引起此症之漢他病毒主要為血清型 Sin Nombre virus。

4. **治療**：支持療法為主，亦能以 Ribavirin 治療。肺症候群重症病患必須住院且及早接受插管供氧治療，醫護人員應隨時注意患者的血壓、體液與電解質濃度。

5. **預防**

(1) 滅鼠，經常與鼠類接觸之獸醫與實驗人員需慎防感染。

(2) 避免鼠類在屋內或屋外築巢繁殖，例如：

　A. 將食物放置在冰箱或密封的容器內。

　B. 廚餘應盡快丟棄或放置在加蓋的垃圾桶中。

　C. 用過之餐具應立即洗淨，不可堆積在水槽中吸引鼠類。

(3) 進入久無人居之空屋或建築物前必須穿戴口罩、膠鞋、手套預防感染，離開時應以漂白水處理上述穿戴物，以免將漢他病毒帶入公眾場所。

(二) 加州腦炎病毒
(California Encephalitis Virus) [kælə'fɔrnjə ɛnsɛfə'laɪtɪs 'vaɪrəs]

1. **傳染媒介**：斑蚊。

2. **疾病**：加州腦炎，主要流行於美國南部與中西部。自然情況下，加州腦炎病毒僅感染松鼠、花栗鼠等小型哺乳動物。人若被帶有此種病毒的斑蚊叮咬，經過 5~15 日的潛伏期後，會出現發燒、頭痛、噁心、嘔吐，抽搐。患者多能快速痊癒，死亡率極低。

3. **治療**：支持療法，嚴重者需住院治療。

4. **預防**

(1) 使用蚊帳、防蚊液、穿著長袖衣褲。

(2) 清空蓄積在罐、瓶、廢棄輪胎中的水分，避免斑蚊滋生。

(三) 裂谷熱病毒 (Rift Valley Fever Virus)

1. **傳染途徑**

(1) 斑蚊叮咬。

(2) 接觸牛、馬、羊、駱駝等病畜之血液、體液、組織、乳汁。

2. **疾病**：裂谷熱(Rift Valley fever)，症狀類似登革熱，包括發燒、頭痛、關節痛、肌肉痛，但部分患者會出現結膜炎、視網膜炎、腦膜腦炎或出血性肝炎。此症盛行於東非與南非。

3. **治療**：支持療法。

4. **預防**
   (1) 使用蚊帳、防蚊液、穿著長袖衣褲。
   (2) 赴疫區工作者，應避免接觸病獸之體液或血液。
   (3) 不可生食肉品、生飲動物乳汁。

☑ 重點整理

一、黃病毒科

1. **構造**：具套膜、螺旋型外殼、正性線狀單股 RNA。

2. **特性**：無法對抗熱與酒精。

3. **疫苗**：活減毒日本腦炎疫苗、活減毒黃熱病疫苗（前往非洲與拉丁美洲疫區者須注射）。

4. 病毒種類、傳播途徑、疾病：整理於下表。

病毒種類	傳播途徑	疾病
登革病毒 （1, 2, 3, 4 型）	埃及斑蚊、白線斑蚊叮咬	1. 登革熱（折骨熱） 2. 登革出血熱／登革休克症候群：症狀嚴重，好發於初次感染之嬰兒與重複感染不同型登革病毒之個體
日本腦炎病毒	三斑家蚊叮咬，鳥與豬是重要傳染源	急性腦膜腦炎
黃熱病毒	埃及斑蚊叮咬	都市黃熱病、叢林黃熱病
西尼羅病毒	輸血、移植、懷孕、哺乳，熱帶家蚊或白線斑蚊叮咬	腦炎、西尼羅熱
茲卡病毒	懷孕，埃及斑蚊或白線斑蚊叮咬	茲卡熱、小頭症、格巴二氏症候群
C 型肝炎病毒	輸血、懷孕、生產、性行為	急性肝炎、慢性肝炎
G 型肝炎病毒		

二、套膜病毒科

1. 構造：具套膜、二十面體外殼、正性線狀單股 RNA。

2. 特性：無法對抗熱與酒精。

3. 疫苗：MMR 活減毒疫苗，預防德國麻疹。

4. 病毒種類、傳播途徑、疾病：整理於下表。

病毒種類	傳播途徑	疾病
德國麻疹病毒	呼吸道	德國麻疹、先天性德國麻疹（畸形）
曲弓病毒（屈公病毒）	埃及斑蚊、白線斑蚊叮咬	曲弓熱
東部馬腦炎病毒（3E 病毒，致病力最強）	斑蚊叮咬	腦炎
西部馬腦炎病毒		
委內瑞拉馬腦炎病毒		

三、布尼亞病毒科（本洋病毒科）

1. 構造：具套膜、螺旋型外殼、3 條負性線狀單股 RNA。

2. 特性：無法對抗熱與酒精。

3. 病毒種類、傳播途徑、疾病：整理於下表。

病毒種類	傳播途徑	疾病
漢他病毒	呼吸道、接觸病鼠排泄物，極少造成人與人之間的感染	漢他病毒肺症候群、漢他病毒出血熱（腎症候群出血熱）
加州腦炎病毒	斑蚊叮咬	加州腦炎
裂谷熱病毒	斑蚊叮咬、接觸病獸	裂谷熱

( ) 1. 疾病管制署為監測下列何種病毒感染之狀況，每年春末夏初均安排全島豬隻病毒抗體監測計畫，以掌控該病毒流行的狀況？(A)禽流感病毒　(B)漢他病毒　(C)登革熱病毒　(D)日本腦炎病毒

( ) 2. 臺灣每年夏天常有登革熱的區域流行，對於登革熱病毒(dengue virus)的特性，下列敘述何者錯誤？(A)屬於小 RNA 病毒(picornavirus)　(B)是一具套膜，單股(single stranded) RNA 病毒　(C)斑蚊為主要傳染媒介　(D)患者會有發燒、發冷、頭痛、背痛等類似感冒之症狀

( ) 3. 常發生於夏季的登革熱，其症狀可類似感冒，亦可嚴重至休克出血，其傳播途徑主要由下列哪一種途徑？(A)鳥類　(B)蟑螂　(C)蚊子　(D)老鼠

( ) 4. 下列有關登革熱病毒的敘述，何者錯誤？(A)只有一種血清型　(B)可藉由埃及斑蚊傳播　(C)病患若發生多次感染，發生重症的機率會增加　(D)嚴重的登革熱病症會有出血與休克

( ) 5. 懷孕初期，感染下列何者可能會造成畸形兒？(A)愛滋病毒　(B)小兒麻痺病毒　(C)德國麻疹病毒　(D)伊波拉病毒

( ) 6. 下列何種病毒感染後，可產生終身免疫？(A)腸病毒　(B)腺病毒　(C)流行感冒病毒　(D)德國麻疹病毒

( ) 7. 下列病毒的散播，何者不經病媒蚊媒介？(A)日本腦炎病毒　(B) SARS 病毒　(C)黃熱病毒　(D)登革熱病毒

( ) 8. 下列何種病毒最易經由鼠類傳染給人？(A)登革熱病毒　(B)日本腦炎病毒　(C)漢他病毒　(D)輪狀病毒

( ) 9. 有關漢他病毒之敘述，下列何者錯誤？(A)因接觸或吸入帶病原的汙染物而感染　(B)漢他病毒主要宿主為老鼠　(C)目前尚無有效的疫苗或藥物可以預防及治療　(D)最常出現的症狀為腸炎及腹瀉

( ) 10. 下列何種病毒主要由齧齒類動物為媒介傳播至人？(A)日本腦炎病毒　(B)漢他病毒　(C)黃熱病病毒　(D)委內瑞拉腦炎病毒

肝炎病毒
Hepatitis Virus

肝臟位於右上腹，沉默地擔負解毒與排毒的工作；當病毒、酒精或藥物對其進行破壞時，發炎僅是它提出的無聲抗議而已。若個體一再忽視此警訊，肝炎(hepatitis)可能演變成讓人生由彩色變黑白的肝硬化(cirrhosis)或肝癌(hepatoma)。

14-1 概　述

本章將說明六種造成肝炎的病毒(A、B、C、D、E、G)（表 14-1），在深入探討主題之前，先介紹常用的相關名詞。

1. **肝功能指數**(liver function index)：肝臟受損時，細胞內的丙胺酸轉胺酶(alanine aminotransferase, **ALT, SGPT**)與天冬胺酸轉胺酶(aspartate aminotransferase, **AST, SGOT**)會釋入血液中，二者的濃度（數值）愈高顯示肝功能愈差。值得注意的是丙胺酸轉胺酶僅存在肝細胞內，因此它的代表性高於天冬胺酸轉胺酶。

2. **急性肝炎**(acute hepatitis)：1~3 個月內可痊癒，其潛伏期較短（約 2~8 週），肝功能指數高於標準值（約 40）數十倍，但數周內即恢復正常。急性肝炎的典型症狀包括倦怠、噁心、嘔吐、黃疸(jaundice)、深色尿液、淺色糞便等，但黃疸與肝炎之間並無絕對關係；換言之，黃疸者不一定有肝炎，肝炎未必出現黃疸。

3. **慢性肝炎**(chronic hepatitis)：**肝組織持續發炎或壞死達 6 個月以上**，通常無症狀，因此極容易被忽略，但最後會轉為肝硬化或肝癌。典型慢性肝炎症狀有噁心、腹痛、黃疸，肝功能指數上升，但低於急性肝炎。

4. **慢性活動性肝炎**(chronic active hepatitis)：慢性肝炎之一，肝發炎的範圍較大，症狀不僅嚴重，甚至出現粥狀壞死與纖維化，可持續數年之久。患者的肝功能指數約是標準值的數倍以上，預後不佳，未來可能惡化為肝硬化或肝癌。

5. **猛爆性肝炎**(fulminant hepatitis)：患者體內的肝炎病毒活化所致，肝細胞在短時間內被破壞殆盡，造成肝衰竭，症狀包括黃疸、腹水、褐色尿、神智不清、肝功能指數可高達 2,000~3,000，死亡率近九成。所有肝炎病毒皆能引起猛爆性肝炎，但以 B 型及 C 型最為常見。

6. **肝癌**：衛福部 2023 年統計數據顯示，九成肝癌共病的前三名分別是慢性 B 型肝炎、肝硬化、慢性 C 型肝炎。若就年齡、性別而論，65 歲以上是高峰期，男性是女性的二倍。值得注意的是健保署數據顯示五年（2019~2023 年）來，肝癌人數由 53,920 上升至 57,340。

表 14-1　肝炎病毒之比較

		A 型肝炎病毒	B 型肝炎病毒	C 型肝炎病毒	D 型肝炎病毒	E 型肝炎病毒
所屬科別		微小 RNA 病毒科	肝 DNA 病毒科	黃病毒科	不屬於任何科別，缺陷病毒之一	E 型肝炎病毒科
核酸		正性線狀單股 RNA	環狀雙股 DNA	正性線狀單股 RNA	環狀單股 RNA	正性線狀單股 RNA
套膜		−	+	+	+	−
傳播		胃腸道	血液、性行為、胎盤、產道	血液、性行為、胎盤、產道	血液、性行為	胃腸道
潛伏期		1 個月	2~3 個月	2 個月左右	1~2 個月	1~2 個月
帶原		−	+	+	+	−
疾病		急性肝炎	急性或慢性肝炎，視感染者年齡而定	急性或慢性肝炎，後者較為常見	急性或慢性肝炎	急性肝炎
疫苗		非活性 A 型肝炎疫苗	次單位 B 型肝炎疫苗，成分為表面抗原	−	−	−
檢驗	抗原	−	HBsAg、HBeAg	−	HBsAg、HDAg	−
	抗體	anti-HAV IgM anti-HAV IgG	anti-HBs、anti-HBc、anti-HBe	anti-HCV	anti-HDV	anti-HEV

14-2 各 論 ☑

一、A 型肝炎病毒 (Hepatitis A Virus, HAV) [hɛpə'taɪtɪs e 'vaɪrəs]

1. **科別**：微小 RNA 病毒科(*Picornaviridae*)。

2. **血清型**：僅有一型，舊稱腸病毒 72 型。

3. **構造與特性**

   (1) 無套膜，酸性(pH 3)環境下仍具感染力，對熱、乙醚、有機溶劑具抗性。

   (2) 基因體為正性線狀單股 RNA，外殼呈二十面體（圖 14-1）。

   (3) 細胞質複製基因體、合成蛋白質。

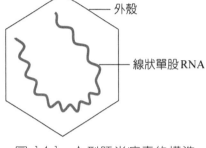

圖 14-1 A 型肝炎病毒的構造

4. **傳播途徑**：胃腸道（糞口傳染）。

5. **致病機轉**：A 型肝炎病毒入侵人體後立即在腸道上皮細胞繁殖，產生之新病毒經血液擴散至肝、腎、脾等處進行破壞。值得注意的是患者體內的病毒會隨糞便排出體外，進入海域汙染蠔、牡蠣等貝類。這些貝類若被人生食，肝炎病毒將啟動另一輪感染。

6. **疾病**：A 型肝炎(type A hepatitis)，急性肝炎之一，潛伏期約 1 個月。感染者若為兒童，通常無症狀或較輕；患者年齡愈大，症狀愈嚴重，但死亡率極低。急性肝炎若轉為猛爆性肝炎死亡率將向上攀升。A 型肝炎的預後極佳，不會造成帶原，亦不會轉為慢性肝炎、肝硬化或肝癌。

7. **實驗室診斷**：檢驗血清中的特異性抗體。

   (1) **抗體 IgM(anti-HAV IgM)陽性：病程正處於急性感染期。**

   (2) **抗體 IgG(anti-HAV IgG)陽性：患者已痊癒，且終生不再感染 A 型肝炎。**

8. **治療**：目前尚無任何有效治療劑，患者僅需多休息，攝取高蛋白、低脂肪的食物，症狀即可獲得緩解。

9. **預防**

   (1) 改善個人與環境衛生。

   (2) 建立有效的汙水處理系統。

   (3) 貝類養殖場應遠離汙水排放口。

(4) 三、四十歲以下國人多無 A 型肝炎抗體，前往東南亞國家旅行或洽公時，絕對不可飲生水、食生菜以及未煮熟的海鮮或肉類。**若要積極預防，可在行前注射非活性 A 型肝炎疫苗**(inactivated hepatitis A vaccine)。

二、 B 型肝炎病毒 (Hepatitis B Virus, HBV) [hɛpə´taɪtɪs bi ´vaɪrəs]

1. **科別**：肝 DNA 病毒科(*Hepadnaviridae*)。

2. **病毒外形**（圖 14-2）

   (1) **鄧氏顆粒(Dane particle)：完整的 B 型肝炎病毒，因此具備感染力與繁殖能力，直徑約 42 奈米，擁有套膜、基因體、外殼及其他構造蛋白。**

   (2) **球狀顆粒**(spherical particle)：B 型肝炎病毒表面抗原聚集而成之球體，直徑約 22 奈米；**不具感染力、亦無繁殖力。**

   (3) **絲狀顆粒**(filamentous particle)：B 型肝炎病毒表面抗原聚集而成之絲狀體，直徑約 22 奈米，長度不一；**無感染力、亦無繁殖能力。**

3. **血清型**：adr、adw、ayr、ayw，其中 adw 血清型流行於台灣。

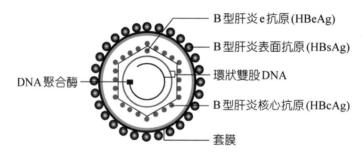

　　　　　　　　　　　B 型肝炎 e 抗原(HBeAg)
　　　　　　　　　　　B 型肝炎表面抗原(HBsAg)
　　　　　　　　　　　環狀雙股 DNA
DNA 聚合酶　　　　　　B 型肝炎核心抗原(HBcAg)
　　　　　　　　　　　套膜

(a)鄧氏顆粒：B型肝炎病毒的完整顆粒，擁有感染力與繁殖力

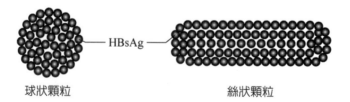

　　—HBsAg—

球狀顆粒　　　　　　　　　絲狀顆粒

(b)球狀顆粒（左）與絲狀顆粒（右），由B肝表面抗原(HBsAg)組成，不具感染力與繁殖力

圖 14-2　B 型肝炎病毒的構造與外形

4. **鄧氏顆粒的構造與特性**

(1) 具套膜（來自肝細胞的內質網膜）。

(2) 基因體為不完全環狀雙股 DNA，二十面體外殼（圖 14-2）。

(3) B 型肝炎病毒的核酸複製過程極為複雜，簡言之，它進入肝細胞後先將基因體轉錄為 RNA，再利用附著在核酸上的 DNA 複製酶（具備反轉錄酶的功能）將 RNA 反轉錄為 DNA，最後利用同一酵素複製基因體。附帶一提的是 **B 型肝炎病毒是目前所知擁有反轉錄酶的 DNA 病毒，反轉錄病毒則是唯一擁有反轉錄酶的 RNA 病毒。**

(4) 病毒蛋白（表 14-2）

　A. B 型肝炎表面抗原(hepatitis B surface antigen, HBsAg)：存在套膜上，能刺激免疫系統產生抗體 anti-HBs (HBsAb)。抗原與抗體會進入患者的血液，能以血清學法檢驗。

　B. B 型肝炎核心抗原(hepatitis B core antigen, HBcAg)：外殼的成分，能刺激患者產生抗體 anti-HBc (HBcAb)。必須注意的是 **HBcAg 僅存在患者的肝細胞內，不會分泌至血液中，因此血清學法僅能檢測到 anti-HBc。**

表 14-2 B 型肝炎抗原、抗體及其臨床意義

抗原、抗體	縮　寫	臨床意義
B 型肝炎表面抗原	HBsAg	帶原[註]或處於潛伏期、症狀期
B 型肝炎表面抗體	Anti-HBs	具保護效果，感染過 B 型肝炎且痊癒、或接種過 B 型肝炎疫苗
B 型肝炎 e 抗原	HBeAg	1. 帶原或處於潛伏期、症狀期間 2. 血液中含有高濃度 B 型肝炎病毒、傳染力強，胎兒或新生兒遭受感染的之機率近九成
B 型肝炎 e 抗體	Anti-HBe	1. 處於恢復期，無保護效果，且濃度會隨時間推移逐漸降低 2. 傳染力減弱、肝癌發生率降低
B 型肝炎核心抗體	Anti-HBc	感染過 B 型肝炎之標記，無保護效果；值得注意的是接種 B 型肝炎疫苗者不會生成此種抗體

註：B 型肝炎帶原(hepatitis B carrier)
　1. s 帶原：血清內的 B 型肝炎表面抗原(HBsAg)持續存在達 6 個月以上。
　2. e 帶原：血清內同時存有表面抗原與 e 抗原，衍生為肝硬化、肝癌之機率遠高於 s 帶原。

　　C. B 型肝炎隱藏抗原(hepatitis B e antigen, HBeAg)：存在外殼內，能刺激免疫系統產生抗體 anti-HBe (HBeAb)。二者皆能進入血中，可以被血清學法檢測出。

5. **傳播途徑**

(1) 垂直途徑：**懷孕、生產，台灣帶原率居高不下之主因。**

(2) 水平途徑：輸血、移植、性行為、共用針頭（紋眉、刺青、吸毒）、使用血液製劑。

6. **致病機轉**：B 型肝炎病毒繁殖時不會對肝細胞造成直接破壞，而是透過干擾素、自然殺手細胞與毒殺性 T 細胞啟動之免疫反應造成發炎（相關說明見第 20、22 章）。除此之外，抗原(HBsAg)與抗體(anti-HBs)形成之免疫複合物(immune complex)亦能進一步誘導過敏反應（相關說明見第 23 章），造成紅疹、腎炎、關節痛。

7. **疾病**：B 型肝炎(type B hepatitis)。根據統計，全球已有 20 億人感染，每年近百萬人因此死亡。其症狀之輕重與免疫力極為相關，如圖 14-3 所示。

(1) 新生兒、嬰幼兒：人類的免疫系統約在 2 歲時發育完全，若在此之前即遭受來自胎盤或產道的 B 型肝炎病毒感染，其中九成將因無力清除肝臟中的病毒而成為終生帶原。二成帶原者未來會出現慢性肝炎、慢性活動性肝炎，抑或是更嚴重之肝硬化、肝癌。若再感染 D 型肝炎病毒，極可能轉為猛爆性肝炎。

(2) 青少年、成人：多為無症狀或溫和型急性肝炎，抗體(anti-HBs)產生後即能痊癒；但少數患者會發生死亡率極高之猛爆性肝炎。

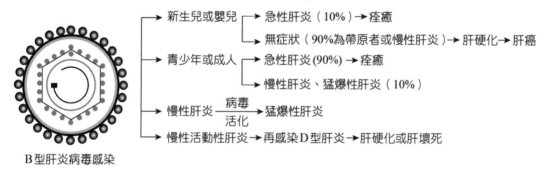

圖 14-3　B 型肝炎病毒感染與症狀

8. **實驗室診斷**

(1) 生化法

A. 肝功能指數：潛伏期末或症狀出現前，丙胺酸轉胺酶(ALT)與天冬胺酸轉胺酶(AST)的濃度開始上升，黃疸出現時肝功能指數達最高點，之後逐漸回復正常。

B. 膽紅素(bilirubin)：症狀愈嚴重者，血清中膽紅素的濃度愈高。

(2) 血清學法：檢驗患者血清中的抗原與抗體，常用的有放射線免疫法(radioimmunoassay, RIA)、酵素免疫法(enzyme immunoassay, EIA)。表 14-3 是各種 B 型肝炎的血清學檢驗結果與臨床意義。

A. 急性肝炎

青年或成人感染 B 型肝炎病毒後近九成出現急性肝炎，其病程（圖 14-4）可分為潛伏期、症狀初期、症狀期、空窗期與恢復期。患者血清中的抗原、抗體、病毒量的變化如表 14-3 所示。

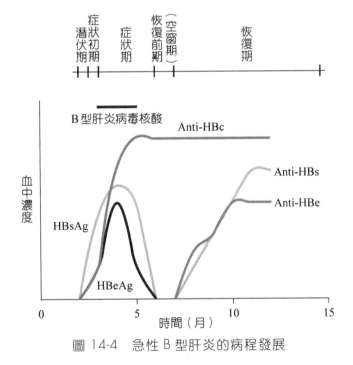

圖 14-4　急性 B 型肝炎的病程發展

表 14-3 急性 B 型肝炎患者血清中抗原、抗體的變化

HBsAg	Anti-HBs	HBeAg	Anti-HBe	Anti-HBc	臨床意義
+	−	−	−	−	潛伏期
+	−	+	−	−	急性肝炎初期，血中病毒量逐漸增加
+	−	+	−	+	急性肝炎症狀期，血中病毒量最高
+	−	−	−	+	急性肝炎症狀期，血中病毒量漸減
−	−	−	＋／−	+	恢復前期或空窗期[註]
−	+	−	+	+	恢復期

註：空窗期(window phase)：血清學檢驗上常用的名詞，意指無法測得 HBsAg 與 anti-HBs 之區間。

B. 慢性肝炎

感染 B 型肝炎後 HBsAg 存在血清中達 6 個月以上，或感染後半年仍無法產生 anti-HBs，即謂之慢性肝炎。此種現象多發生在免疫系統健全之前即遭受 B 型肝炎病毒感染，患者多是新生兒或嬰幼兒。病程及血清中抗原、抗體之變化見圖 14-5 與表 14-4。由於慢性肝炎的血清檢驗結果經常與帶原者雷同，因此併為一談。必須提醒的是帶原者與慢性肝炎患者雖無力產生抗體 anti-HBs，但能生成另一種抗體 anti-HBc。

9. **治療**

(1) Interferon-α：抑制 B 型肝炎病毒繁殖。

(2) Lamivudine：干擾反轉錄酶功能，能同時治療 B 型肝炎與愛滋病。

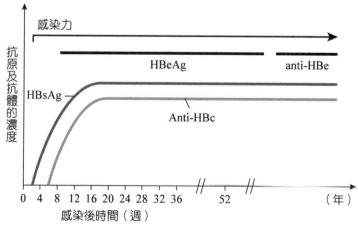

圖 14-5　慢性 B 型肝炎患者血清中抗原、抗體的變化

表 14-4 慢性 B 型肝炎患者血清中抗原、抗體的變化

HBsAg	Anti-HBs	HBeAg	Anti-HBe	Anti-HBc	臨床意義
+	−	+	−	+	慢性活動性肝炎或「e 帶原」，患者血中存有大量 B 型肝炎病毒與二種抗原(HBsAg, HBeAg)，感染力最強
+	−	−	−	+	慢性肝炎或「s 帶原」，患者血中存有抗原(HBsAg)，但病毒含量降低
+	−	−	+	+	慢性肝炎，患者血中有 HBsAg 與 anti-HBe，後者的存在能抑制病毒複製，因此病毒濃度最低

10. 預防

   (1) **接種 B 型肝炎疫苗**[註]：B 型肝炎疫苗是一種含有表面抗原之次單位疫苗 (subunit vaccine)，接種者中近九成能產生保護性抗體 anti-HBs。

   (2) **注射 B 型肝炎免疫球蛋白**(hepatitis B immunoglobulin, HBIG)：暴露於 B 型肝炎病毒中的新生兒、不慎遭到針扎的醫護人員應立即注射免疫球蛋白，以清除血液中的病毒。值得一提的是**產自 B 肝帶原孕婦之新生兒應在出生後 24 小時內注射免疫球蛋白**，之後再依據衛福部疾管署的規定時間接種疫苗。

   (3) 嚴格篩選血源：避免因輸血而感染 B 型肝炎。

   (4) 施行安全性行為。

   (5) 不共用針頭。

註：1. 自 1984 年起衛生署即對 B 型肝炎帶原產婦之新生兒施打疫苗；1986 年起全面實施新生兒接種 B 型肝炎疫苗，此舉使得帶原率下降二成。

   2. B 型肝炎疫苗的演進

   (1) 第一代 B 型肝炎疫苗：1984~1986 年使用，其製作過程是以甲醛、尿素、蛋白酶處理含表面抗原的血清，過濾後所得之物即是 B 型肝炎疫苗。

   (2) 第二代 B 型肝炎疫苗：愛滋病毒的發現使第一代疫苗的安全性不再，加上基因工程愈臻成熟；人們於是透過此項技術將改造過的 HBsAg 基因置入酵母菌的染色體中並令其製造表面抗原，純化後便是自 1986 年使用至今的第二代疫苗（次單位疫苗、基因重組疫苗）。

三、C 型肝炎病毒 (Hepatitis C Virus, HCV) [hεpəˈtaɪtɪs si ˈvaɪrəs]

1. **科別**：黃病毒科(*Flaviviridae*)。

2. **型別**：1 (1a, 1b)、2、3、4、5、6、7 型，其中**第1 型的盛行於台灣**。

3. **構造與特性**

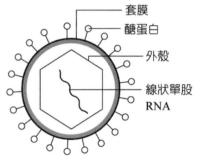

圖 14-6　C 型肝炎病毒的構造

(1) 具套膜，對酸、有機溶劑均無抗性。

(2) 基因體為正性線狀單股 RNA，多面體外殼（圖 14-6）。

(3) 宿主細胞質內複製基因體、合成蛋白質。

4. **傳播途徑**

(1) 垂直途徑：懷孕、生產。感染率約 6%，孕婦若同時罹患 C 型肝炎與愛滋病，感染新生兒的機率將大增。

(2) 水平途徑：輸血、性行為、共用針頭。

5. **致病機轉**：此種病毒的致病機轉與 B 型肝炎病毒相似，但 C 型肝炎病毒的外殼會抑制細胞性免疫與細胞激素的生成，患者肝臟內的病毒因此無法被徹底清除，最後衍成慢性肝炎。

6. **疾病**：C 型肝炎(type C hepatitis C)，潛伏期約 2 個月，初期症狀雖然不明顯，但仍有二至三成感染者會出現發燒、疲倦、黃疸、食慾不佳、腹部不適。由於極少出現嚴重病變，因此經常被忽視。值得注意的是**七成以上患者日後將轉為慢性肝炎，多年後可能衍生肝硬化或肝癌**。

7. **實驗室診斷**

(1) 血清學法：利用放射線法或酵素免疫法檢測血清中的特異性抗體(anti-HCV)，陽性者表示感染過 C 型肝炎；由於此種抗體不具保護力，因此復發率極高。必須提醒的是病毒基因體或 anti-HCV 存在血液中達 6 個月以上者即謂之慢性 C 型肝炎。

(2) 反轉錄聚合酶連鎖反應(RT-PCR)：檢測檢體中 C 型肝炎病毒的核酸(RNA)。

8. **治療**：目前臨床上使用的是 Epclusa, Maviret, Vosevi, Zepatier 等全口服型藥物(direactly acting antivirals, DAAs)，它們會破壞蛋白酶的功能，使 C 型肝炎病毒複製受阻。此類治療劑的優點在於：

(1) 副作用低於干擾素，患者接受治療之意願較高。

(2) 同時抑制多種血清型，尤其是流行於台灣的第 1 型。

(3) 治癒率達 95%，且自 2017 年 1 月 24 日起健保全額補助。

9. **預防**

(1) 嚴格篩選血源，避免輸血感染。

(2) 實行安全性行為，減少性伴侶人數。

(3) 避免共用或重複使用針頭。

10. **我國政府的 C 型肝炎根除計畫**

(1) 時間：2018~2025 年，較世衛組織之期望值(2030)提早 5 年。

(2) 目標（世衛組織訂定）：抽血診斷九成潛在感染者，且其中八成患者接受治療；每年提供每位靜脈藥癮者清潔針具 300 支。

(3) 壓線達標（截至 2024 年止）

A. 抽血診斷 87%（未達標）。

B. 確診接受治療達 83%（達標）。

C. 每年每位靜脈藥癮者清潔針具數 200（未達標）。

D. 其他達標項目包括安全醫療性注射、輸血與血品安全、一般人感染發生率低於 5/10 萬人。

(4) 目前遭遇之瓶頸：低危險族群人數不多，篩檢不容易。

四、 D 型肝炎病毒 (Hepatitis D Virus, HDV) [hɛpə'taɪtɪs di 'vaɪrəs]

1. **缺陷病毒，不屬於任何病毒科。**

2. **型別：1、2、3 型。**

(1) 第 1 型：盛行於全球。

(2) 第 2 型：僅出現在日本。

(3) 第 3 型：流行於南美。

3. **構造與特性**

(1) 結構中的套膜與表面抗原皆由 B 型肝炎病毒提供，二者能協助 D 型肝炎病毒繁殖。簡言之，D 型肝炎病毒必須在 B 型肝炎病毒存在下才能成功繁殖。

(2) **基因體為環狀單股 RNA**，外殼呈二十面體對稱（圖 14-7）。

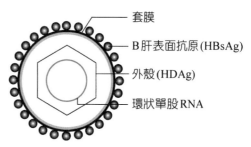

圖 14-7 D 型肝炎病毒的構造

(3) 病毒抗原(hepatitis D antigen, HDAg)組成外殼。

(4) **直接破壞肝臟細胞，因此被稱為最危險的肝炎病毒。**

4. **傳播途徑：血液、體液、性行為（尤其是性交易）。**

5. **致病機轉**

(1) 同時感染(co-infection)：較少見，B 型與 D 型肝炎病毒同時感染，主要發生在共用針頭者。

(2) 覆加感染(super-infection)：較常見，D 型肝炎病毒感染 B 型肝炎帶原者，前者進入存有 HBsAg 之肝細胞後繁殖，其結果較同時感染嚴重。

6. **疾病**：D 型肝炎(type D hepatitis)，潛伏期為 1~2 個月左右。

(1) 同時感染：加重 B 型肝炎之病情，提高肝衰竭、猛爆性肝炎的發生率。宿主的細胞性免疫若能順利清除 B 型肝炎病毒，D 型肝炎病毒即無法複製，症狀便可痊癒，預後極佳，不會演變成慢性肝炎。

(2) 覆加感染：少數帶原者或慢性肝炎患者感染 D 型肝炎後，通常在 3 週內出現猛爆性肝炎；除此之外，覆加感染亦能縮短帶原者出現肝硬化的時間。

7. **實驗室診斷**：血清學法檢驗抗原(HBsAg、HDAg)與抗體(anti-HDV)，值得注意的是此種抗體不具保護效果。

8. **治療**：干擾素－α (interferon-α)。

9. **預防**

(1) 接種 B 型肝炎疫苗可有效杜絕 D 型肝炎感染。

(2) 安全性行為、謹慎篩選血源、勿重複使用注射針頭。

五、 E 型肝炎病毒 (Hepatitis E Virus, HEV) [hɛpəˈtaɪtɪs i ˈvaɪrəs]

1. **科別**：E 型肝炎病毒科(*Hepeviridae*)。

2. **構造與特性**

(1) 直徑 27~34 奈米，無套膜，但極為脆弱，溫度變化、蛋白酶的作用皆能使其喪失感染力。

(2) 基因體為正性線狀單股 RNA，外殼呈二十面體（圖 14-8）。

(3) 宿主細胞質內複製基因體、合成蛋白質。

3. **傳播途徑**：胃腸道。

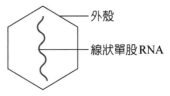

圖 14-8　E 型肝炎病毒的構造

4. **致病機轉**：類似 A 型肝炎病毒。

5. **疾病**：E 型肝炎(type E hepatitis)，急性肝炎之一，潛伏期為 1~2 個月。

   (1) 症狀與 A 型肝炎類似，不會轉為帶原或惡化為慢性肝炎、肝硬化、肝癌。

   (2) **孕婦若遭受感染極可能衍成猛爆型肝炎，死亡率高達二至四成。**

   (3) E 型肝炎流行於印度、中國、尼泊爾、墨西哥等國；雨季或洪水後常造成疫情。

6. **實驗室診斷**

   (1) 血清學法：檢測患者血中的抗體 anti-HEV。

   (2) 反轉錄聚合酶連鎖反應(RT-PCR)：檢測檢體中的 E 型肝炎病毒 RNA。

7. **治療**：支持療法。

8. **預防**：改善水源與飲用水的處理方法。

六、 G 型肝炎病毒 (Hepatitis G Virus, HGV) [hɛpəˈtaɪtɪs dʒi ˈvaɪrəs]

1. **別名**：GB virus C，1995 年首次現蹤。

2. **科別**：黃病毒科(*Flaviviridae*)。

3. **構造與特性**

   (1) 具套膜，對有機溶劑敏感。

   (2) 基因體為正性線狀單股 RNA，外殼呈二十面體對稱。

   (3) 宿主細胞質內複製基因體，合成蛋白質。

4. **傳播途徑**：血液。

5. **疾病**：G 型肝炎(type G hepatitis)。**患者中二成是血友病患，三成是洗腎者，五成是吸毒者。**

6. **實驗室診斷**：利用反轉錄聚合酶連鎖反應(RT-PCR)，檢測 G 型肝炎病毒之 RNA。

7. **治療**：支持療法。

8. **預防**

   (1) 嚴格篩選血源，避免造成輸血後感染。

   (2) 不可共用針頭。

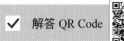

EXERCISE　學習評量　　　　　　　✓ 解答 QR Code

(　) 1. 針對 B 型肝炎病毒血清的研究，以一般的方法無法自血液中測得下列哪一種抗原或抗體？(A) HBc 抗體　(B) HBc 抗原　(C) HBs 抗體　(D) HBs 抗原

(　) 2. 肝炎病毒中，下列何者和原發性肝細胞癌或肝硬化最相關？(A) A 型　(B) B 型　(C) E 型　(D) G 型

(　) 3. 目前哪一型肝炎，可使用疫苗有效預防嬰兒被母親感染肝炎？(A) A 型　(B) B 型　(C) C 型　(D) D 型

(　) 4. 肝炎病毒中，唯一屬於 DNA 病毒的是下列哪一種病毒？(A) A 型肝炎病毒　(B) B 型肝炎病毒　(C) C 型肝炎病毒　(D) D 型肝炎病毒

(　) 5. 有關 A 型肝炎病毒(HAV)的敘述，下列何者錯誤？(A) HAV 曾被稱為腸病毒 72 型　(B)感染 HAV 後，不會轉為慢性肝炎(chronic hepatitis)　(C) HAV 抗原變異大，目前尚無疫苗可以使用　(D) HAV 常經由文蛤、牡蠣的汙染而引起 A 型肝炎的流行

(　) 6. 哪一種肝炎病毒不經由血液感染？(A) A 型肝炎病毒　(B) B 型肝炎病毒　(C) C 型肝炎病毒　(D) D 型肝炎病毒

(　) 7. 下列何種肝炎病毒，主要經由飲食傳染？(A) B 型肝炎病毒　(B) C 型肝炎病毒　(C) D 型肝炎病毒　(D) E 型肝炎病毒

(　) 8. 肝炎病毒感染後，下列何者只會造成急性肝炎，並不會導致長期慢性感染的發生？(A) A 型肝炎病毒　(B) B 型肝炎病毒　(C) C 型肝炎病毒　(D) D 型肝炎病毒

(　) 9. 對於在臺灣好發的肝炎病毒感染，干擾素主要用於治療下列何種肝炎？(A) A　(B) C　(C) E　(D) G

(　) 10. 肝炎病毒中，哪一種是引起輸血後肝炎的主要病毒？(A) A 型肝炎病毒　(B) D 型肝炎病毒　(C) C 型肝炎病毒　(D) E 型肝炎病毒

(　) 11. 病患若先感染 B 型肝炎病毒後，再感染下列何種肝炎病毒，極易引發猛爆性肝炎？(A) A 型　(B) C 型　(C) D 型　(D) E 型

(　) 12. 對於「D 型肝炎」的敘述，下列何者錯誤？(A)可稱為 α 型病原體肝炎　(B)活化複製需要 B 型肝炎病毒(Hepatitis B virus)的輔助　(C)病原體屬於類病毒、擁有套膜及環型 RNA　(D)會引起猛爆型肝炎

（　）13. 小潔是護理系新鮮人，在入學健康檢查時曾進行 B 型肝炎病毒檢驗，依據血清檢驗結果判斷，下列何種人在進入醫院實習前，一定要接種 B 型肝炎疫苗？ (A) HBsAg(+)、anti-HBs(−)　(B) HBsAg(−)、anti-HBs(−)　(C) HBsAg(+)、anti-HBs(+)　(D) HBsAg(−)、anti-HBs(+)

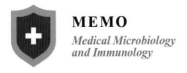

MEMO
*Medical Microbiology
and Immunology*

感染性蛋白質與類病毒
Prion and Viroid

15-1　感染性蛋白質

Proteinaceous Infectious Particles, Prion

一、 構造與特性

1. 別稱：普利昂(prion)或變性蛋白。

2. 無基因體，由變性蛋白(PrP^{sc})集結而成。

3. 抗性極強，熱、甲醛、放射線、蛋白酶皆無法破壞其感染力。

4. 不會刺激發炎反應生成，亦不會誘導免疫細胞製造細胞激素（相關明說見第 21 章）。

5. 感染多種脊椎動物，但不具物種專一性。

6. 無法以血清學法檢出。

二、 傳播途徑

食物、傷口、移植物、染色體、侵入性醫療器材。

三、 致病機轉

感染性蛋白質入侵牛、羊、人等脊椎動物的中樞神經後，即誘導神經細胞膜內的正常普利昂(PrP^c)改變為變性蛋白(PrP^{sc})。日積月累下，變性蛋白聚集成澱粉斑塊，導致細胞空泡化、星狀細胞增生肥大、神經與膠原細胞融合，最後造成**海綿狀腦病**(spongiform encephalopathy)。

四、 疾病

1. **人類**
   (1) 古典型庫賈氏症(classic Creutzfeldt-Jakob disease, classic CJD)：**食入病牛內臟，尤其是腦組織所致**；病例數最多，約占八成。症狀包括進行性失智、失憶、譫妄、行為改變、肌肉痙攣、語言障礙、運動失調等，病程約 7 個月。存在患者腦部病變處的澱粉樣斑塊較少，淋巴組織內亦無普利昂，約在發病後 3~12 個月內死亡。
   (2) 新型庫賈氏症(varian Creutzfeldt-Jakob disease)：好發於年輕人，感染途徑與古典型庫賈氏症相似，病程為 14 個月。病變處的澱粉樣斑塊較古典型多，淋巴組織內亦可發現普利昂；患者多在發病後 3~12 個月內死亡。
   (3) 醫源型庫賈氏症(iatrogenic Creutzfeldt-Jakob disease)：注射含普利昂之胎盤素、腦下垂體激素、移植含有普利昂之組織，抑或使用遭普利昂汙染之侵入性醫療器材均可能發生此症。患者的病徵與古典型庫賈氏症相同。
   (4) 遺傳型庫賈氏症(familial Creutzfeldt-Jakob disease)
      A. 致命性家族性失眠症(fatal familial insomnia)：初期症狀包括入睡困難、肌肉痙攣僵硬，最後完全無法入睡、失智。患者多在 40~60 歲發病，症狀出現後 7~36 個月內死亡。
      B. 格斯二氏綜合症候群(Gerstmann-Straussler-Scheinker syndrome, GSS syndrome)：傳染性失智症，極罕見。患者一般在 35~55 歲發病，初期症狀包括步履不穩、行動困難、肌肉協調差，之後出現言語不清、進行性失智、肌肉痙攣、失明、失聰等。
   (5) 古魯症(Kuru disease)：亦稱顫抖症，僅流行於巴布新幾內亞島，潛伏期長達 30 年，症狀出現後 1 年內即死亡。
2. **牛**
   (1) 名稱：牛海綿狀腦病(bovine spongiform encephalopathy, BSE)，簡稱狂牛症(mad cow disease)。
   (2) 病因：牛飼料中摻雜來自病羊的骨粉，致使牛隻感染。
3. **羊**：刮搔症(scrapie)或稱搔癢症，普利昂引起腦部病變之首例。

五、 預防與治療

1. **預防**

    (1) 庫賈氏症患者不可捐血或捐贈器官。

    (2) 曾注射牛生長激素、牛胎盤素、牛胰島素或腦下垂體激素者絕對不可捐血。

    (3) 避免食用來自疫區之牛肉或其內臟。

    (4) 醫療器材必須徹底滅菌，方法有二。

        A. 浸泡在漂白水(5% NaOCl)或氫氧化鈉(1~2% NaOH)溶液中 1 小時，再以高壓蒸氣滅菌 1 小時。

        B. 直接以高壓蒸氣滅菌法處理（132°C 以上，1 小時）。

2. **治療**：支持療法。

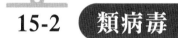

15-2　類病毒

Viroid

一、 構造與特性

1. 無外殼，但擁有線狀單股 RNA。

2. 直徑約一般病毒的十分之一。

3. 感染植物且能在植物間傳播。

二、 疾病

　　柑橘裂皮病、馬鈴薯紡錘塊莖病、木瓜環斑病、黃瓜鑲嵌病、大麥黃萎病等。

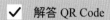

(　) 1. 狂牛症的致病原和下列何種疾病的致病原具有相同構造特性？(A)狂犬病 (B)亞急性硬化泛腦炎(subacute sclerosing panencephalitis)　(C)羊的刮騷症 (scrapie)　(D)麻瘋病

(　) 2. 有關變性蛋白(prion)之敘述，下列何者錯誤？(A)每個人的細胞中均帶有可製造變性蛋白的基因　(B)感染變性蛋白後往往要經過很長的潛伏期才發病 (C)變性蛋白不是病毒，不會刺激宿主產生干擾素　(D)主要傳染途徑為食入，再隨患者糞便排出，造成傳染

(　) 3. 對於可能是造成人類恐慌的狂牛症病原的感染性蛋白(prion)之敘述，何者正確？(A)是一含 RNA 的病毒　(B)對熱及福馬林等消毒劑極具抗性　(C)可引起干擾素的反應　(D)潛伏期短

(　) 4. prion 是一種非典型的慢性病毒，主要引發人體哪一部位發生海綿狀病變？ (A)腦部　(B)心臟　(C)肝臟　(D)肺臟

(　) 5. 下列何種疾病不是經由 prion 所導致？(A)狂牛症　(B)羊搔癢症　(C)人類顫抖症(Kuru disease)　(D)結膜炎

(　) 6. 蛋白質感染原(prion)是非微生物性的病原體，下列敘述何者正確？(A)患者腦部成海綿狀空泡化　(B)患者有強烈的發炎反應，會有發燒現象　(C)致病原可用一般消毒滅菌方法將之殺死　(D)患者會產生抗體等免疫反應

(　) 7. 下列何者不是 prion 的主要特性？(A)可濾過性，具傳染性　(B)具有蛋白質 (C)不具有核酸　(D)可引起免疫反應

(　) 8. 有關庫賈氏病(Creutzfeldt-Jakob disease, CJD)的敘述，下列何者錯誤？(A)大部分患者曾暴露到牛海綿狀腦病(bovin spongiform encephalopathy)致病原 (B)為 prion 蛋白所引起　(C)目前並無特殊療法可以延緩疾病的進程，以支持性治療為主　(D)無法利用血液檢驗(serologic tests)檢出

(　) 9. 下列對於變性普利昂蛋白(prion)之敘述，何者錯誤？(A)潛伏期短，感染數週即可發病　(B)其感染無季節性差別　(C)可藉由侵入性醫療裝置傳染　(D)目前無藥可用

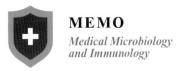

MEMO
Medical Microbiology and Immunology

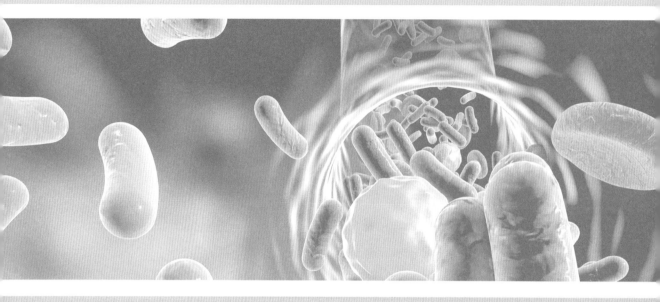

就細胞構造而論，寄生蟲與真菌較為相似，二者皆是真核微生物(eukaryotic microbes)；但前者缺乏細胞壁，屬於動物界，後者具細胞壁，屬於植物界。

寄生蟲有單細胞與多細胞之分，前者為原蟲(protozoa)，例如弓蟲、瘧原蟲、阿米巴；後者為蠕蟲(helminths)，例如線蟲、吸蟲、條蟲。

一、生活史(Life Cycle)

寄生蟲的生長、發育、繁殖過程極為複雜，通常需要一或多種生物（宿主）參與才能進行。大抵而論，所需宿主愈多，寄生蟲的存活率愈低。為彌補先天上的劣勢，此類寄生蟲演化出極為發達的生殖器官，目的是產生大量子代以延續蟲種。

二、宿主(Host)

依據參與寄生蟲（蟲卵、幼蟲、成蟲）的發育過程，將宿主區分為以下三類。

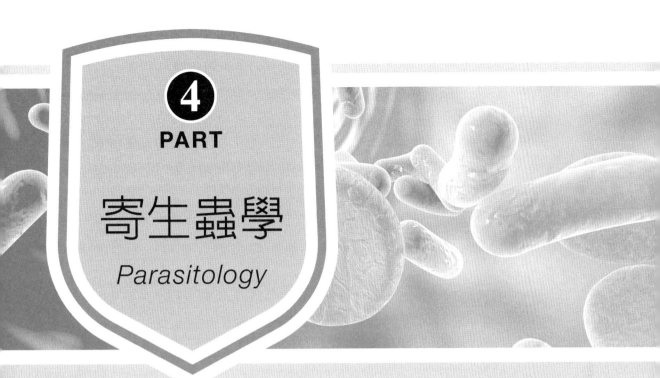

PART ④

寄生蟲學
Parasitology

1. **中間宿主**(intermediate host)：凡是被幼蟲寄生或在其體內進行無性生殖者皆屬於中間宿主，生活史較為複雜之寄生蟲可能需要多個中間宿主，因此可以按照順序稱為第一中間宿主、第二中間宿主，依此類推。

2. **終宿主**(definitive host)：遭成蟲寄生或在其體內進行有性生殖者皆為終宿主。

3. **保蟲宿主**(reservoir host)：此類宿主提供寄生蟲養分與棲息地，因此是主要感染源。一般而論保蟲宿主通常是人類以外的物種，例如牛、豬、鼠等。

三、致病機轉(Pathogenesis)

1. 吸取養分，造成貧血或營養不良。

2. 利用機械作用破壞黏膜或引起阻塞。

3. 蟲體直接破壞細胞或利用其分泌的酵素使細胞受損，抑或是間接引起過敏反應。

Medical Microbiology and Immunology

16 Chapter

原　蟲
Protozoa

　　原蟲是單細胞寄生蟲,擁有細胞膜、細胞質與細胞核;細胞質內有胞器與酵素群,營養、代謝、產能可以在此處進行。除此之外,它們尚有維持外形的堅硬表皮與負責運動之鞭毛或纖毛。鞭毛較長,數目依著蟲種而不同,通常 1~8 條;纖毛較短,覆蓋在蟲體外表,除能運動外,亦負責攝食、感應。阿米巴較為特殊,它既無表皮,亦缺乏鞭毛或纖毛,但能利用細胞質流動形成的偽足,進行攝食與移動。

　　原蟲的繁殖方式有二,一是較常用的無性生殖法,例如二分裂或裂體生殖;二是雌、雄配子體結合的有性生殖法。原蟲利用飲水、食物、病媒或性行為感染人類,造成腸道、血液、皮膚、生殖泌尿道等處之病變,如下所示。

1. **腸道**:隱孢子蟲、痢疾阿米巴、梨形鞭毛蟲、大腸纖毛蟲。

2. **血球或血液**:錐蟲、瘧原蟲。

3. **中樞神經**:棘阿米巴、福氏內格里阿米巴。

4. **皮膚、黏膜與內臟**:利什曼原蟲。

5. **生殖泌尿道**:陰道滴蟲。

6. **胎兒**:弓蟲。

16-1　阿米巴 ☑
Amoeba

一、痢疾阿米巴 (*Entamoeba histolytica*) [ɛntə′mibə hɪstə′lɪtɪkaɪ]

1. **致病力居所有阿米巴之冠。**

2. **形態**(圖 16-1)

(1) **囊體**(cyst):亦稱胞囊,直徑 10~20 微米(μm, $1\times10^{-6}m$),擁有四個細胞核。無運動性,**但具感染力,可長時存在環境中。**

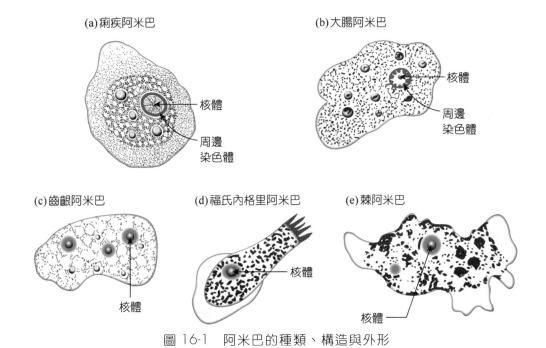

圖 16-1　阿米巴的種類、構造與外形

(2) **營養體**(trophozoite)：亦稱滋養體，直徑 12~60 微米，僅有單個細胞核。**具運動性，負責攝食、繁殖，但無感染力**。值得一提的是痢疾阿米巴以人類紅血球為主要營養來源。

3. **生活史**（圖 16-2）

   (1) 囊體經水、食物進入腸道，脫囊後釋出小阿米巴，接著進行代謝、發育，再長為營養體。

   (2) 營養體以二分裂法繁殖，新生之後代中有些續留腸道，有些侵入其他組織引起病變。囊體會隨患者的糞便排出體外汙染水與食物，重啟感染人類的生活史。

4. **疾病與治療**

   (1) 痢疾(dysentery)：營養體的快速繁殖對腸道黏膜細胞造成溶解性破壞，最後導致潰瘍，症狀包括腹瀉、腹痛、血便。常用的治療劑為 metronidazole、chloroquine。

   (2) 結腸炎(colitis)：痢疾阿米巴主要在結腸、直腸與闌尾繁殖，最終引起結腸炎、急性腸穿孔。治療時可單獨使用 chloroquine 或與 iodoquinol 併用。

   (3) 膿瘍(abscess)：腸道中的營養體經血液進入肝（最常見）、肺、腦等處造成，metronidazole 與 dehydroemetine 併用能治療此症。患者的痰液若呈暗紅色表示其中可能含有痢疾阿米巴，因此照護時必須慎防感染。

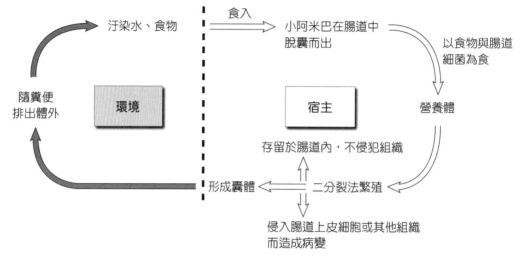

圖 16-2　痢疾阿米巴的生活史

5. **傳播途徑**

(1) 胃腸道。

(2) **性行為：口交、肛交。**

(3) 精神病院、日照中心以及擁擠之難民營，皆應注意痢疾阿米巴的散播與感染。

二、 福氏內格里阿米巴 (*Naegleria fowleri*) [neˈglirɪə ˈfaʊlərɑɪ]

1. **自由營生，可獨立完成生活史，不需依賴其他物種。**

2. **形態**

(1) 囊體：存在水域中。

(2) 營養體：存在受感染的組織中，它會轉型為擁有二條鞭毛之「鞭毛蟲體」，營養體與鞭毛蟲體可以相互轉換。

3. **傳播途徑與生活史**（圖 16-3）：人類若在含有福氏內格里阿米巴的水域游泳，**阿米巴可能經鼻腔進入體內引起病變。**

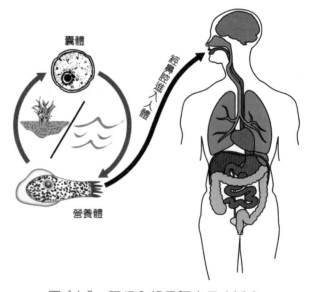

圖 16-3　福氏內格里阿米巴生活史

4. **疾病與治療**：原發性腦膜炎(primary encephalitis)，臨床上以 amphotericin B 治療。

三、 棘阿米巴 (*Acanthamoeba* spp.) [əˊkanθəmibə]

1. **自由營生，不需寄生在任何宿主體內即可獨立完成生活史。**

2. **形態**：囊體與營養體。

3. **傳播途徑與生活史**（圖 16-4）：棘阿米巴的囊體或營養體**經血液、呼吸道或其他途徑感染人類，進犯眼與中樞神經**，造成嚴重且不易治療之感染症。此種原蟲的囊體與營養體會同時出現在病變處。

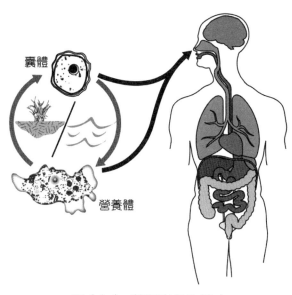

圖 16-4 棘阿米巴生活史

4. **疾病與治療**

(1) **角膜炎**(keratitis)

A. dibromopropamide 眼藥膏。

B. propamide isethionate 眼藥水。

(2) **肉芽腫性阿米巴腦炎**(granulomatous amoebic encephalitis)：ketoconazole、sulfamethazine 為此症之主要治療劑。

16-2 瘧原蟲

Plasmodium

一、 種類

1. 間日瘧原蟲(*Plasmodium vivax*) [plæzˊmodɪəm ˊvaɪvæks]。

2. 卵型瘧原蟲(*Plasmodium ovale*) [plæzˊmodɪəm oˊvelɪ]。

3. 三日瘧原蟲(*Plasmodium malariae*) [plæzˊmodɪəm məˊlɛrɪeɪ]。

4. 惡性瘧原蟲(*Plasmodium falciparum*) [plæzˊmodɪəm fælsɪˊpærəm]。

二、 形態

1. **營養體**(trophozoite)：呈環形或戒指形，存在患者的紅血球內。

2. **裂殖小體**(merozoite)：營養體無性生殖後產生之子代，存在患者的紅血球中。

3. **配子體**(gametocyte)：裂殖小體自紅血球釋出後，有些繼續感染其他紅血球，有些分化為雌或雄配子體；二者皆具有鞭毛，但雌配子的體型較大。

4. **孢子體**(sporozoite)：雌、雄配子體進入瘧蚊結合形成合子(zygote)，後者發育為卵動子再產下擁有單套染色體之孢子體。

三、 繁殖法

1. **無性生殖**
   (1) 裂殖生殖：營養體使用的繁殖方式。
   (2) 孢子生殖：瘧蚊體內的卵動子利用此法產生大量孢子體。

2. **有性生殖**：雌、雄配子體自患者血液進入瘧蚊體內後，結合為卵動子的過程。

四、 生活史（圖 16-5）

1. **人體內**
   (1) 紅血球外期(exoerythrocytic stage)：雌蚊叮人之際，孢子體順勢進入血液，接著侵入肝實質細胞分裂繁殖，數日後產生大量裂殖小體。它們在細胞破裂時釋出，成為首波攻擊紅血球之瘧原蟲。

   > 註：**間日與卵形瘧原蟲會先形成隱眠小體**，經數週或數月的休眠期後，再活化為能進行無性生殖的形態，此種現象與間日瘧、卵形瘧之復發有關。**惡性與三日瘧原蟲不會形成隱眠小體**，僅裂殖小體進入紅血球的循環，因此只要清除血液中的瘧原蟲便能防止惡性瘧與三日瘧的復發。

   (2) 紅血球內期(erythrocytic stage)：具感染力之裂殖小體進入紅血球後，先分化為營養體再轉形為裂殖小體，後者的繁殖導致紅血球破裂。釋出之裂質小體繼續感染其他紅血球。值得一提的是部分裂殖小體在紅血球破裂前分化為雌或雄配子體，當瘧蚊叮咬患者時即進入蚊體內。

2. **瘧蚊體內**：雌、雄配子在瘧蚊體內結合成卵動子，鑽入胃壁後便在其中進行無性生殖，產生大量孢子體。孢子體再逆行至唾液腺，當瘧蚊叮咬健康人時，便由其口器（吻）進入血液，開始另一段生活史。

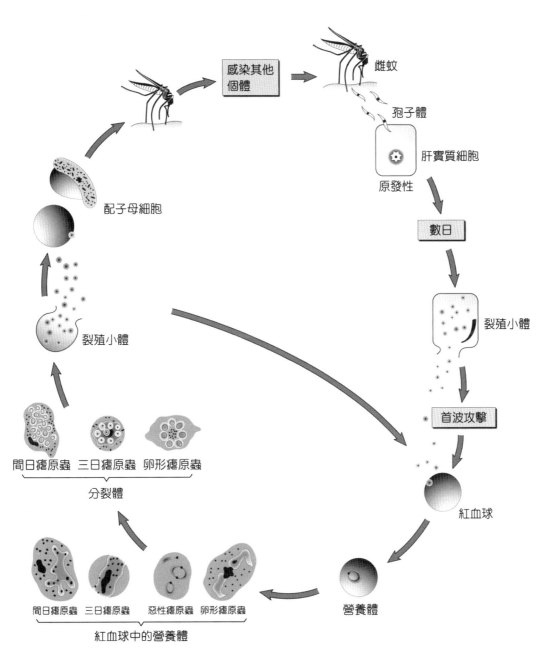

圖 16-5 瘧原蟲生活史

五、 疾病與症狀

1. **疾病**：瘧疾(malaria)，俗稱「打擺子」，或古籍記載之「瘴氣」。臨床上依據瘧原蟲種類將它分為以下四類。

   (1) **間日瘧**(vivax malaria)

   　A. 病原菌：間日瘧原蟲。

   　B. 症狀：**平均每 2 日發生週期性病變，它是最常見且唯一流行於溫帶之瘧疾**。患者雖有貧血，但不會出現腎臟與中樞神經病變。由於間日瘧原蟲在繁殖過程中會產生休眠小體，因此患者痊癒後常有症狀復發的現象。

   (2) **惡性瘧**(malignant malaria)

   　A. 病原菌：惡性瘧原蟲。

   　B. 症狀：**16~36 小時出現週期性病變，症狀最為嚴重**，包括貧血、腎功能受損、中樞神經異常。

   (3) **卵形瘧**(ovale malaria)

   　A. 病原菌：卵形瘧原蟲。

   　B. 症狀：貧血、緩和型中樞神經病變，症狀最輕；發病週期與間日瘧相同。

   (4) **三日瘧**(tertian malaria)

   　A. 病原菌：三日瘧原蟲。

   　B. 症狀：平均每 3 日出現週期性病變，症狀包括貧血、腎功能異常，少數患者會出現中樞神經病變。

2. **典型症狀**

   (1) **週期性病變：依序出現發冷、發熱與發汗期。**

   　A. 發冷期：高燒導致發冷現象。

   　B. 發熱期：裂殖小體的釋出導致紅血球破裂，產生的碎片會刺激腦下垂體控溫中心，引起發燒，熱度通常持續數小時之久。

   　C. 發汗期：患者發燒導致大量出汗，體溫因此驟降。

   (2) **貧血**(hemolytic anemia)：**以惡性瘧最為嚴重**。如前所述，裂殖小體釋出時會破壞紅血球；除此之外，患者的免疫系統會產生破壞正常紅血球之自體抗體（autoantibody，相關說明見第 20 章）。二種機轉的共伴作用下，紅血球遭受重創，最後造成貧血。

3. **併發症**(complicaion)：好發於惡性瘧。

 (1) **腦性瘧疾(cerebral malaria)：最嚴重的併發症，死亡率極高。**

 (2) 黑水熱(blackwater fever)：血管內溶血造成腎衰竭與血紅素尿症。

 (3) 腎病變(retinal damage)：多發生在兒童，嚴重時可能出現急性腎衰竭。

 (4) 發冷性瘧疾(algid malaria)：惡性瘧原蟲與革蘭氏陰性菌合併感染所致，症狀包括敗血症、肺水腫、寒顫、低血壓，但極為罕見。

 (5) 熱帶脾腫大症候群(tropical splenomegaly sydrome)：患者的脾臟極度腫大，血清內有高濃度抗體，死亡率近五成。

六、 傳播途徑

瘧蚊叮咬、輸血時重複使用針頭。

七、 治療

1. **惡性瘧**：chloroquine，無療效者（患者體內的瘧原蟲具抗藥性）可改用 dapsone、quinine、sulfadoxine、pyrimethamine。

2. **間日瘧與卵形瘧**：primaquine。

3. **三日瘧**：chloroquine。

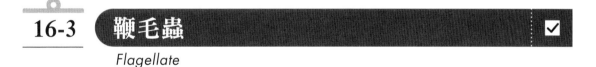

16-3　鞭毛蟲 ☑

Flagellate

一、 種類

1. 梨形鞭毛蟲

2. 陰道滴蟲

3. 麥氏唇鞭毛蟲

4. 人毛滴蟲

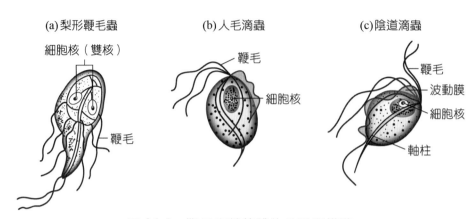

(a)梨形鞭毛蟲　　　　(b)人毛滴蟲　　　　(c)陰道滴蟲

細胞核（雙核）

鞭毛

鞭毛

鞭毛
波動膜
細胞核

細胞核

細胞核

鞭毛

軸柱

圖 16-6　鞭毛蟲營養體的外形與構造

二、梨形鞭毛蟲 (*Giardia lamblia*) [dʒiˊɑrdɪə ˈlæmblɪə]

1. **形態**
   (1) **營養體：具繁殖力**，長 9~21 微米，寬 5~15 微米。營養體前寬後窄（圖 16-6a）、二側對稱，呈梨狀；其前端、後端、側面與腹面各有 1 對鞭毛。除此之外，營養體前端有 2 個細胞核，腹面有吸附器能附著在小腸壁上獲取養分。
   (2) **囊體：具感染力**，擁有鞭毛與 4 個細胞核，長 8~14 微米，寬 7~10 微米，呈卵圓形。

2. **傳播途徑**：胃腸道。

3. **生活史與疾病**：梨形鞭毛蟲的囊體隨飲水或食物進入腸道，發育為營養體後吸附在小腸黏膜上繁殖（圖 16-7），造成**腸炎**(enteritis)。症狀包括嘔吐、腹瀉、脹氣、吸收不良，嚴重者出現脂便、免疫球蛋白減少、血中蛋白質降低等現象。**除腸道外，梨形鞭毛蟲亦能寄生在患者的膽管與膽囊中。**

4. **治療**：mebendazole、metronidazole、quinacrine hydrochloride、tinidazole。

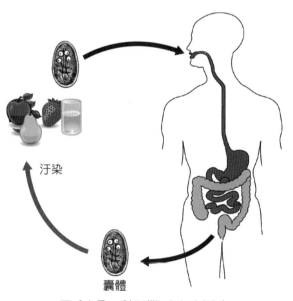

汙染

囊體

圖 16-7　梨形鞭毛蟲生活史

三、陰道滴蟲 (*Trichomonas vaginalis*) [trɪkə´monəs væʤɪ´nəlɪs]

1. **形態**：**此種原蟲僅有營養體**（圖 16-6c），長 5~15 微米，蟲體有 1 個細胞核以及 4 條負責運動之鞭毛。其他構造包括軸柱與波浪膜(undulating membrane)，前者協助陰道滴蟲吸附在生殖道黏膜細胞表面，後者是第 5 條鞭毛由前端向後延伸再加上原生質所形成之薄膜，具有旋轉能力。

2. **生活史極為簡單**（圖 16-8）：營養體進入陰道、尿道或前列腺後，立即以二分裂法繁殖。

3. **傳播途徑**：性行為，致病力低。

4. **疾病**

   (1) 生殖道病變(genital tract damage)：陰道炎(vaginitis)、子宮頸炎(cervicitis)、前列腺炎(prostatitis)、會陰搔癢發炎，白帶明顯增多。

   (2) 尿道炎(urithritis)：頻尿，解尿時疼痛。

   　以上二種疾病好發於性行為頻繁之女性。此種原蟲進入人體後會游離於陰道內，或利用軸柱吸附在陰道上皮細胞，繁殖後使陰道內的環境由酸性改變為中性，其他微生物的感染機率因此向上攀升。**臨床證據顯示陰道滴蟲症患者再感染愛滋病之機率是一般人的二倍。**

5. **治療**：metronidazole、tinidazole。夫妻、性伴侶應同時接受治療，避免發生乒乓感染(pin-pong infection)。孕婦（尤其是孕期 3 個月）禁用，必須施以緩和型局部療法。

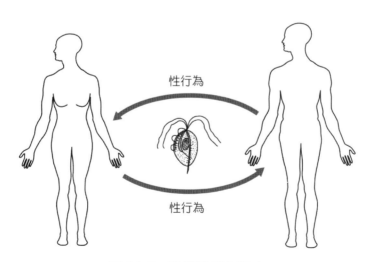

圖 16-8　陰道滴蟲生活史

四、麥氏唇鞭毛蟲 (*Chilomastix mesnili*) [kaɪləˈmæstɪks ˈmɛsnɪlaɪ]

1. **囊體**：長 5~15 微米，具鞭毛。

2. **營養體**：體長 10~20 微米，擁有 3 條鞭毛。

3. **無致病性**。

五、人毛滴蟲 (*Trichomonas hominis*) [trɪkəˈmonəs ˈhʌmɪnɪs]

外型（圖 16-6b）、大小皆與陰道滴蟲相似，雖能經胃腸道感染，但致病力極弱。

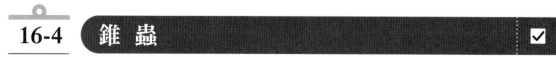

16-4　錐　蟲
Trypanosoma

錐蟲的外形因著所處環境而不同，通常可分為無鞭毛體、前鞭毛體、外鞭毛體與錐毛蟲體（圖 16-9）。

一、種類

1. 岡比亞錐蟲

2. 羅得西亞錐蟲

3. 克氏錐蟲

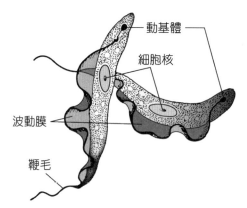

動基體
細胞核
波動膜
鞭毛

圖 16-9　錐蟲（錐毛蟲體）的外形與構造

二、 岡比亞錐蟲(*Trypanosoma brucei gambiense*)

[traɪpænəˈsomə ˈbrusɪaɪ gæmbɪˈɛnsɪ]、

羅得西亞錐蟲(*Trypanosoma brucei rhodesiense*)

[traɪpænəˈsomə ˈbrusɪaɪ rodɪsɪˈɛnsɪ]

1. 二者不僅在外型上難以區分，引起之症狀亦完全相同；但岡比亞錐蟲症多見於西非與岡比亞，羅德西亞錐蟲症則流行於東非、中非與羅德西亞。

2. 保蟲宿主為家畜或野生動物，二種錐蟲在病媒與患者體內進行繁殖時均有鞭毛。

3. **生活史**（圖 16-10）

采采蠅(tsetse fly)叮咬患者時，後者血液中的「錐毛蟲體」趁機進入蠅體內，接著在蠅胃中繁殖產生大量「短膜型蟲體」。隨後入侵腸道血腔再進入唾液腺，過程中發育為「錐毛蟲體」。當采采蠅叮咬健康人時，錐毛蟲體即入侵其血液與淋巴，分裂增殖後再侵犯中樞神經造成病變。

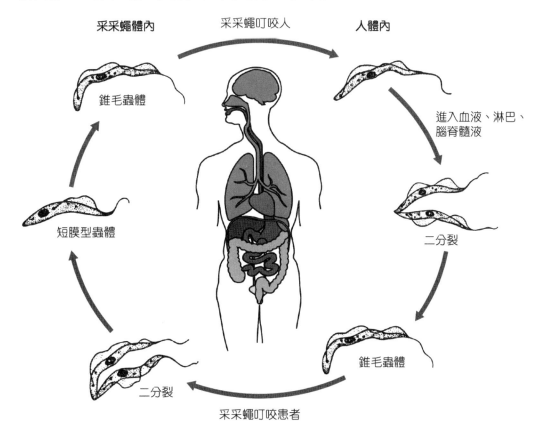

圖 16-10 岡比亞錐蟲、羅得西亞錐蟲生活史

4. **傳播途徑**：采采蠅叮咬。

5. **疾病與治療**：**非洲睡眠病**(African sleeping sickness)，或稱**非洲錐蟲病**(African trypanosomiasis)；依據病程發展將它分為初期與末期。

   (1) 初期：錐蟲侵入血液與淋巴，造成淋巴結（尤其是後頸部位）腫大；臨床上以 suramin 治療。

   (2) 末期：錐蟲進犯中樞神經，造成嗜睡、痙攣、輕癱、運動失調、昏迷等；以 melarsoprol 治療。

三、 克氏錐蟲 (*Trypanosoma cruzi*) [traɪpænəˈsomə ˈkruzaɪ]

1. 保蟲宿主為鼠、犬等動物，在患者體內繁殖時無鞭毛，但進入血液或錐鼻蟲便後則長出鞭毛。

2. **生活史**（圖 16-11）

　　錐鼻蟲(kissing bug)叮咬患者時，血液中的「錐毛蟲體」會進入錐鼻蟲並在其後腸內進行無性生殖，產生「短膜型蟲體」，待其長成「錐毛蟲體」後即釋入蟲便中。錐鼻蟲叮咬時會排出糞便，感染者抓癢破皮之際，「錐毛蟲體」即入侵皮下組織，繁殖後導致細胞破裂，大量蟲體再經血流進入器官，造成各種病變。

3. **傳播途徑**：錐鼻蟲叮咬。

4. **疾病與治療**

   (1) 疾病：**卡格氏病**(Chagas disease)，或稱**美洲錐蟲病**(American trypanosomiasis)。

   (2) 症狀：巨腸症、巨食道症、心臟病變，結膜炎與單側眼瞼水腫，皮膚出現紅斑硬結。

   (3) 治療：藥物(nifurtimox)與手術併用能改善巨腸症與巨食道症，裝入心律調節器可協助心臟規律跳動。

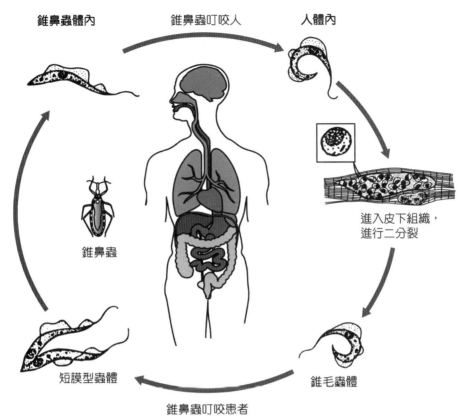

圖 16-11　克氏錐蟲生活史

16-5 利什曼原蟲

Leishmania

　　利什曼原蟲屬於人畜共同病原菌，因著宿主的不同，它能呈現無鞭毛體或前鞭毛體。

一、形態

1. **無鞭毛體**：無運動性，存在人類與動物的巨噬細胞內。

2. **前鞭毛體**（圖 16-12）：擁有鞭毛，具運動性，存在病媒（白蛉）體內。

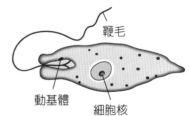

圖 16-12　利什曼原蟲（前鞭毛體）的外形與構造

二、 種類

1. 杜氏利什曼原蟲(*Leishmania donovani*) [liʃˈmeniə ˈdʌnʌˈvaniɪ]。

2. 熱帶利什曼原蟲(*Leishmania tropica*) [liʃˈmeniə ˈtropɪkə]。

3. 巴西利什曼原蟲(*Leishmania braziliensis*) [liʃˈmeniə ˈbræzɪliˈɛnsiɪ]。

4. 墨西哥利什曼原蟲(*Leishmania mexicana*) [liʃˈmeniə mɛksɪˈkanə]。

三、 生活史（圖 16-13）

1. 白蛉叮咬患者時「無鞭毛體」會進入其體內，發育為「前鞭毛體」後以二分裂法增殖後代。

2. 新生之「前鞭毛體」自白蛉的胃部移行至口器，當它叮咬健康人時，前鞭毛體便順勢進入組織再為巨噬細胞所吞食。

3. 「前鞭毛體」在巨噬細胞內轉形為「無鞭毛體」，之後大量繁殖，釋出之無錐毛蟲體接著破壞皮膚、黏膜、內臟（例如肝、脾），造成病變。

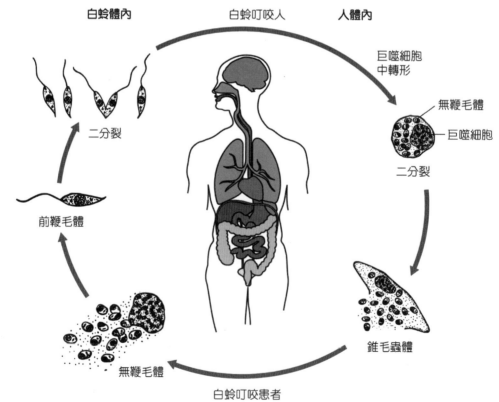

圖 16-13　利什曼原蟲生活史

四、 傳播途徑

白蛉叮咬、直接接觸、輸血。

五、 疾病與治療

1. **皮膚型利什曼原蟲症**(cutaneous leishmaniasis)
   (1) 病原菌：巴西利什曼原蟲、墨西哥利什曼原蟲。
   (2) 疾病：**東方瘡**(oriental sore)。
   (3) 症狀：下肢與臉部皮膚出現丘疹、結節與潰瘍。
   (4) 治療：pyrimethamine、sodium stibogluconate。

2. **皮膚黏膜型利什曼原蟲症**(mucocutaneous leishmaniasis)
   (1) 病原菌：巴西利什曼原蟲、墨西哥利什曼原蟲、熱帶利什曼原蟲。
   (2) 症狀：初期為口腔或鼻腔黏膜膿疱，之後轉為潰瘍且擴及咽部。
   (3) 治療：pyrimethamine、sodium stibogluconate。

3. **內臟型利什曼原蟲症**(visceral leishmaniasis)
   (1) 病原菌：杜氏利什曼原蟲、熱帶利什曼原蟲。
   (2) 疾病：**黑熱病**(kala-azar)。
   (3) 症狀：腹瀉、肝脾腫大、體重減輕、額頭與唇周圍之皮膚變黑。若未及時接受治療，死亡率恐高達八成。
   (4) 治療：sodium stibogluconate。

16-6 岡地弓蟲 ☑

Toxoplasma gondii [ˈtɔksɔplæsmə ˈgɔndɪaɪ]

弓蟲屬於絕對細胞內寄生性原蟲(obligate intracellular parasitic protozoan)，因此無法在細胞外生長、繁殖。它以貓科動物為終宿主與保蟲宿主，感染人、犬、鼠等哺乳動物，亦能經血液進入孕婦子宮感染胎兒[註]造成畸形。

註： 醫學上將感染胎兒之微生物集結為「TORCH」。其中「T」指的是弓蟲(*Toxoplasma gondii*)、「R」為德國麻疹病毒(rubella virus)、「C」是巨細胞病毒(cytomegalovirus)、「H」是單純疱疹病毒(herpes simplex virus)。「O」指的則是其他病原菌(others)，例如梅毒螺旋體、單核球增多性李斯特桿菌、B19 病毒、B 型肝炎病毒、水痘帶狀疱疹病毒、人類免疫缺乏病毒等。

一、 形態

1. **營養體**

    (1) 速殖子：具繁殖力，長 4~7 微米，寬 2~4 微米，如圖 16-14 所示。

    (2) 緩殖子：發育成具感染力之囊體，其大小與速殖子相似。

2. **卵囊**(oocyst)：雌、雄配子體在貓科動物的小腸上皮細胞中結合後形成卵囊，其體型較營養體大，外表覆有具保護性之鞘膜，因此能長時間存在環境中感染其他哺乳動物。

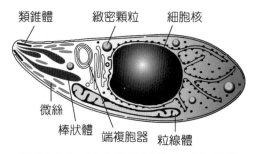

類錐體　　緻密顆粒　　細胞核

微絲

棒狀體　端複胞器　粒線體

圖 16-14　弓蟲營養體的外形與構造

二、生活史（圖 16-15）

　　貓便中的卵囊隨食物進入人體，之後在腸道發育為營養體，接著以二分裂法繁殖產生大量囊體。它們經血液感染腦部、肌肉及其他器官造成病變，亦能入侵胎盤感染胎兒，引起先天性弓蟲症。

三、 傳播途徑

1. **胃腸道**

    (1) 食入含有囊體且未煮熟之牛肉、豬肉或羊肉。

    (2) 誤食攜有囊體之機械性病媒（例如蒼蠅、蟑螂）接觸過的食物。

    (3) 清除貓排泄物後未洗手即進食。

2. **輸血**：弓蟲具有耐冷性，4°C 下可以存活 2 個月，因此能經由血液感染器官移殖者、愛滋病患等免疫能力不足個體。

3. **懷孕與生產**：婦女若在孕後 3~9 個月時感染，胎兒的症狀將更為嚴重。

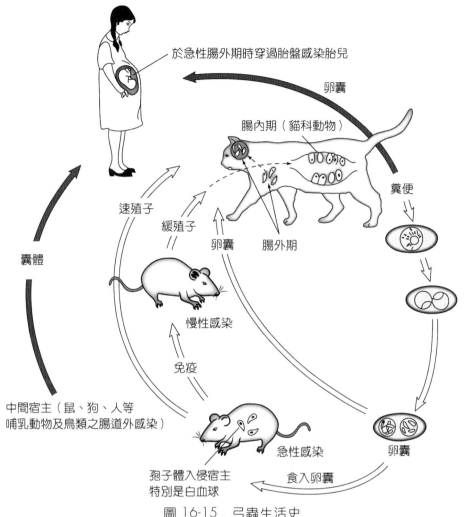

於急性腸外期時穿過胎盤感染胎兒

卵囊

腸內期（貓科動物）

速殖子

緩殖子

卵囊　腸外期

糞便

囊體

中間宿主（鼠、狗、人等
哺乳動物及鳥類之腸道外感染）

慢性感染

免疫

急性感染

卵囊

孢子體入侵宿主
特別是白血球

食入卵囊

圖 16-15　弓蟲生活史

四、 疾病

1. **先天性弓蟲症**(congenital toxoplasmosis)
   (1) 子宮內感染：一成出現腦炎、水腦症、小腦症、顱內鈣化、運動失調等症
       狀，15%出現肝脾腫大、視網膜脈絡膜炎。
   (2) 產道內感染：6 歲前可能出現內斜視、白內障、小眼畸形。

2. **弓蟲症**(toxoplasmosis)
   (1) **免疫功能健全者**：輕微且緩和之淋巴腺病、葡萄膜炎、視網膜脈絡膜炎等。
   (2) **免疫力不足者**：腦炎。

五、 治療

Pyrimethamine 與 sulfadiazine 合併治療，但前者會造成畸形胎，因此孕期 16 週內禁用。

16-7　大腸纖毛蟲 ☑

Balantidium coli [balænt´ɪdɪum ´kolaɪ]

一、 形態

1. **囊體**：具感染力，長 50~75 微米，初期有纖毛，之後消失。

2. **營養體**：體表為纖毛所覆蓋，體型較小者為 50 微米×30 微米，體型較大者為 110 微米×70 微米，如圖 16-16 所示。

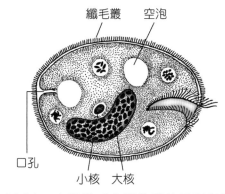

纖毛叢　空泡

口孔

小核　大核

圖 16-16　大腸纖毛蟲營養體的外形與構造

二、生活史

　　大腸纖毛蟲是感染人類的最大型原蟲，其囊體隨患者糞便排出體外，藉飲水與食物進入感染者的腸道。酵素的作用使囊體破裂轉形為營養體，後者再以二分裂法繁殖。新生成之營養體中，有些續留腸道，破壞上皮細胞、導致腸炎；有些進一步發育為囊體，經由糞便進入環境中，開始另一段生活史，如圖 16-17 所示。

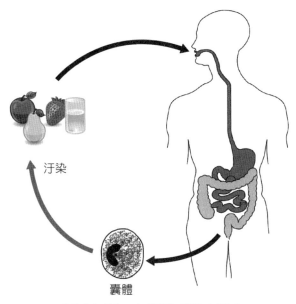

汙染

囊體

圖 16-17　大腸纖毛蟲生活史

三、 傳播途徑

經汙染的水與食物進入人體。

四、 疾病與治療

大腸纖毛蟲利用玻尿酸酶（玻璃糖酸酶）破壞腸道組織，誘導續發性細菌感染，造成腹瀉、結腸炎，**嚴重者可能出現赤痢、腸穿孔、腹膜炎**。常用之治療藥物包括 iodoquinol 、metronidazole、tetracycline。

16-8　微隱孢子蟲 ☑

Cryptosporidium parvum [krɪptəspəˈrɪdɪumˈpavəm]

微隱孢子蟲是一種小型球蟲，能感染所有脊椎動物；除此之外，它尚能**引起自體感染**(autoinfection)，此項特性不同於其他原蟲。

一、 形態

1. **卵囊**：具感染力，大、小配子結合後形成，囊體內有 4 個孢子。

2. **營養體**。

二、 生活史

1. 微隱孢子蟲的卵囊藉飲水或食物進入人體，並在小腸中釋出孢子；孢子進入上皮細胞發育為營養體，之後以無性生殖法產生裂殖體。

2. 裂殖體分化為大、小配子體，在患者體內結合成卵囊，再發育為成熟卵囊（圖16-18）；最後隨糞便排出體外汙染水與食物。

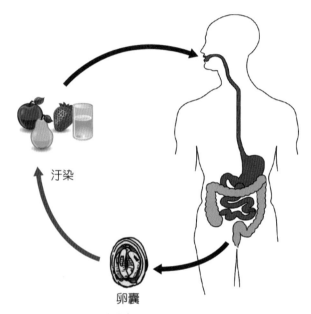

圖 16-18　隱孢子蟲生活史

三、 傳播途徑

經汙染的飲水及食物進入人體。

四、 疾病與治療

1. **一般人**：腹瀉、腸胃炎，症狀較輕，可自行痊癒，不需治療。

2. **免疫力不足者**：持續性嚴重腹瀉，以 nitazoxanide 治療外，尚需補充水分與電解質。

☑ **重點整理**

1. 構造：單細胞、堅硬表皮維持外形（阿米巴除外），利用鞭毛、纖毛、偽足或波浪板移動蟲體。

2. 發育過程中出現具感染力之囊體，以及負責繁殖之營養體。錐蟲無囊體，亦無營養體，其感染力來自錐毛蟲體。

3. 治療：amphotericin B, chloroquine, metronidazole。

4. 原蟲種類、傳播途徑與疾病：整理於下表。

原蟲種類	傳播途徑	疾病
痢疾阿米巴	胃腸道、性行為	痢疾、膿瘍、結腸炎
福氏內格里阿米巴	鼻孔吸入	腦膜炎
棘阿米巴	血液、呼吸道	腦炎、角膜炎
間日瘧原蟲	瘧蚊叮咬	貧血
三日瘧原蟲		貧血、腎功能異常
卵形瘧原蟲		貧血、中樞神經病變；症狀最輕
惡性瘧原蟲		貧血、腎病變、黑水熱、腦性瘧疾；症狀最嚴重
梨形鞭毛蟲	胃腸道	腸胃炎
陰道滴蟲	性行為	尿道炎、生殖道病變
岡比亞錐蟲	采采蠅叮咬	非洲睡眠病（非洲錐蟲病）
羅德西亞錐蟲		
克氏錐蟲	錐鼻蟲叮咬	卡格氏症（美洲錐蟲病）
杜氏利什曼原蟲	輸血、白蛉叮咬	內臟型利什曼原蟲症（黑熱病）
熱帶利什曼原蟲		內臟型利什曼原蟲症、皮膚黏膜型利什曼原蟲症
巴西利什曼原蟲		皮膚型利什曼原蟲症（東方瘡）、皮膚黏膜型利什曼原蟲症
墨西哥利什曼原蟲		
岡地弓蟲	輸血、懷孕、生產、胃腸道	弓蟲症、先天性弓蟲症
大腸纖毛蟲（體積最大的原蟲）	胃腸道	胃腸道病變
微隱孢子蟲		

EXERCISE 學習評量　　　　　　　　　　✔ 解答 QR Code

( ) 1. 會引起非洲睡眠病的原蟲為：(A)鞭毛蟲　(B)棘狀阿米巴　(C)利什曼原蟲 (D)錐蟲

( ) 2. 有關梨形鞭毛蟲的敘述，下列何者錯誤？(A)寄生在膽管附近　(B)主要藉汙染的飲用水而感染　(C)是極強的致病原，有很高的致死率　(D)營養體具有雙核

( ) 3. 有關弓蟲(*T. gondii*)的敘述，下列何者錯誤？(A)卵囊(oocyst)存在肌肉中　(B)會經胎盤感染造成胎兒水腦　(C)貓糞常是傳播媒介　(D)輸血是傳播途徑

( ) 4. 有關陰道滴蟲的敘述，下列何者錯誤？(A)女性感染者罹病程度從嚴重之全身感染到無症狀都有可能　(B)男性感染者通常不會有症狀，因此是極佳帶原者　(C)檢體由女性感染者之子宮頸取樣　(D)是常見的女性性病致病原

( ) 5. 瘧原蟲在肝臟細胞中進行：(A)減數分裂　(B)分裂繁殖　(C)接合生殖　(D)出芽生殖

( ) 6. 瘧疾除了藉由蚊子叮咬傳播外，還可在醫護行為時因下列何種行為而傳播？(A)輸血時，針頭重複使用　(B)導尿　(C)檢查糞便　(D)量體溫

( ) 7. 有關痢疾阿米巴(*Entamoeba histolytica*)患者的敘述，下列何者錯誤？(A)急性期時，在糞便中可見活動體　(B)患者紅褐色痰液可能有阿米巴　(C)病灶可能出現在全身各處　(D)成熟囊體有 8 個核

( ) 8. 下列哪一種寄生蟲可經由胎盤感染胎兒造成先天性感染？(A)痢疾阿米巴 (*Entamoeba histolytica*)　(B)梨形鞭毛蟲(*Giardia lamblia*)　(C)剛地弓形蟲 (*Toxoplasma gondii*)　(D)大腸纖毛蟲(*Balantidium coli*)

( ) 9. 腦性瘧疾(cerebral malaria)是由下列哪一種瘧原蟲所造成？(A)間日瘧原蟲 (*Plasmodium vivax*)　(B)卵圓瘧原蟲(*Plasmodium ovale*)　(C)惡性瘧原蟲 (*Plasmodium falciparum*)　(D)三日瘧原蟲(*Plasmodium malariae*)

( ) 10. 下列何種瘧原蟲會有復發現象(relapse)？(A)間日瘧原蟲＋卵圓瘧原蟲　(B)間日瘧原蟲＋惡性瘧原蟲　(C)惡性瘧原蟲＋三日瘧原蟲　(D)惡性瘧原蟲＋卵圓瘧原蟲

( ) 11. 下列哪一種寄生蟲可藉由肛交造成感染？(A)惡性瘧原蟲　(B)痢疾阿米巴 (C)蛔蟲　(D)梨形鞭毛蟲

（　）12. 在精神病院、難民營和擁擠的日間照護中心，要特別注意下列哪種寄生蟲的感染？(A)蛔蟲(*Ascaris lumbricoides*)　(B)鞭蟲(*Trichuris trichiura*)　(C)糞小桿線蟲(*Strongyloides stercoralis*)　(D)痢疾阿米巴(*Entamoeba histolytica*)

（　）13. 病人 4 個月前到非洲旅遊，回國後一星期因發燒 39℃，疲倦就醫，為證明其是否感染惡性瘧疾(*Plasmodium falciparum*)，應收集什麼檢體做鏡檢最適當？(A)糞便　(B)尿液　(C)血液　(D)痰

（　）14. 下列何種人體器官，最常受到腸外阿米巴病(extraintestinal amebiasis)原蟲的滋養體(trophozoite)入侵？(A)肺　(B)心臟　(C)肝　(D)腎臟

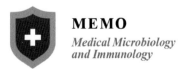

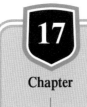

蠕蟲（一）─線蟲
Helminths (1)-Nematodes (Roundworms)

線蟲屬於多細胞寄生蟲，其外形渾圓細長、不分節；**雌雄異體**，且雌蟲較大、較粗、較長。它的生活史中有蟲卵(egg)、幼蟲(larva)與成蟲(adult worm)三階段，因此十分複雜。成蟲頭部有口囊，齒板存在其中，腹腔內有腸道，尾部有肛門；換言之，線蟲擁有演化相當完整的消化系統。

有些線蟲的蟲卵能直接在環境中發育為幼蟲，之後再感染人類腸道，例如蛔蟲、鉤蟲、糞線蟲、犬蛔蟲、棘顎口線蟲。有些必須進入中間宿主（水蚤、魚類、甲殼類或軟體動物）長成幼蟲後才能感染人類，例如海獸胃腺蟲、廣東住血線蟲。最特別的是卵胎型線蟲，由於它的蟲卵期極短，因此看似直接產下具感染力的幼蟲，如絲蟲、豬旋毛蟲、麥地那線蟲。

17-1 蛔 蟲 ☑

Ascaris lumbricoides [ˈæskərɪs lʌmbrɪˈkɔɪdɪs]

最常見的大型腸道寄生蟲，呈乳白色或粉紅色，體表有類似蚯蚓的環狀紋路。

一、形態（圖 17-1）

1. **成蟲頭部有唇瓣與小齒，協助蟲體吸附在小腸上。**
2. **雄蟲**：長 15~31 釐米(cm)，寬 2~4 毫米(mm)；尾部捲曲，有 1 對**交尾刺**。
3. **雌蟲**：長 20~49 釐米，寬 3~6 毫米。
4. **蟲卵**：45~75×35~50 微米(μm)，外表覆蓋厚壁，能長時存在溫暖潮濕的環境中。

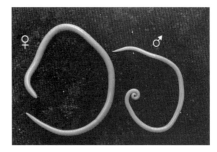

圖 17-1　蛔蟲的外形

二、 生活史（圖 17-2）

1. 蟲卵隨著患者糞便排出體外，之後發育為胚卵。

2. 胚卵經飲水或食物進入小腸，在酵素作用下幼蟲破殼而出，接著緩步移行至肝、心、肺。患者的吞嚥動作使它從食道、胃，重回小腸，最後長成雌蟲與雄蟲。

3. 成蟲在小腸交配，雌蟲每日約產下二十萬個蟲卵，它們經患者的糞便排出體外，隨時準備感染人類啟動另一段生活史。

三、 傳播途徑

胚卵經飲水與食物進入人體。

四、 疾病

1. **過敏**：幼蟲在內臟移行時能誘導抗體 IgE 生成（相關說明見第 21 章）、嗜酸性白血球分裂，造成咳嗽、氣喘、蕁麻疹，甚至引起肺炎。

2. **營養不良**：蛔蟲在小腸發育為成蟲時會消耗大量養分，導致貧血、發育不良或發育障礙。

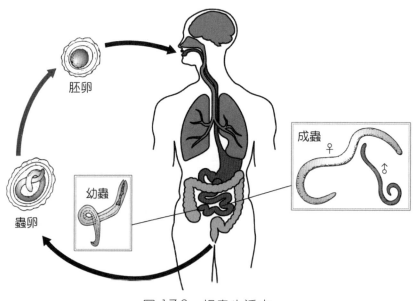

圖 17-2　蛔蟲生活史

3. **嚴重胃腸道病變**：大量成蟲在腸道時可能出現蟲體交相糾結，引起盲腸炎、腸穿孔、肝膿腫等急性併發症，死亡率較高。

4. **胃腸道不適**：噁心、嘔吐、腹瀉、便祕、消化不良等。

五、 治療

　　常用之藥物有 Mebendazole、piperazine citrate、pyrantel pamoate，患者若出現急性膽管炎或胰臟炎則需以手術移除蟲體。

17-2　鉤　蟲
Hookworms

　　寄生在小腸的寄生蟲，因擁有「鉤」而得名。

一、 形態（圖 17-3）

1. **雄蟲**：長 0.8~1.1 釐米，寬 0.45 毫米，尾部有交尾囊。

2. **雌蟲**：長 1~1.3 釐米，寬 0.6 毫米。

3. **成蟲的前端有口囊，其內有鉤，蟲體因此可以吸附在腸道上獲取營養。**

4. **蟲卵**：40×60 微米，卵殼薄且透明。

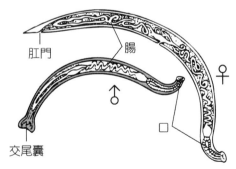

圖 17-3　美洲鉤蟲的外形與構造

二、 種類

1. **美洲鉤蟲**(*Necator americanus*) [nɪˈketə‿ æmɛrɪˈkanɪs]：口囊內有 2 對牙齒；引起之感染症盛行於北美、南美、印度。

2. **十二指腸鉤蟲**(*Ancylostoma duodenale*) [ænkləˈstomə‿ duədiˈnɛlɪ]：構造與美洲鉤蟲相似，但體型較小。引起之感染症盛行於歐洲、印度、中國、地中海地區。

三、 生活史（圖 17-4）

鉤蟲的生活史與蛔蟲極為相似，但胚卵必須在泥土裡依序發育為桿狀幼蟲、絲狀幼蟲後再鑽入皮膚，造成感染。據估計，成熟的十二指腸鉤蟲每日能產下 2 萬個蟲卵，美洲鉤蟲則產下 7,000 個蟲卵。

四、 傳播途徑

皮膚接觸。

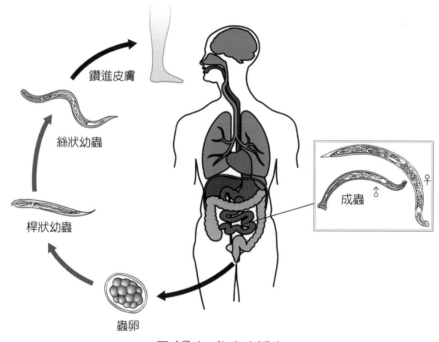

鑽進皮膚

絲狀幼蟲

桿狀幼蟲

蟲卵

成蟲 ♂ ♀

圖 17-4　鉤蟲生活史

五、 疾病

1. **皮膚病變**：幼蟲鑽入皮膚時引起丘疹、搔癢，接著轉為水疱、膿疱，結痂後痊癒。

2. **過敏**：幼蟲引起，其發生機轉與蛔蟲相同，但較少造成肺炎。

3. **腸道出血、缺鐵性貧血**：成蟲吸血時會分泌抑制血液凝固之毒素，導致急性胃腸道出血；但此種現象僅發生在鉤蟲數目極多之際。

4. **胃腸道不適**：消化不良、噁心、嘔吐、腹瀉、便祕。

六、 治療

Mebendazole、pyantel pamoate。

17-3 蟯蟲 ☑

Enterobius vermicularis [ɛntə´robɪəs vəmɪk jə´lærɪs]

體型細長如大頭針(pin)，因此俗稱「pinworm」。它通常寄生在結腸、直腸、盲腸，為溫帶地區最常見的寄生蟲。

一、形態（圖 17-5）

1. **雄蟲**：長 2~5 毫米，寬 0.2 毫米，尾部彎曲，有交尾刺。

2. **雌蟲**：長 8~13 毫米，寬 0.5 毫米。

3. **蟲卵**：55×20~30 微米，殼薄且透明。

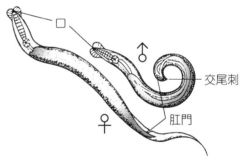

圖 17-5　蟯蟲的外形與構造

二、生活史

1. 胚卵進入人體後，經食道、胃，抵達大腸，並於此處孵化出幼蟲，再發育為雌蟲與雄蟲，如圖 17-6 所示。

2. 成蟲在大腸中交配，雌蟲於夜間移行至感染者的肛門口產卵，引起搔癢。抓癢時蟲卵極可能附著在感染者手上或進入指甲縫內，倘使未洗手即進食，蟲卵即

與食物一齊進入胃腸道，導致重複感染(reinfection)。蟲卵若在肛門附近孵化為幼蟲，之後移回肛門、侵犯大腸，則引起自體感染(autoinfection)[註]。

3. 蟲卵離開人體後即附著在衣服、床單、被褥，繼續感染患者家中的其他成員。

註：自體感染是指寄生蟲再次進入同一宿者體內寄生，此種現象在蟯蟲表現的最為明顯。

三、 傳播途徑

遭胚卵汙染之飲水與食物。

四、 疾病與治療

1. **肛門搔癢**：雌蟲擁有夜間在肛門周圍產卵之習性，因此不僅引起搔癢，亦會干擾睡眠。若是長期反覆感染，甚至能影響患者的發育。

2. **陰唇陰道炎**：蟯蟲侵犯陰道與外陰部所致。

3. 其他：腹瀉、便祕、盲腸炎、皮膚炎。

五、 治療

檢驗時將透明膠帶黏貼在幼童肛門口，再以顯微鏡觀察，若發現蟲卵即表示感染，患者必須接受 mebendazole、piperazine citrate、pyrantel pamoate 或 pyrvinium pamoate 的治療。

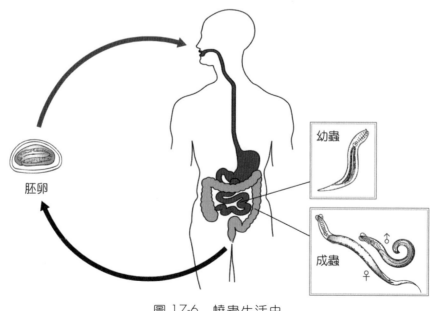

圖 17-6　蟯蟲生活史

17-4 豬旋毛蟲

Trichinella spiralis [trɪkəˊnɛlə spaɪˊrəlɪs]

　　豬旋毛蟲是一種專門感染哺乳動物的小型線蟲，其幼蟲寄生於橫紋肌，成蟲寄生在空腸與十二指腸。由於蟲卵會快速孵化為幼蟲，學理上將它歸入卵胎型寄生蟲 (oviviparous parasite)。

一、形態 (圖 17-7)

1. **雄蟲**：長 1.5 毫米，寬 45 奈米，無交尾刺，但有 2 個乳狀突起。
2. **雌蟲**：長 3~4 毫米，寬 0.6 毫米，在生殖期可產下 1,000 隻幼蟲。

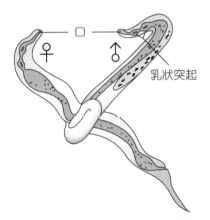

乳狀突起

圖 17-7　豬旋毛蟲的外形與構造

二、生活史

1. 人類或其他哺乳動物食用遭豬旋毛蟲汙染的生肉時，存在其中的囊體會進入腸道，酵素的作用使幼蟲脫殼而出，最後附著在黏膜上。

2. 幼蟲穿過黏膜進入腸腔發育為雌蟲與雄蟲，二者交配後產生之蟲卵在雌蟲的子宮內發育為幼蟲。

3. 幼蟲經血液或淋巴進入橫紋肌內，發育為具感染力之包囊幼蟲。它雖然無法繼續發育為成蟲，卻能在其中存活 3~10 年。含包囊幼蟲之鼠肉、熊肉或野豬肉被人類或其他哺乳動物生食後，即啟動新的生活史，如圖 17-8 所示。

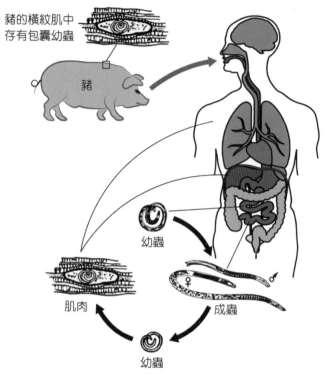

豬的橫紋肌中
存有包囊幼蟲

豬

幼蟲

肌肉

成蟲

幼蟲

圖 17-8　豬旋毛蟲生活史

三、 傳播途徑

胃腸道。

四、 疾病

輕者多無症狀，嚴重者的病程發展可分為以下三個階段。

1. **侵犯期**：幼蟲脫殼後附著在黏膜並在腸腔發育，過程中會引起噁心、嘔吐、腹瀉、便祕、紅疹、食慾不佳。

2. **幼蟲移行期**：豬旋毛蟲之幼蟲經血液、淋巴移行至橫紋肌，期間會引起過敏、高燒、肌肉痛、臉部水腫，有時甚至併發心肌炎。

3. **包囊形成期**：囊膜包裹幼蟲時，前述症狀會逐漸緩解，但重症病患可能因心臟衰竭、呼吸衰竭或中樞神經受損而死亡。

五、 治療

臨床上以 mebendazole、thiabendazole 或 albendazole 進行治療，重症患者需合併類固醇(prednisolone)治療。

17-5 絲 蟲

Filarial Parasites

寄生在血液、淋巴、皮下與結締組織之絲蟲極為細長，其蟲卵會快速孵化為幼蟲，因此屬於卵胎生型寄生蟲。

一、 形態

1. **雄蟲**：長 2.5~4 釐米，寬 0.1 毫米，蟲體尾部卷曲。

2. **雌蟲**：長 7~10 釐米，寬 0.2 毫米，如圖 17-9 所示。

3. **幼蟲**：亦名微絲蟲(microfilaria)
   (1) 班氏絲蟲、馬來絲蟲與羅阿絲蟲的幼蟲具髓鞘。
   (2) 蟠尾絲蟲的幼蟲無髓鞘。

二、 種類

1. **班氏絲蟲**(*Wuchereria bancrofti*) [wuˊtʃɛrɪə bænˊkroftaɪ]。

2. **馬來絲蟲**(*Brugia malayi*) [ˊbrugɪə məˊlajaɪ]。

3. **蟠尾絲蟲**(*Onchocerca volvulus*) [aŋkəˊsɜkə ˊvalvjələs]。

4. **羅阿絲蟲**(*Loa loa*) [ˊloə ˊloə]，**亦稱非洲眼蟲**。

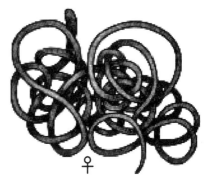

♀

圖 17-9　絲蟲雌蟲的外形

三、 生活史

1. **班氏絲蟲與馬來絲蟲**（圖 17-10）
   (1) 熱帶家蚊叮咬時，患者血中的微絲蟲會進入蚊體內長成感染性幼蟲；當病媒再叮咬時，幼蟲即由皮膚侵入新感染者。
   (2) 感染性幼蟲在淋巴管內發育為雄蟲與雌蟲，二者交配後產下微絲蟲，它們會週期性出現在血液中。

2. **蟠尾絲蟲**：與班氏絲蟲、馬來絲蟲的生活史相似，但它的幼蟲是在感染者的皮下組織發育為成蟲。

3. **羅阿絲蟲**：生活史與蟠尾絲蟲相同。

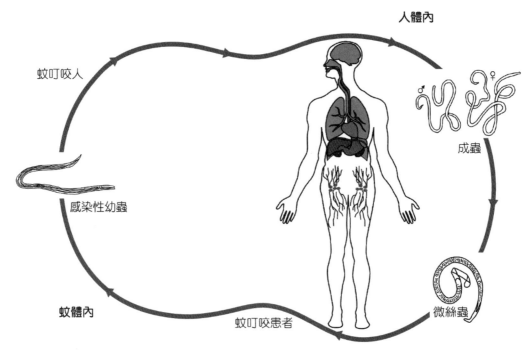

圖 17-10　班氏絲蟲與馬來絲蟲生活史

四、 傳播途徑

1. **班氏絲蟲、馬來絲蟲**：熱帶家蚊叮咬。

2. **蟠尾絲蟲**：水牛蚋叮咬。

3. **羅阿幼蟲**：虻叮咬。

五、 疾病

1. **班氏絲蟲**
   (1) **絲蟲熱**(microfilrial fever)：體溫上升、淋巴腺炎、淋巴管炎。
   (2) **象皮病**(elephantiasis)：成蟲死亡加上誘發之免疫反應使淋巴管阻塞，導致淋巴回流不易而造成四肢、乳房、陰囊等處水腫。部分患者的皮膚增厚且出現疣狀病變。若併發細菌感染，症狀將更加嚴重。

2. **馬來絲蟲**：亦能引起象皮病，但水腫多發生在手肘與膝蓋以下，較少出現陰囊水腫、生殖器病變。

3. **蟠尾絲蟲**

(1) 眼睛：微絲蟲進入角膜，造成結膜炎、青光眼、硬化性角膜炎、瞳孔變形脫色、視神經萎縮，最後失明，醫學上稱之為**河川盲**(river blindness)。

(2) 皮膚：微絲蟲進入皮膚，造成搔癢、水腫與苔蘚變化；鼠蹊部因彈性組織減少而呈現皺摺狀。

(3) 其他：蟠尾絲蟲的致病力較弱，通常在手肘、膝關節、肩胛骨造成滑動性無痛型結節。

4. **羅阿絲蟲**：成蟲死亡或游走於皮下組織時會誘導過敏反應，造成**卡拉巴腫**(Calabar swelling)。成蟲若移行至鼻樑、眼結膜時會引起疼痛，眼眶周圍組織有腫脹現象。

六、 治療

1. **藥物**：diethylcarbamazine (DEC)、ivermectin。

2. **手術**：摘除進入鼻樑或眼結膜的蟲體。

17-6 廣東住血線蟲 ☑

Angiostrongylus cantonensis [ændʒɪoˈstrandʒɪləs kæntəˈnɛnsɪs]

一、形態

1. **雄蟲**：長 20~25 毫米，體內的腸道與生殖管平行，尾端有交尾囊、交尾刺。

2. **雌蟲**：長 22~32 毫米，體內的腸道與子宮小管相互纏繞似理髮店的招牌燈，如圖 17-11 所示。

二、生活史

　　廣東住血線蟲寄生在鼠肺，成蟲交配後產下之蟲卵必須先孵化為第一期幼蟲，之後隨鼠便排出體外。若被螺類、蝸牛吞食，便在其它的體內繼續發育為第二與第三期幼蟲。鼠吞食螺類或鍋牛時，第三期幼蟲即進入體內長成雌蟲與雄蟲，如圖 17-12 所示。

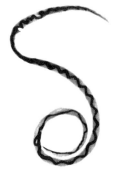

圖 17-11　廣東住血線蟲的外形

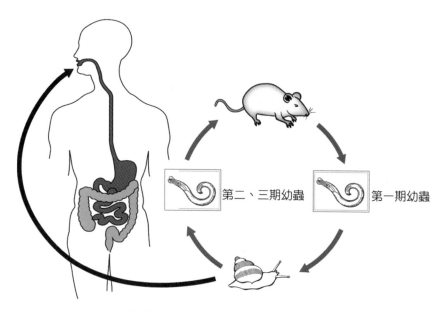

圖 17-12　廣東住血線蟲生活史

三、 傳播途徑

　　人類誤食含有第三期幼蟲（感染性幼蟲）之蔬菜、螺螄、甲殼類而感染。存在患者胃中的幼蟲會經侵入腸壁血管，血液再將它送至腦膜，最後發育為幼成蟲。若幼成蟲無法進入肺臟長為成蟲，會快速死亡。

四、 疾病

1. **腦炎、腦膜腦炎**：幼成蟲在腦膜死亡後，吸引嗜中性與嗜酸性白血球，造成浸潤與發炎。

2. **角膜炎、虹膜炎、視網膜水腫**：幼蟲侵入眼睛所致。

五、 治療

1. **藥物**：thiabendazole、mebendazole。

2. **手術摘除入侵眼部之幼蟲。**

17-7 麥地那線蟲

Dracunculus medinensis、Guinea Worm

[drəˈkʌŋkjələs mɛdɪˈnɛnsɪs]

一、形態

1. **雄蟲**：長 12~29 毫米。

2. **雌蟲**：極細長，約 50~120 釐米，如圖 17-13 所示。

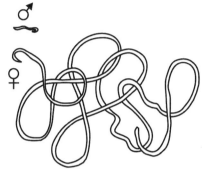

圖 17-13 麥地那線蟲的外形

二、生活史

患者因足部皮膚潰瘍引起的灼熱感經常至溪水中泡腳降溫，幼蟲趁此機會釋入水中，當它被水蚤等橈足類吞食後即發育為感染性幼蟲。人類若不慎喝下遭汙染的飲用水時，幼蟲便由消化道進入結締組織長成雌蟲與雄蟲。雌蟲受孕後移行至真皮或皮下組織，造成丘疹、水疱與潰瘍（圖 17-14）。

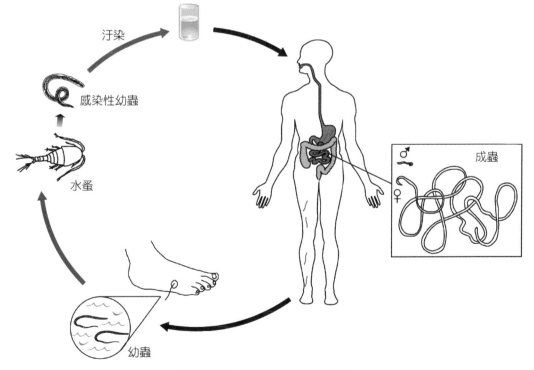

圖 17-14 麥地那線蟲生活史

三、 傳播途徑

胃腸道。

四、 疾病

1. **潰瘍**：雌蟲在皮下組織產下幼蟲，造成腿部潰瘍、陰囊潰瘍。

2. **過敏、發炎**。

五、 治療

臨床上以 metronidazole、niridazole 或 thiabendazole 治療。

17-8　糞小桿線蟲　☑

Strongyloides stercoralis [strɑndʒɪˈlɔɪdiz stɜkəˈrælɪs]

一、 形態（圖 17-15）

1. **雄蟲**：長 0.9 毫米。

2. **雌蟲**：長 2.0~2.5 毫米。

二、 生活史

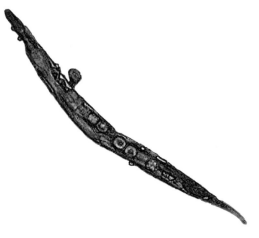

糞小桿線蟲的生活史極其複雜，大抵分為寄生型與自由營生型二大類，前者僅能在宿主體內進行繁殖，後者可以在環境中完成生活史。

圖 17-15　糞小桿線蟲的外形

1. **寄生型**：具感染力之絲狀幼蟲鑽入皮膚後，血流將其送至呼吸道，再藉吞嚥進入胃腸道，最後在腸腔內發育為成蟲。雌蟲受孕後進入腸黏膜產下蟲卵，接著孵化為桿狀幼蟲，之後進入腸道發育為絲狀幼蟲。它隨患者糞便排入環境中進行自由營生；抑或繼續留在患者體內引起自體感染，過程中絲狀幼蟲會穿過腸壁與肛門周圍皮膚（圖 17-16）。

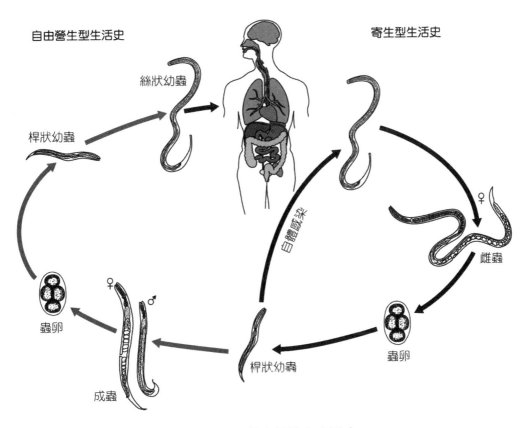

圖 17-16 糞小桿線蟲生活史

2. **自由營生型**：隨患者糞便排出體外之桿狀幼蟲經二次蛻皮後發育為絲狀幼蟲，或經四次蛻皮後發育為成蟲。雌蟲與雄蟲交配後產下蟲卵，它在潮濕溫暖的土壤中先發育為桿狀幼蟲、再長成絲狀幼蟲。雌蟲雖在生活史結束後死亡，蟲卵卻開啟另一段生活史。自由營生型糞小桿線蟲便是利用此種方式，代代相傳，生生不息。

三、 傳播途徑

絲狀幼蟲鑽入皮膚感染。

四、 疾病

1. **瀰散性糞小桿線蟲症**(disseminated strongyloidiasis)：好發於免疫功能不足之個體，患者的器官中可見桿狀幼蟲或絲狀幼蟲。症狀極為嚴重，死亡率高達九成。

2. **羅福勒症候群**(Löffler's syndrome)：幼蟲移行至**肺臟**，驅使嗜酸性白血球聚集，釋出之鹼性蛋白造成肺部組織發炎受損。

3. **皮膚炎**(dermatitis)：症狀包括腫、癢、過敏、輕微出血。

五、治療

臨床上以 albendazole、ivermectin、mebendazole 或 piperazine 治療。

17-9 ## 棘顎口線蟲

Gnathostoma spinigerum [næθəsˊtomə spaɪˊnɪdʒərəm]

成蟲的前端有倒鉤、頂部有口、體表有棘，因此稱之為棘顎口線蟲。

一、形態（圖 17-17）

1. **雄蟲**：長 11~25 毫米，末端膨大，擁有 1 對交尾刺與 4 對乳突。

2. **雌蟲**：長 25~54 毫米。

二、宿主

1. **第一中間宿主**：橈足類（水蚤）。

2. **第二中間宿主**：鳥類、甲殼類、兩棲類、淡水魚。

3. **終宿主**：貓、犬、虎等。

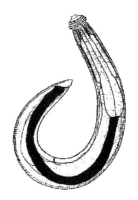

圖 17-17　棘顎口線蟲的外形

三、生活史（圖 17-18）

1. 蟲卵隨動物糞便排出體外，進入水域後孵化出第一期幼蟲，被橈足類吞食後繼續發育為第二期幼蟲。若再為淡水魚所吞食，便能長成第三期幼蟲。

2. 貓、犬、豬食入含有第三期幼蟲之淡水魚後，幼蟲即進入其胃壁，先形成囊體，再發育為雌蟲與雄蟲，兩者交配後，產下蟲卵。

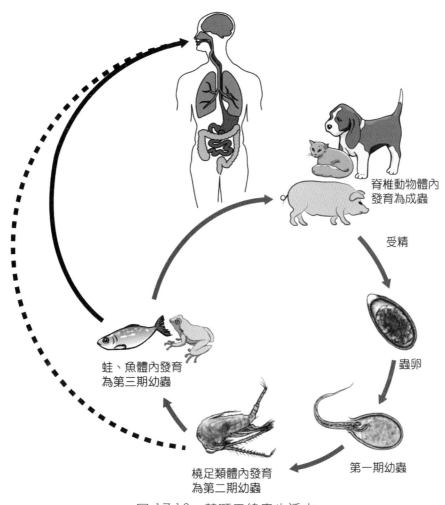

圖 17-18 棘顎口線蟲生活史

四、 傳播途徑

　　人類因誤食(1)含幼蟲之生魚片、(2)未煮熟或發酵過之魚肉、(3)烹調不當之肉製品而感染。由於人體不適合棘顎口線蟲發育，幼蟲因此無法長為成蟲；當它游走於眼、內臟、神經、皮下組織時，可以造成嚴重病變。

五、 疾病

1. **眼**：水腫，結膜出血，角膜、視網膜、水晶體受損，恐有失明之虞。

2. **中樞神經**：腦膜炎，患者的腦脊髓液中存在大量嗜酸性白血球，恐出現昏迷、四肢麻痺，死亡率較高。

3. **皮下組織**：幼蟲移行症，患者的皮膚出現紅腫、疼痛與可移動之腫塊。

六、 治療

臨床用藥有 albendazole、ivermectin，亦能以外科手術移除組織內之蟲體。

17-10　海獸胃線蟲　☑

Anisakis simplex [ænɪ'sʌkɪs 'sɪmplɛks]

一、 形態

1. **雄蟲**：3.5~7 釐米。

2. **雌蟲**：4.5~15 釐米，如圖 17-19 所示。

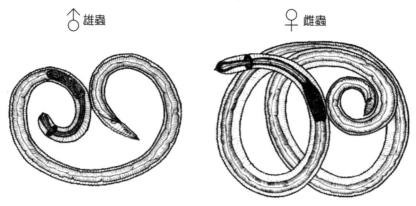

♂雄蟲　　　♀雌蟲

圖 17-19　海獸胃線蟲的外形

二、 生活史

　　海獸胃線蟲亦稱安尼線蟲或安尼胃線蟲，其生活史（圖 17-20）與棘顎口線蟲相似，但僅需在甲殼類體內發育，即能長成具感染力之第三期幼蟲。海獸胃線蟲以魚類或海中哺乳類為中間宿主，幼蟲進入這些動物體內才能發育為雌蟲與雄蟲，交配後產卵。蟲卵釋入水中後，直接發育為第二期幼蟲。

三、 傳播途徑

　　人類因食入含有幼蟲之魚肉而感染，患者多是經常食用生魚片的日本人、或是以生醃鯡魚為重要食物來源的荷蘭人。

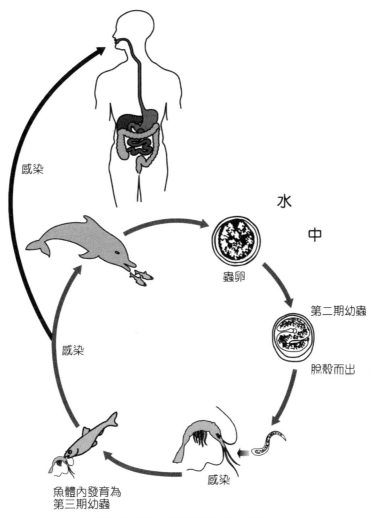

圖 17-20　海獸胃線蟲生活史

四、 疾病與治療

　　人體無法提供適合第三期幼蟲發育為成蟲之場所，因此海獸胃線蟲的第三期幼蟲僅能附著在胃壁與腸道黏膜表面吸收養分。引起的疾病包括腹瀉、潰瘍、出血、腸胃發炎。目前仍缺乏有效治療藥物，但可以利用外科手術摘除幼蟲。

17-11　犬蛔蟲

Toxocara canis [taksəˈkerə ˈkenɪs]

　　兩端具有似箭頭之翼膜，因此屬名中的「toxo」即是「箭頭(arrow head)」之意。

一、 形態（圖 17-21）

1. **雄蟲**：9~13 釐米。
2. **雌蟲**：10~18 釐米。
3. **蟲卵**：硬殼包裹。

二、 生活史（圖 17-22）

　　蟲卵在環境中發育為包囊幼蟲，遭犬類吞食後進入胃腸道並在小腸脫殼而出。幼蟲移行至呼吸道與其他器官，之後再回小腸，過程中發育為雌蟲與雄蟲，二者交配後產下蟲卵。蟲卵排出體外開啟新的生活史。

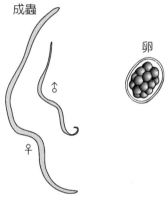

圖 17-21　犬蛔蟲的外形

三、 傳播途徑

1. **犬類**
   (1) 垂直感染：遭受感染的母犬哺乳時將幼蟲傳給幼犬。
   (2) 水平感染：犬隻誤食含蟲卵之泥土或肉類。
2. **人類**：兒童在戶外嬉戲或與犬玩耍時不慎吞入附在泥土、犬毛上的蟲卵。

四、 疾病

　　好發於兒童，且男孩較多。犬蛔蟲的幼蟲雖然無法在人體內發育成蟲，卻能進入心、肺、肝、腦、眼等器官造成**內臟幼蟲移行症**。

1. **眼**：單側視網膜炎或視網膜脈絡炎。
2. **肺**：咳嗽、氣喘、肺炎。
3. **腦**：昏睡、行為異常。
4. **肌肉**：發炎疼痛。

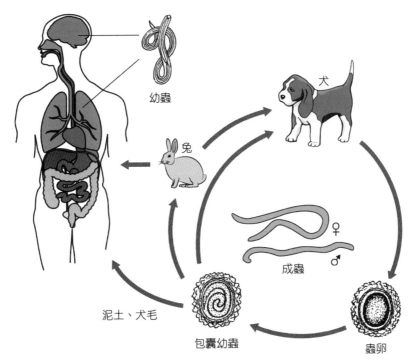

圖 17-22　犬蛔蟲生活史

5. **消化系統**：腹痛、肝腫大、食慾不佳。

6. **其他**：肉芽腫、紅血球增多症、球蛋白增多症。

五、 治療

臨床治療劑有 diethylcarbamazine、thiabendazole。

17-12 鞭 蟲

Trichuris trichiura [trɪˊkjurɪs trɪkɪˊjura]

一、 形態（圖 17-23）

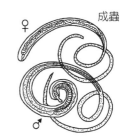

圖 17-23　鞭蟲的外形

1. 蟲體的前五分之三細長，內有食道；後五分之二粗大，
   腸道與生殖器存在其中。

2. 雄蟲體長 30~45 毫米，尾端彎曲，具交尾刺。

3. 雌蟲體長 35~50 毫米。

4. 蟲卵：50×20 微米，外形呈橄欖狀。

二、 生活史（圖 17-24）

胚卵進入人體後在小腸中孵化出幼蟲，之後移行至盲腸發育為**雌蟲與雄蟲**，二者交配後產下蟲卵。它隨著患者糞便排出體外，進入土壤內發育，最後長成具感染力之胚卵。

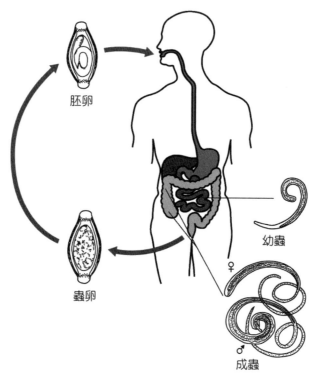

胚卵

蟲卵

幼蟲

♀

♂

成蟲

圖 17-24　鞭蟲生活史

三、 傳播途徑

患者多為 5 歲以下的幼童，通常是在戶外玩沙時不慎吞入胚卵而感染。

四、 疾病與治療

患者通常無症狀，但重症者會出現**血痢、脫肛、缺鐵性貧血、慢性盲腸炎、大腸潰瘍出血**。症狀輕者使用 mebendazole，重者需再加入 oxantel 或 pyrantel pamoate。

☑ 重點整理

1. 構造：具消化系統，擁有口囊、齒板、腸道、肛門。

2. 特徵：雌雄異體，雌蟲較大。

3. 治療：ivermectin、mebendazole、metronidazole、thiobendazole。

4. 線蟲種類、宿主、傳播途徑、疾病：整理見於表。

線蟲種類	宿主	傳播途徑	疾病
蛔蟲	人	胃腸道	過敏、胃腸道病變
十二指腸鉤蟲		幼蟲鑽進皮膚	過敏、缺鐵性貧血
美洲鉤蟲			
蟯蟲	人（引起重複感染、自體感染）	胃腸道	肛門搔癢、胃腸道不適
豬旋毛蟲	豬		心臟病變、胃腸道不適
班氏絲蟲	人	熱帶家蚊叮咬	絲蟲病、象皮病
馬來絲蟲			象皮病
蟠尾絲蟲		水牛蚋叮咬	河川盲
羅阿絲蟲		虻叮咬	卡拉巴種
廣東住血線蟲	鼠、螺、人	胃腸道	腦炎、角膜炎
麥地那線蟲	人	胃腸道	潰瘍、過敏
糞小桿線蟲	人（引起自體感染）	幼蟲鑽進皮膚	皮膚發炎、羅福樂症候群（肺部病變）
棘顎口線蟲	蟯足動物、淡水魚、豬、犬、貓	胃腸道	眼、中樞神經、皮下組織病變
海獸胃線蟲	魚、甲殼類		胃腸道病變
犬蛔蟲	犬		內臟幼蟲移行症
鞭蟲	人		血痢、脫肛、缺鐵性貧血

( ) 1. 下列哪一種土壤性傳播蠕蟲不是經由幼蟲穿過皮膚而感染？(A)十二指腸鉤蟲 (*Ancylostoma duodenale*)　(B)美洲鉤蟲 (*Necator americanus*)　(C)鞭蟲 (*Trichuris trichiura*)　(D)糞小桿線蟲(*Strongyloides stercoralis*)

( ) 2. 下列有關廣東住血線蟲(*Angiostrongylus cantonensis*)之敘述，何者正確？(A) 吃入含感染性幼蟲之陸螺及蛞蝓會造成感染　(B)成蟲寄生於人體腦部造成 腦部病變　(C)在糞便中發現蟲卵是確切診斷　(D)台灣還沒有確定病例報告

( ) 3. 下列有關犬蛔蟲(*Toxocara canis*)之敘述，何者正確？(A)人吃入它的蟲卵 後，蟲卵會在小腸孵化為成蟲而造成病害　(B)蟲卵進入人體會孵化成幼 蟲，可移行到肝臟、肺臟造成病害　(C)可以檢查糞便中蟲卵，作為診斷依 據　(D)蟲卵進入人體後，很快就會被排出體外

( ) 4. 下列何種藥物治療蟠尾絲蟲(*Onchocerca volvulus*)引起的河川盲(river blindness)為首選藥物，而且病人副作用最小？(A) Tetracycline　(B) Ivermectin　(C) Praziquantel　(D) Mebendazole

( ) 5. 下列何種寄生蟲病診斷時不需要檢查糞便檢體？(A)蛔蟲病(ascariasis)　(B)鞭 蟲病(trichuriasis)　(C)旋毛蟲病(trichinellosis)　(D)腸道毛線蟲病(intestinal capillariasis)

( ) 6. 利用黏試紙(scotch tape test)黏取肛門周邊之蟲卵是用於下列哪一種寄生蟲 診斷？(A)蟯蟲(*Enterobius vermicularis*)　(B)蛔蟲(*Ascaris lumbricoides*)　(C)鞭 蟲(*Trichuris trichiura*)　(D)鉤蟲(*Hookworm*)

蠕蟲（二）—吸蟲
Helminths (2)-Trematodes (Flukes)

　　吸蟲屬於多細胞寄生蟲，它們當中有些是雌雄同體(hermaphroditism)，如肝吸蟲、肺吸蟲、腸吸蟲，有些是雌雄異體(gonochorism)，如血吸蟲。若就外形而論，血吸蟲細長如線蟲，肝吸蟲、肺吸蟲及腸吸蟲則扁平似樹葉。就構造而論，吸蟲擁有口、腹吸盤，二者負責附著在患者的組織與器官上獲取養分。最特殊之處是它們的體表覆蓋向外凸起的棘狀物，此種結構不僅能對抗消化道酵素的作用，亦是蟲體與外界進行氣體交換的場所。

18-1 血吸蟲
Blood Flukes

　　唯一擁有雌雄異體之吸蟲，雌蟲細長，雄蟲粗短且腹吸盤後方摺疊為抱雌溝；二種蟲體在宿主體內時經常呈合抱之狀態（圖 18-1）。值得注意的是**愛滋病患若再感染血吸蟲，症狀會快速惡化**。

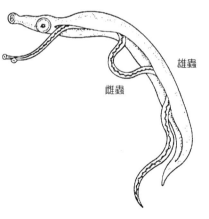

雄蟲

雌蟲

圖 18-1　血吸蟲的雌雄合抱

一、日本血吸蟲 (*Schistosoma japonicum*) [ʃɪstoˈsoma dʒəˈpɒnɪkəm]

1. **形態**
   (1) 雄蟲：長 10~22 毫米，擁有 7 個睪丸。
   (2) 雌蟲：長 12~26 毫米，子宮內有 20~30 個蟲卵。

2. **生活史**
   (1) 蟲卵隨患者糞便排出體外，在水中孵化為纖毛幼蟲，之後進入螺類發育為尾動幼蟲。

(2) 人類在水中游泳或洗衣時，尾動幼蟲趁機鑽入皮膚，待尾部構造消失後即**入侵肝臟靜脈，且在其中發育為雄蟲與雌蟲**，接著移行至腸繫膜靜脈。

(3) 成蟲交配後，雌蟲在腸壁上產卵，蟲卵發育為纖毛幼蟲後進入患者糞便且隨之排出體外，重新啟動生活史，如圖 18-2 所示。

3. **傳播途徑**：尾動幼蟲鑽進皮膚。

4. **疾病**

(1) **皮膚炎**(dermatitis)：尾動幼蟲鑽進皮膚時引起刺痛感，之後出現搔癢與斑疹，臨床上稱為**泳者之癢**(swimmer's itch)。

(2) **急性血吸蟲症**(acute schistosomiasis)：**亦稱片山熱**(Katayama fever)，多出現在感染後 2~8 週，症狀包括發燒、咳嗽、腹痛、腹瀉、嗜酸性白血球增加等。

(3) **慢性血吸蟲症**(chronic schistosomiasis)

A. 腸道：腹瀉、腹痛、發炎、潰瘍、出血、萎縮、息肉（可能導致腫瘤）等。

B. 肝臟：靜脈阻塞導致血壓升高，肝腫大硬化，肝臟表面出現結節。

C. 脾臟：充血、腫大。

D. 其他病變：咳嗽、咳血、胸部疼痛等。

5. **治療藥物**：praziquantel。

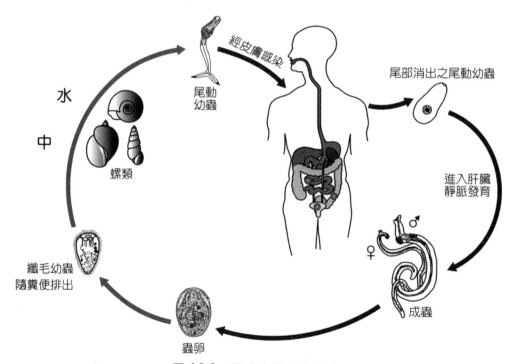

圖 18-2　日本血吸蟲生活史

二、 埃及血吸蟲 (*Schistosoma haematobium*) [ʃɪstoˈsoma himaˈtobɪəm]

1. **形態**
    (1) 體表覆有結節，口部與腹部皆有 1 個吸盤。
    (2) 雄蟲長 10~15 毫米，擁有 4~5 個睪丸。
    (3) 雌蟲長約 20 毫米，子宮內有 1~4 個蟲卵。

2. **生活史**：埃及血吸蟲的生活史與日本血吸蟲極為相似，但成蟲的交配與產卵處分別在患者的膀胱及骨盆腔靜脈，因此蟲卵會隨尿液（注意：非糞便）排出體外。

3. **傳染途徑**：幼蟲鑽入皮膚。

4. **疾病**
    (1) 皮膚炎：症狀與日本血吸蟲引起之皮膚炎完全相同。
    (2) 慢性血吸蟲症
        A. **泌尿道**：血尿、頻尿、排尿困難，之後出現尿道阻塞、腎盂積水，**膀胱鈣化甚至發生癌變**。患者若再感染細菌，恐導致腎衰竭。
        B. 生殖道
            (a) 男性：精索炎、副睪炎、前列腺炎，部分患者的精液中存有蟲卵。
            (b) 女性：卵巢炎，輸卵管炎。患者的陰唇出現乳突狀病變，診斷時若不謹慎，可能誤判為腫瘤。

5. **治療藥物**：praziquantel。

三、 曼森血吸蟲 (*Schistosoma mansoni*) [ʃɪstoˈsoma ˈmænsənaɪ]

1. **形態**
    (1) 雄蟲：長 0.6~1.1 釐米，擁有 6~9 個睪丸。
    (2) 雌蟲：長 1.2~1.6 釐米，子宮內可產生 50~100 個蟲卵。

2. **生活史**：曼森血吸蟲的生活史和日本血吸蟲完全相同。

3. **傳染途徑**：水域中的幼蟲鑽入皮膚。

4. **疾病**：似日本血吸蟲引起之病變，但症狀較輕。

5. **治療藥物**：oxamniquine 或 praziquantel。

18-2 肝吸蟲

Liver Flukes

一、中華肝吸蟲 (*Clonorchis sinensis*) [klə'nɔkɪs sɪ'nɛnsɪs]

1. **形態**：長 1.1~2 釐米，**雌雄同體**，外型
   扁平，如圖 18-3 所示。**中華肝吸蟲是台
   灣最常見且最重要之肝吸蟲。**

2. **宿主**
   (1) 第一中間宿主：水中螺類。
   (2) 第二中間宿主：草魚、吳郭魚等淡水
   　　魚類。
   (3) 終宿主：人類。

3. **生活史**（圖 18-4）

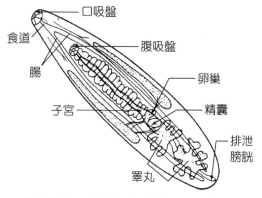

圖 18-3　中華肝吸蟲的外形與構造

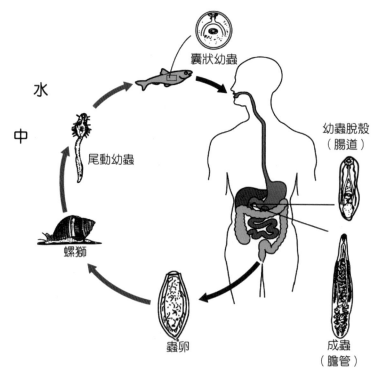

圖 18-4　中華肝吸蟲生活史

(1) 人類食用未煮熟且含有囊狀幼蟲之淡水魚後，幼蟲在腸道中脫囊而出，之後移行至**膽管發育為成蟲，自體受精後產下蟲卵**。

(2) 蟲卵隨患者糞便排入水中孵化為纖毛幼蟲，進入螺獅（第一中間宿主）體內繼續發育為尾動幼蟲。

(3) 尾動幼蟲進入水中，再鑽進淡水魚（第二中間宿主）的魚鱗下長成囊狀幼蟲，當人類生食此魚時即遭受感染，中華肝吸蟲因此能重新啟動生活史。

4. **傳染途徑**：胃腸道，食入含囊狀幼蟲之淡水魚。

5. **疾病**：好發於經常食用生魚片或生醃魚者。

(1) 急性感染期：發燒、腹痛、關節痛、肌肉痛、淋巴結腫大、嗜酸性白血球增加，嚴重時肝臟會腫大。

(2) 慢性感染期：黃疸、膽囊炎、膽結石、肝硬化、脂質代謝受阻，可能惡化為**膽管上皮細胞癌**。

6. **治療藥物**：albendazole、menedazole 或 praziquantel。

二、牛羊肝吸蟲 (*Fasciola hepatica*) [fæsɪ´olə hɛ´pætɪkə]

1. **形態**：雌雄同體，長約 3 釐米（圖 18-5）。

2. **宿主**

(1) 第一中間宿主：水中螺類。

(2) 第二中間宿主：水田芥、水生蒲公英，此點不同於中華肝吸蟲。

(3) 終宿主：人、牛、羊。

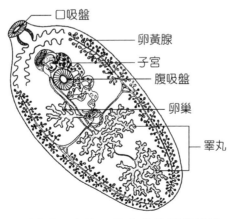

口吸盤
卵黃腺
子宮
腹吸盤
卵巢
睪丸

圖 18-5　牛羊肝吸蟲的外形與構造

3. **生活史**：牛羊肝吸蟲的生活史與中華肝吸蟲的生活史相似，但尾動幼蟲必須寄生在水中植物中才能發育為囊狀幼蟲（圖 18-6）。

4. **感染途徑**：胃腸道，**食入含囊狀幼蟲之水田芥或水生蒲公英感染**。

5. **疾病**

   (1) 草食性動物：感染後會出現腹膜炎、猛爆性肝炎等嚴重症狀，死亡率極高。

   (2) 人類：發燒、貧血、黃疸等緩和性症狀。居住在中東的部分民族常生食羊肝、牛肝，存在其中的成蟲進入人體後會聚集於咽喉，造成疼痛、出血，嚴重時甚至出現呼吸困難。

6. **治療藥物**：benzimidazole 或 triclabendazole。

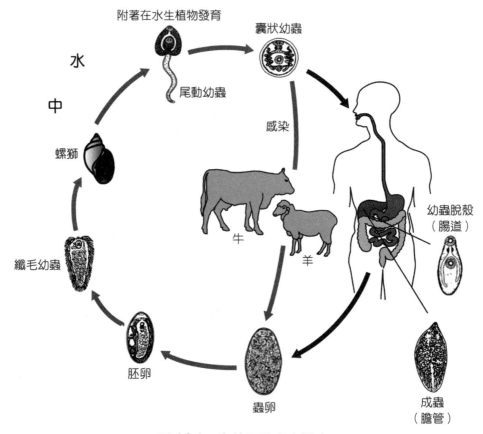

圖 18-6　牛羊肝吸蟲生活史

三、 貓肝吸蟲 (*Opisthorchis felineus*) [opɪsˈθɔrkəs fɛˈlɪnəs]

1. **形態**：雌雄同體，長 0.7~1.2 釐米，口、腹皆有吸盤，圖 18-7。

2. **宿主**
   (1) 第一中間宿主：水中螺類。
   (2) 第二種間宿主：淡水魚。
   (3) 終宿主：貓、人類。

3. **生活史**：與中華肝吸蟲完全相同。

4. **感染途徑**：胃腸道，生食淡水魚。

5. **疾病**
   (1) 急性感染期：發燒、腹痛、腹瀉、關節痛。
   (2) 慢性感染期：膽管發炎、肝膿瘍、肝硬化，**嚴重者可能發生肝癌或膽囊上皮細胞癌**。

6. **治療藥物**：praziquantel。

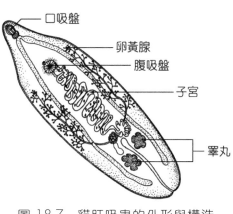

圖 18-7　貓肝吸蟲的外形與構造

四、香貓肝吸蟲 (*Opisthorchis viverrini*) [opɪsˈθɔrkəs vɪˈvərɪnaɪ]

1. **形態**：亦稱泰國肝吸蟲，雌雄同體，長 5~10 毫米，見圖 18-8。

2. **宿主、生活史、傳染途徑皆與中華肝吸蟲相同。**

3. **疾病**：腹痛、腹瀉、便祕等輕微症狀，未接受治療者可能出現膽管炎、肝臟腫大，甚至有罹患膽管上皮細胞癌之風險。

4. **治療藥物**：praziquantel。

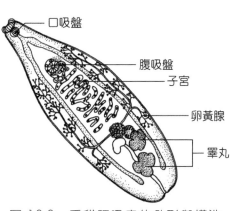

圖 18-8　香貓肝吸蟲的外形與構造

18-3 肺吸蟲

Lung Flukes

寄生於人體的肺吸蟲亦能感染其他動物，因此屬於人畜共同病原菌，其中以衛氏肺吸蟲最為重要。

一、 衛氏肺吸蟲 (*Paragonimus westermani*) [pærəˈɡʌnəməs wɛstəˈmænaɪ]

1. **形態：雌雄同體**，長 7~12 毫米，擁有口吸盤與腹吸盤，如圖 18-9 所示。

2. **宿主**
   (1) 第一中間宿主：水中螺類。
   (2) 第二中間宿主：蝦、蟹等甲殼類。
   (3) 終宿主：哺乳動物。

3. **生活史**
   (1) 蟲卵隨患者糞便釋入水域，發育為纖毛幼蟲後感染螺類。它在螺體內長成尾動幼蟲，接著進入其他甲殼類發育為囊狀幼蟲。
   (2) 人類生食含囊狀幼蟲之蝦、蟹後，幼蟲在腸道脫囊而出，再由腹腔穿過橫膈膜進入胸腔發育為成蟲，產下之蟲卵隨患者糞便排入水中，啟動新的生活史（圖 18-10）。

4. **傳播途徑**：胃腸道。

5. **疾病：好發於食用醉蝦、醉蟹者。**
   (1) 肺臟病變：症狀與結核極為相似，包括咳嗽、胸痛、痰中帶血，診斷時必須謹慎，避免發生錯誤；部分患者會出現支氣管擴張與肺纖維化。
   (2) 其他：膿瘍、腦瘤、睪丸炎、眼病變、腹膜炎、淋巴結病變。

6. **治療藥物**：praziquantel。

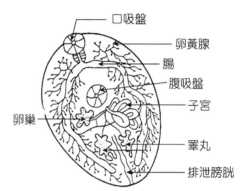

圖 18-9　衛氏肺吸蟲的外形與構造

（口吸盤、卵黃腺、腸、腹吸盤、子宮、睪丸、排泄膀胱、卵巢）

二、 其他

1. **貓肺吸蟲**(*Paragonimus kellicotti*) [pærəˈɡʌnəməs kɛləˈkʌtaɪ]：棲息地為淡水與鹽水，天然宿主包括螺獅、蝦蟹；此種寄生蟲常見於美國東、西岸，因此又名「北美肺吸蟲」。人類極少感染，治療後可完全康復。

2. **墨西哥肺吸蟲**(*Paragonimus mexicanus*) [pærə´gɑnəməs mɛksɪ´kʌnəs]：流行於墨西哥與南美洲，極為罕見。

18-4 腸吸蟲

Intestinal Flukes ✓

一、薑片蟲 (*Fasciolopsis buski*) [fæʃɪo´lʌpsɪs ´bʌskaɪ]

1. **形態：感染人類的最大型腸吸蟲**，外形似薄薑片，長 2~7 釐米。它擁有子宮、卵巢與睪丸，因此屬於雌雄同體（圖 18-11），繁殖時會進行異體或同體交配。

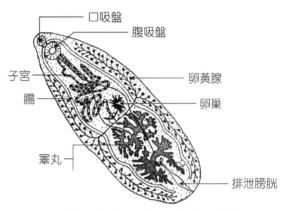

圖 18-11 薑片蟲的外形與構造

2. **宿主**
   (1) 第一中間宿主：螺類。
   (2) 第二中間宿主：水生植物。
   (3) 終宿主：人、豬。

3. **生活史**（圖 18-12）
   (1) 生食含囊狀幼蟲之荸薺、菱角或筊白筍後，幼蟲在十二指腸中脫囊並移行至腸壁發育為成蟲。
   (2) 成蟲受精後產下蟲卵，隨患者的糞便進入水中，孵化出的纖毛幼蟲會鑽入螺類（第一中間宿主）；經多次蛻皮後，發育為尾動幼蟲。
   (3) 尾動幼蟲離開螺體進入水中，之後附著在水中植物（第二中間宿主），長成具感染力之囊狀幼蟲。

4. **傳播途徑：胃腸道，生食含囊狀幼蟲之水生植物或以牙齒剝除含囊狀幼蟲之水生植物（如荸薺）外皮。**

5. **疾病：**多無症狀，蟲數較多時會對小腸產生機械性破壞，干擾消化與吸收的功能，導致腹瀉、絞痛、貧血、發炎、潰瘍、營養不良，患者可能因此死亡。

6. **治療藥物：**praziquantel。

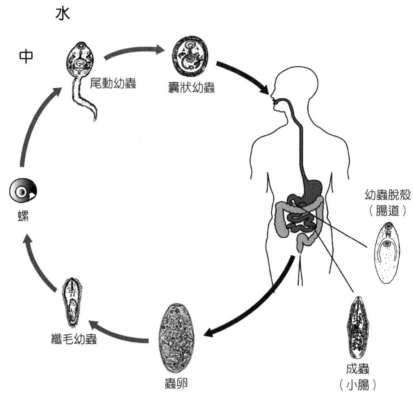

圖 18-12　薑片蟲生活史

水

中

尾動幼蟲

囊狀幼蟲

螺

織毛幼蟲

蟲卵

幼蟲脫殼
（腸道）

成蟲
（小腸）

二、 異形異形吸蟲 (*Heterophyes heterophyes*) [hɛtəˈrafɪz hɛtəˈrafɪz]

1. **形態**：雌雄同體，長 1~1.7 毫米，圖 18-13。

2. **宿主**
   (1) 第一中間宿主：螺獅等貝類。
   (2) 第二中間宿主：淡水魚。
   (3) 終宿主：人、犬、貓、鳥類等脊椎動物。

3. **生活史**（圖 18-14）
   (1) 胚卵隨患者糞便進入水域，被螺獅吞食後，存在其中之織毛幼蟲脫殼而出，進入腸道且在腸壁上蛻皮發育為尾動幼蟲。

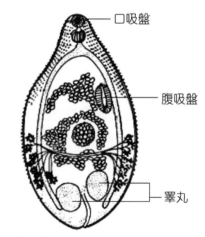

口吸盤

腹吸盤

睪丸

圖 18-13　異形異形吸蟲的外形與構造

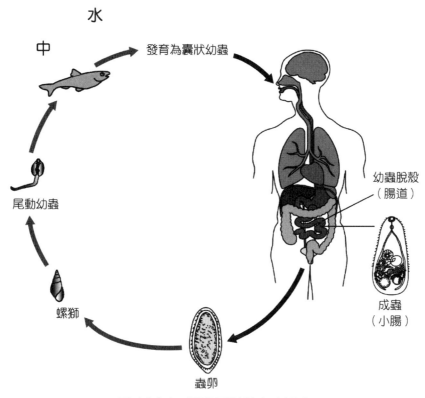

圖 18-14　異形異形吸蟲生活史

(2) 離開螺螄之尾動幼蟲鑽入淡水魚，之後到達肌肉層發育為囊狀幼蟲。

(3) 人類或其他動物生食淡水魚後，囊狀幼蟲便在小腸中脫殼且長為成蟲。受精後產下胚卵，胚卵被螺螄吞下後即展開新的生活史。

4. **傳播途徑**：胃腸道，生食含囊狀幼蟲之魚類。

5. **疾病**：患者多無症狀或僅出現輕微的腸道不適感，但蟲數較多時症狀變得較明顯，如腹瀉、腸道出血等。**胚卵若進入內臟則引起血栓、心肌炎、心瓣膜受損等嚴重症狀。**

6. **治療藥物**：praziquantel。

三、 橫川異形吸蟲 (*Metagonimus yokogawai*)

1. **形態**：雌雄同體，長 1~2.5 毫米。

2. **宿主、生活史、傳播途徑、疾病與治療**：與異形異形吸蟲相同。

☑ 重點整理

1. 構造：口吸盤、腹吸盤、雌雄同體，但血吸蟲為雌雄異體。

2. 特徵：發育過程需要一至多個宿主。

3. 治療藥物：praziquantel。

4. 吸蟲種類、宿主、傳播途徑、疾病：整理於下表。

吸蟲種類	宿主	傳播途徑	疾病
日本血吸蟲	螺	幼蟲鑽入皮膚	片山熱、泳者之癢
埃及血吸蟲			泳者之癢、泌尿道感染
曼森血吸蟲			泳者之癢
中華肝吸蟲（台灣最常見之肝吸蟲）	螺、淡水魚	胃腸道	肝、膽病變與膽管癌有關
牛羊肝吸蟲			貧血、黃疸
貓肝吸蟲			肝、膽病變，與膽管癌的發生有關
香貓肝吸蟲			
衛氏肺吸蟲	螺、蝦、蟹		肺病變
貓肺吸蟲			
薑片蟲（腸吸蟲）	螺、水中植物		胃腸道病變
異形異形吸蟲（腸吸蟲）	螺、淡水魚		心臟病變、胃腸道不適
橫川異形吸蟲（腸吸蟲）			

( ) 1. 下列哪一種寄生蟲之成蟲可以寄生於人體肺臟而造成咳血現象？(A)衛氏肺吸蟲(*Paragonimus westermani*) (B)中華肝吸蟲(*Clonorchis sinensis*) (C)牛羊肝吸蟲(*Fasciola hepatica*) (D)布氏薑片蟲(*Fasciolopsis buski*)

( ) 2. 老百姓吃入生的或醃漬含有囊尾幼蟲之淡水魚，可能感染下列哪種人體寄生蟲？(A)中華肝吸蟲(*Clonorchis sinensis*) (B)衛氏肺吸蟲(*Paragonimus westermani*) (C)薑片蟲(*Fasciolopsis buski*) (D)曼森血吸蟲(*Schistosoma mansoni*)

( ) 3. 所謂游泳癢(swimmer's itch)是因感染下列哪種寄生蟲所引起的疾病？(A)日本住血吸蟲(*Schistosoma japonicum*) (B)非人類血吸蟲 (C)十二指腸鉤蟲(*Ancylostoma duodenale*) (D)美洲鉤蟲(*Necator americanus*)

( ) 4. 在亞洲和非洲常食用淡水蝦及蟹，可能感染下列哪種寄生蟲？(A)中華肝吸蟲(*Clonorchis sinensis*) (B)衛氏肺吸蟲(*Paragonimus westermani*) (C)薑片蟲(*Fasciolopsis buski*) (D)曼森住血吸蟲(*Schistosoma mansoni*)

( ) 5. 下列哪一寄生蟲的生活史中不需經血液循環到肺，就能到達寄生部位發育成成蟲？(A)鉤蟲 (B)糞線蟲 (C)日本血吸蟲 (D)蛔蟲

( ) 6. 目前認為下列哪種吸蟲感染與人類膽管癌的發生最有關係？(A)槍狀肝吸蟲 (B)香貓肝吸蟲 (C)貓肝吸蟲 (D)中華肝吸蟲

( ) 7. 下列有關中華肝吸蟲(*Clonorchis sinensis*)之敘述，何者正確？(A)台灣目前已沒有感染病例 (B)主要是吃入受感染未煮熟鯉科淡水魚而感染 (C)目前仍然沒有適當驅蟲藥可治療 (D)感染者一定會在肝臟、膽管引起嚴重病變

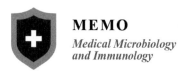

MEMO

*Medical Microbiology
and Immunology*

蠕蟲（三）—條蟲
Helminths (3)-Cestodas (Tapeworms)

條蟲（亦稱帶蟲）屬於大型寄生蟲，擁有頭節(scolex)與體節(proglottid)，連接二者的是頸部(neck)。頭節有鉤、吸盤或二者兼具，它能附著在腸道黏膜上攝取營養。體節的數目因條蟲的種類而不同，少則數片，多則數百至數千片。體節（圖19-1）再分為：(1)**未成熟體節(immature proglottid)：位於頸部之後，生殖器官尚未發育**；(2)**成熟體節(mature proglottid)：位於蟲體中段，雌性與雄性生殖器官存在其中，條蟲因此能利用同體或異體受精，繁衍後代**；(3)**受孕體節(gravid proglottid)：位於蟲體末端，內有大量蟲卵，尾端的受孕體節一旦脫落即能進入環境中感染人類與動物。**

條蟲的生殖器官儘管十分發達卻缺乏消化系統，它們生長發育所需的養分必須依賴位於頭節的鉤與吸盤，二者能吸附在黏膜上攝取腸道中可直接使用之營養素。學理上依據感染對象或體型大小對條蟲進行命名，前者有豬肉條蟲、牛肉條蟲、魚肉條蟲，後者有微小條蟲、縮小條蟲。

19-1 有鉤條蟲（豬肉條蟲）☑

Taenia solium [ˈtinɪə ˈsolɪəm]

一、形態（圖 19-1）

1. 長 2~4 公尺，擁有 700~1,000 節片。
2. 頭節上有 4 個吸盤與 2 排鉤。

二、生活史

1. 囊尾幼蟲隨生豬肉或未煮熟豬肉進入人體，在腸道破囊而出，接著利用頭節上的鉤與吸盤附著在小腸壁攝取養分。

2. 受孕節片或蟲卵隨患者糞便排出體外，若為豬隻所誤食，蟲卵便能在其腸道孵化出六鉤幼蟲，之後經血液進入肌肉組織發育為囊尾幼蟲，見圖 19-2 所示。

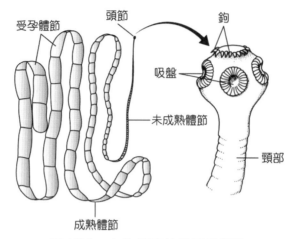

圖 19-1　有鉤絛蟲的外形與構造

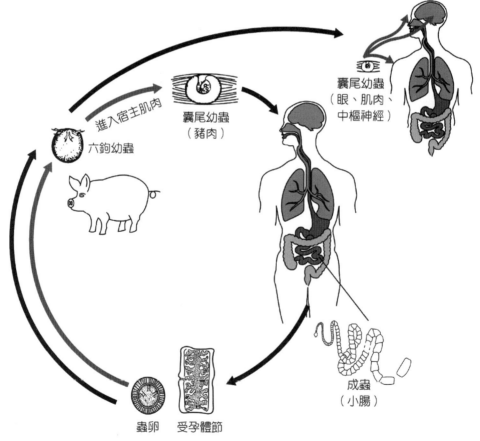

圖 19-2　有鉤絛蟲生活史

三、 傳播途徑

胃腸道。

四、 疾病

1. **成蟲期感染**：腹痛、噁心、體重減輕。

2. **幼蟲期感染**：幼蟲寄生在眼、皮下、中樞神經，造成失明與無痛性肌肉結節，臨床上謂之囊尾幼蟲症(cysticerosis)。值得一提的是患者若出現**中樞神經病變**（癲癇、水腦、腦壓升高），恐有死亡之虞。

五、 治療

以 albendazole（適用於囊尾幼蟲症）、praziquantel 或 niclosamide 治療。

19-2 無鉤條蟲（牛肉條蟲） ☑

Taenia saginata [ˈtinɪə saˈdʒɪnata]

一、 形態 （圖 19-3）

1. 蟲體長 4~10 公尺，有些甚至長達 12 公尺，擁有 1,000~2,000 節片。

2. 頭節有 4 個吸盤。

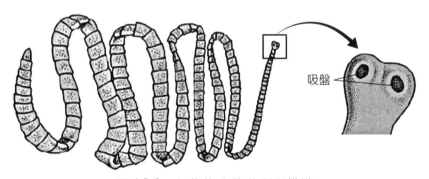

吸盤

圖 19-3　無鉤條蟲的外形與構造

二、 生活史與傳染途徑

　　無鉤條蟲的生活史與有鉤條蟲相同，但它主要感染牛隻，人類因食入含囊尾幼蟲之牛肉而感染（圖 19-4）。

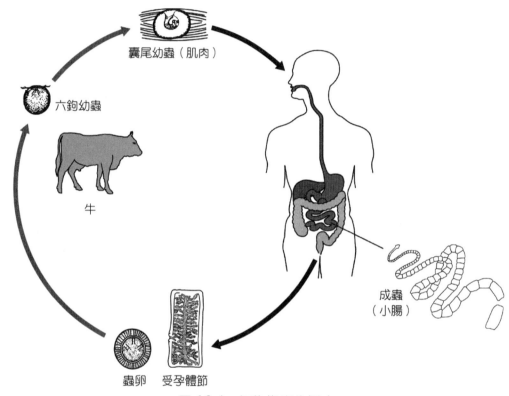

囊尾幼蟲（肌肉）

六鉤幼蟲

牛

成蟲
（小腸）

蟲卵　受孕體節

圖 19-4　無鉤條蟲生活史

三、 疾病與治療

　　通常無症狀，蟲數較多時，患者會出現腹痛、腹瀉、便祕、噁心、食慾不佳、體重減輕。除此之外，成熟體節由肛門排出時會引起搔癢或過敏反應，部分感染者甚至發生闌尾炎(appendicitis)或腸道阻塞。臨床上多以 praziquantel、niclosamide 治療。

19-3　廣節裂頭條蟲（魚肉條蟲）

Diphyllobothrium latum [daɪfˌɪləˈbaθriəm ˈlætəm]

一、形態（圖 19-5）

體長 3~10 公尺，擁有 3,000~4,000 個體節；頭節上有鈎。

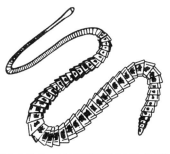

圖 19-5　廣節裂頭條蟲外形

二、生活史

1. 蟲卵隨患者糞便排入水域，接著發育為纖毛幼蟲，為水蚤吞食後，在其體內發育為尾動幼蟲。

2. 含幼蟲之水蚤被小魚吞食，若後者成為鮭魚、鱸魚、鱒魚的「口中之物」時，尾動幼蟲便能進一步發育為裂頭幼蟲。

3. 人類生食魚肉時，裂頭幼蟲得有機會在感染者的腸道長為成蟲，受精後產下蟲卵，啟動新的生活史（圖 19-6）。

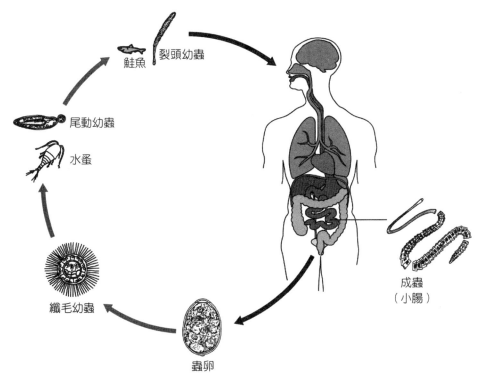

圖 19-6　廣節裂頭條蟲生活史

三、 傳播途徑

人類食入含裂頭幼蟲之魚肉感染。

四、 疾病與治療

無症狀或出現腹痛、腹瀉、嘔吐、貧血、**維生素 B$_{12}$ 缺乏**。praziquantel、niclosamide 為主要治療藥物。

19-4　包囊條蟲　☑

Echinococcus

一、 種類與形態

1. **單包條蟲** (*Echinococcus granulosus*) ［ɪkaɪnəˊkakəs grænjuˊlosəs]：**亦稱犬條蟲**(canine tapeworm)，體型極小，蟲長 2~7 毫米。僅擁有 3 個體節，頭部有鉤與 4 個吸盤，如圖 19-7 所示。

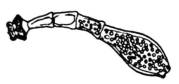

圖 19-7　單包條蟲的外形

2. **多包條蟲** (*Echinococcus multilocularis*) ［ɪkaɪnəˊkakəs mʌltɪlakjəˊlærɪs]：蟲長 3~6 毫米，擁有 3 個體節，頭部有鉤與吸盤；寄生在犬類的小腸中。

二、 生活史

單包條蟲的蟲卵隨動物糞便排出，附著在牧草上為草食性動物所食；蟲卵在腸道孵化為包囊幼蟲後開始感染各器官（尤其是肝、肺）。這些動物若再被犬、狼等肉食性動物吃下，原頭節便能破囊而出，利用鉤與吸盤吸附在小腸壁吸收養分，最後發育為成蟲。自體受精後，受孕體節在腸內分解，釋出蟲卵，重新啟動生活史（圖 19-8）。

三、 傳播途徑

1. 接觸病犬或誤食遭蟲卵汙染之食物。
2. 誤吞犬、貓排出之蟲卵，或處理捕獲的狼、狐時遭受感染。

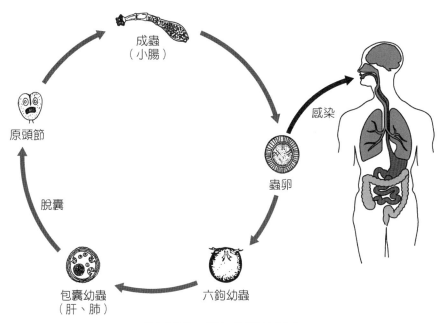

圖 19-8 單包條蟲生活史

四、疾病

單包或多包條蟲皆能在患者的肝臟與肺臟內形成囊體，導致肝腫大、呼吸困難、腦病變及自發性骨折，醫學上稱之為包囊蟲症。囊體破裂時流出之液體會引起過敏性休克(anaphylaxis)（相關說明見第 23 章）。

五、治療

手術移除囊體時必須謹慎避免囊體破裂導致過敏性休克或瀰漫性感染；對不適合施以手術之患者可改用 mebendazole 或 albendazole 治療。

19-5 微小條蟲 ☑

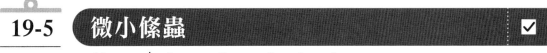

Hymenolepis nana [haɪmɛnɔˈlɛpɪs ˈnænɑ]

一、形態

亦稱侏儒條蟲(dwarf tapeworm)，感染人類的最小型條蟲；長 20 毫米，擁有 200 節片。頭節上有 4 個吸盤以及 20~30 個鉤。

二、 生活史

　　人類誤食遭微小條蟲汙染的水或食物後，蟲卵在腸道孵化為六鉤幼蟲，後者穿過小腸絨毛發育為擬囊尾幼蟲，再長為成蟲。受孕體節被腸道酵素分解，釋出蟲卵，再隨患者糞便排出體外，繼續汙染食物與飲用水，見圖 19-9。

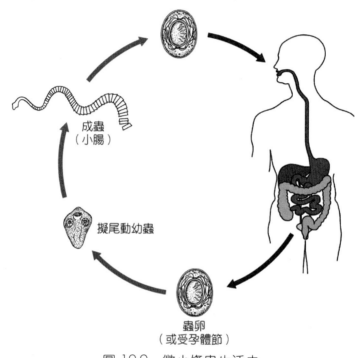

成蟲
（小腸）

擬尾動幼蟲

蟲卵
（或受孕體節）

圖 19-9　微小條蟲生活史

三、 傳播途徑

　　食入受蟲卵汙染的水或食物而感染，可在人與人之間相互感染。

四、 疾病與治療

　　通常無症狀，但嚴重者會出現胃腸不適；niclosamide 與 praziquantel 為主要治療藥物。

19-6 縮小條蟲

Hymenolepis diminuta [haɪmɛnɔˈlɛpɪs dɪmɪˈnjutə]

一、形態

外型與微小條蟲相似，但擁有 800~1,000 節片、體長為 20~60 釐米、頭節有 4 個吸盤、20~30 個鉤。

二、生活史

縮小條蟲為人畜共同病菌，其生活史與微小條蟲極為相似，但蟲卵在鼠蚤、甲蟲體內孵化為六鉤幼蟲與擬囊尾幼蟲，如圖 19-10 所示。

三、傳染途徑

誤吞入含擬囊尾幼蟲之昆蟲而感染，值得提醒的是此種條蟲不會在人與人之間相互感染。

四、疾病與治療

與微小條蟲相同。

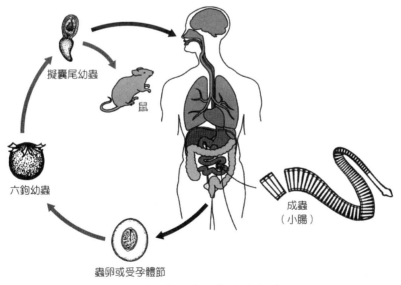

圖 19-10　縮小條蟲生活史

19-7　犬複孔條蟲

Dipylidium caninum [daɪpɪˈlidɪəm ˈkænɪnəm]

一、形態

　　此種條蟲擁有三種別稱－**黃瓜條蟲**(cucumber tapeworm)、**蚤類條蟲**(flea tapeworm)與**雙孔條蟲**(double-pore tapeworm)。其體長為 10~15 釐米，有些甚至達 50 釐米，頭節上附有 4 個吸盤與 60 個鉤。

二、生活史

　　蟲卵被貓蚤或犬蚤吞食後，依序發育為六鉤條蟲與擬囊尾幼蟲。人類與犬、貓相處時，不慎食入含有擬囊尾幼之蚤類，使其得以在腸道內釋出頭節，接著利用存在其中的養分發育為成蟲。蟲卵或受孕體節隨患者糞便排出體外，若遭蚤類吞食便有機會啟動新的生活史，如圖 19-11 所示。

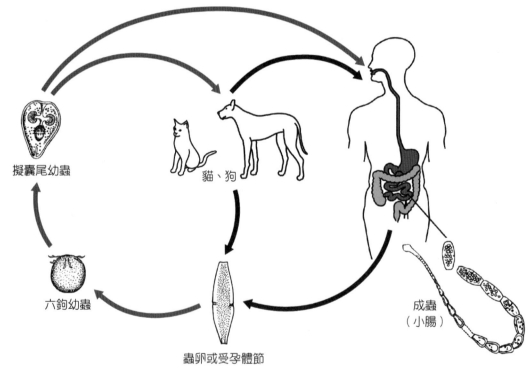

擬囊尾幼蟲　　貓、狗　　六鉤幼蟲　　蟲卵或受孕體節　　成蟲（小腸）

圖 19-11　犬複孔條蟲生活史

三、 傳播途徑

　　感染者多為兒童，當他們親吻犬、貓時，誤吞含有犬複孔條蟲的貓蚤或犬蚤。

四、 疾病與治療

　　患者多無症狀，但有些會出現胃腸不適或蕁麻疹（相關說明見第 23 章），praziquantel 或 niclosamide 能有效治療犬複孔條蟲感染症。

☑ 重點整理

1. 構造：頭節、頸部、體節、鉤、吸盤、雌雄同體。
2. 特徵：無消化系統、具生殖系統。
3. 傳染途徑：胃腸道。
4. 種類、宿主、疾病：整理於下表。

種類	宿主	疾病
有鉤條蟲	豬、人	囊尾幼蟲症
無鉤條蟲	牛、人	闌尾炎
廣節裂頭條蟲	魚、人	維生素 B_{12} 缺乏症
包囊條蟲	草食性與肉食性動物	包囊蟲症
微小條蟲	人	胃腸道不適
縮小條蟲	鼠蚤	
犬複孔條蟲	犬蚤、貓蚤	過敏、胃腸道不適

EXERCISE 學習評量　　　　　　　　　　✔ 解答 QR Code

( ) 1. 有關有鉤條蟲(*Taenia solium*)之敘述，下列何者錯誤？(A)成蟲寄生於人體小腸，引起腸病變　(B)在台灣曾經發現過病例　(C)它的幼蟲不會在人體生存而造成病害　(D)蟲體頭節有吸盤及二圈小鉤

( ) 2. 下列哪一種條蟲類寄生蟲囊體幼蟲會入侵腦部造成傷害？(A)短小包膜條蟲(*Hymenolepis nana*)　(B)縮小包膜條蟲(*Hymenolepis diminuta*)　(C)有鉤條蟲(*Taenia solium*)　(D)無鉤條蟲(*Taenia saginata*)

( ) 3. 食用生醃鮭魚時容易感染何種條蟲？(A)廣節裂頭條蟲　(B)無鉤條蟲　(C)有鉤條蟲　(D)縮小條蟲

( ) 4. 食用生豬肉或未煮熟豬肉時容易感染何種條蟲？(A)縮小條蟲　(B)微小條蟲　(C)無鉤條蟲　(D)有鉤條蟲

( ) 5. 與貓、犬親密接觸時容易感染：(A)旋毛蟲　(B)犬複孔條蟲　(C)有鉤條蟲　(D)縮小條蟲

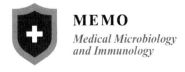

MEMO
*Medical Microbiology
and Immunology*

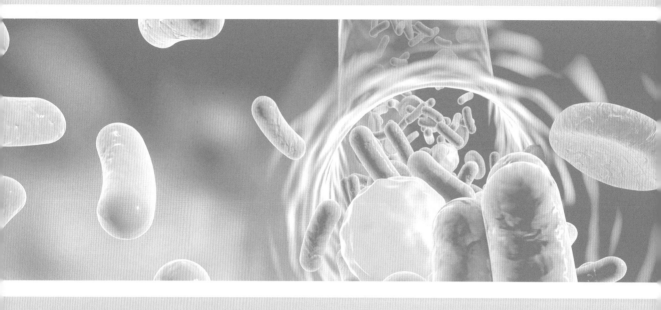

健全的免疫系統是對抗感染時不可或缺的要件。人類自胎兒期起便具有些許對付微生物的能力，出生後免疫系統逐漸成形，2 年後開始發揮功能。

免疫系統儘管重要，它的複雜性卻是人體其他系統無法比擬的；若再加上目前尚有許多無法理解或解釋的現象，令免疫系統更顯深奧難懂。為解決此問題，本篇遵循多數專家與書籍的論述，以深入淺出的文字進行說明（第 20~23 章）。首先介紹免疫系統的組成與構造，接著敘述先天性免疫、後天性免疫以及免疫疾病。內容包括吞噬與發炎、補體與細胞激素、參與反應之淋巴球與顆粒球、體疫性與細胞性免疫、過敏及自體免疫疾病。

將免疫分為先天性與後天性是理論上的區隔，實質上先天性與後天性免疫無法如此分類。理由是先天性免疫中經常加入後天性免疫的成分，後天性免疫又需要先天性免疫的協助才能完整，因此二種免疫之間有著相互依賴、密不可分的關係，這亦是免疫學複雜之所在。

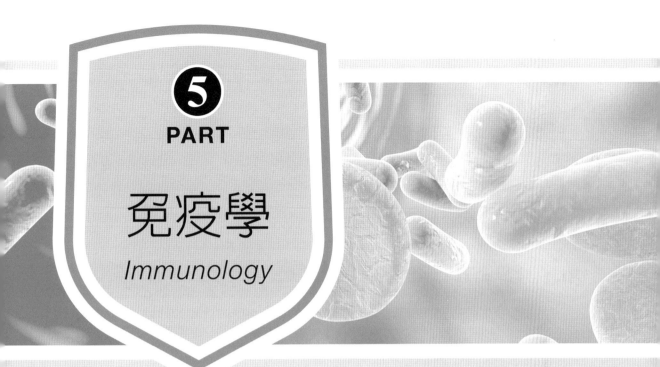

5 PART

免疫學
Immunology

20 Chapter

免疫系統
Immune System

20-1　先天性免疫 ✓
Natural Immunity, Innate immunity, Non-specific Immunity

　　先天性免疫提供人類對抗微生物入侵之第一與第二道防線，前者包括常在菌、物理性與化學性屏障，後者涵蓋吞噬作用、發炎反應、補體系統及細胞激素。**先天性免疫雖能干擾微生物入侵造成之早期感染，但它既無特異性、亦無記憶性，且不須抗原刺激即存在，因此經常被稱為非特異性免疫(non-specific immunity)。**

一、天然屏障 (Anatomical barrier)

(一) 皮膚 (Skin)

　　擁有毛髮(hair)、汗腺(sweat gland)與皮脂腺(sebaceous gland)的皮膚是人體最大器官，當它完整、無傷口時，即是抑制微生物入侵的最佳防線[註]；若再配合溶菌酶、常在菌與化學物質，第一道防線的功能將更為齊備。以下所列是皮膚對抗微生物時使用之武器。

1. 乳酸、有機酸與溶菌酶破壞細菌的細胞壁，完成殺菌之任務。

2. 汗腺分泌微酸性物質、皮脂腺分泌飽和脂肪酸，再加上常在菌釋出之乳酸，便能營造出病原體無法繁殖之酸性環境(pH3~5)。

3. 汗液中的水分蒸發後析出之鹽分使皮膚表面呈現出高滲透壓環境，微生物多無法生長於其中。

註：表皮癬菌、金黃色葡萄球菌、化膿性鏈球菌等能經由毛孔與皮膚裂縫侵入，引起病變。

(二) 黏液 (Mucus)

　　微生物利用空氣、飲水、食物、性行為等媒介入侵人體，但若要越雷池一步引起疾病便需通過下列數個關卡的考驗，首先是呼吸道、胃腸道、生殖泌尿道表面的黏膜，接者是黏液及溶菌酶，最後則是黏膜中移除病原體能力更強的特異性抗體（分泌型 IgA，相關說明見第 21 章）。

(三) 纖毛 (Cilia)

　　纖毛是呼吸道裡的最佳守門員，當異物與病原體進入氣管時，纖毛即利用機械式擺動將它們向上推移，最後由噴嚏或咳嗽排出體外。

註： 菸品、心肺功能不佳皆能影響纖毛運動甚至破壞纖毛細胞，導致先天性免疫功能下降，感染呼吸道疾病的機率因此向上攀升。

(四) 溶菌酶 (Lysozyme)

　　存在皮膚、黏液、淚液、唾液中的溶菌酶，具有溶解革蘭氏陰性菌細胞壁的能力，因此可以抑制此類細菌在人體內擴散。

(五) 胃酸 (Gastric Acid)

　　胃壁細胞分泌氫與氯離子，二者在酵素作用下形成胃酸(pH 2)。當微生物隨食物進入胃臟時，除極少數具有中和胃酸能力之菌種（如幽門螺旋桿菌）外，絕大多數會在胃酸中死亡。

(六) 尿液 (Urine)

　　來自腎臟的尿液含有 95%之水分，當它流經輸尿管、膀胱、尿道時可以帶走滯留在其中之微生物；因此不憋尿、每日至少飲用 2 公升水，即能有效降低泌尿道感染的發生率。

二、 常在菌(Normal Flora)

　　鼻、咽、喉、皮膚、腸道、結膜、泌尿道等處皆有細菌、真菌及原蟲組成之常在菌（別稱：正常菌叢），當這些微生物的數目恆定時，可以提供以下的協助。

1. 利用競爭營養與棲息所之機轉，限縮病原菌的繁殖空間，間接抑制感染的發生。

2. 刺激免疫系統的發展，使免疫細胞經常處於活化狀態，遭遇病原菌時即可快速發揮功能。

3. 釋出凝乳酶等酵素分解食物，促進消化。

4. 製造參與造血之維生素 B_{12} 與 K。

5. 免疫力下降、荷爾蒙改變、長期口服抗生素、抑或是菌種移位（如腸道菌叢進入泌尿道）時，皆能使原本無害的常在菌大量繁殖，引起伺機性感染症。

三、 吞噬作用 (Phagocytosis)

(一) 過程

1. 入侵人體的微生物遭單核球、巨噬細胞或嗜中性白血球吞食，接著被裹入細胞膜內形成吞噬體(phagosome)。

2. 吞噬體與富含酵素之溶小體(lysosome)融合為吞噬溶小體(phagolysosome)。

3. 吞噬溶小體內的微生物被酵素分解，產生之碎片由胞吐作用(exocytosis)排出細胞，如圖 20-1 所示。

(二) 吞噬細胞 (Phagocytes)

✿ 來源

　　骨髓或胎兒肝臟的造血幹細胞(hematopoietic stem cell)分化出前紅血球、巨核母細胞、骨髓母細胞、淋巴母細胞與單核母細胞，它們會繼續分裂、分化形成各種血球細胞（圖 20-2），其功能如表 20-1 所列。

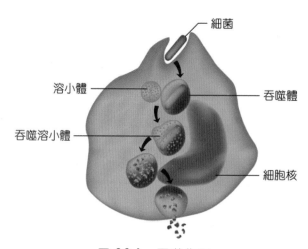

圖 20-1　吞噬作用

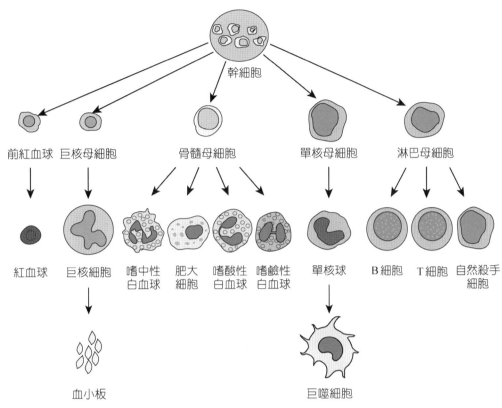

圖 20-2　吞噬細胞的來源

表 20-1 血球的來源與功能

	分化後形成之細胞		功　能
前紅血球 (proerythroblast)	紅血球		攜帶氧氣與二氧化碳
巨核母細胞 (megakaryoblast)	血小板		參與凝血
骨髓母細胞 (myeloblast)	嗜中性白血球（多形核白血球）		吞噬
	嗜酸性白血球		破壞腸道寄生蟲，參與吞噬、發炎、過敏
	嗜鹼性白血球		參與發炎、過敏
	肥大細胞		
淋巴母細胞 (lymphoblast)	大淋巴球：自然殺手細胞		毒殺腫瘤細胞與遭受病毒感染之細胞
	小淋巴球	B 淋巴細胞	執掌體液性免疫
		T 淋巴細胞	執掌細胞性免疫
單核母細胞 (monoblast)	單核球，進入組織或器官後繼續分化為樹突細胞與巨噬細胞		吞噬

血中吞噬細胞（圖 20-2）

1. 嗜中性白血球 (Neutrophil)

(1) 細胞核分成多葉，吞噬能力最強、數目最多的白血球。

(2) 半衰期（壽命）：數小時至數日。

(3) 功能：**最早進入發炎處執行任務之吞噬細胞**，工作結束後經常與宿主細胞、遭破壞之微生物形成膿(pus)或膿瘍(abscess)。除此之外，**嗜中性白血球在抗體與補體的作用下吞噬能力會增強**（相關說明見第 21 章），它分泌的乳鐵蛋白亦會加強其他免疫細胞的殺菌能力。

(4) 數量：正常情況下，血中的白血球數為 4,000~10,000 個／微升(μL)，其中 60~70%為嗜中性白血球。**急性感染(acute infection)時，此種細胞的數目會快速增加，因此可以作為細菌感染的指標**。

2. 嗜酸性白血球 (Eosinophil, Acidophil)

(1) 細胞核分為二葉。

(2) 功能：此種白血球產生之嗜酸顆粒不僅能殺死腸道寄生蟲，亦能使肥大細胞釋出過敏物質（相關說明見第 23 章），因此具有調節過敏的能力。除此之外，嗜酸性白血球亦參與吞噬、發炎，但其吞噬能力遠低於嗜中性白血球。

(3) 半衰期：數小時至數日。

(4) 數量：占白血球總量之 2~4%（平均值約 3%）。**寄生蟲感染、過敏發作、嚴重燒燙傷，皆能使嗜酸性白血球的數目上升**。

3. 單核球 (Monocytes)

(1) 體型最大，細胞核不分葉，占白血球總量之 3~8%。

(2) **慢性感染(chronic infection)時數目增加**。

(3) 吞食顆粒、寄生蟲與老舊細胞的碎片。

組織中的吞噬細胞（圖 20-3）

單核球若移行至組織或器官，將轉形為體積更大、能力更強之巨噬細胞，或表面呈樹枝般凸起的樹突細胞。

1. 樹突細胞(dendritic cells, DCs)：存在各處，其中以黏膜與真皮層中的最為有名，學理上稱它為蘭格漢氏細胞(Langerhans cells)或簡稱蘭氏細胞。樹突細胞儘管只占白血球總量之 0.2%，卻是**能力最強的抗原呈現細胞**（antigen presenting cell,

APC；相關說明見第 22 章）。除此之外，樹突細胞亦是聯繫先天性與後天性免疫的重要媒介。

2. 巨噬細胞(macrophage)：存在組織與器官的吞噬細胞，其名稱因著組織、器官而不同，如表 20-2 所示。此類細胞利用釋出的一氧化氮[註]與腫瘤壞死因子殺死病原體；值得一提的是抗體(IgG)能增強它的吞噬能力。

註： 近年來學界對一氧化氮(nitric oxide, NO)極有興趣，部分人士甚至將它視為未來可能取代抗生素的殺菌劑，理由是它分子量小、性質活潑，能自由進入細胞內破壞病原菌的核酸、脂肪與蛋白質結構，達成殺菌效果。

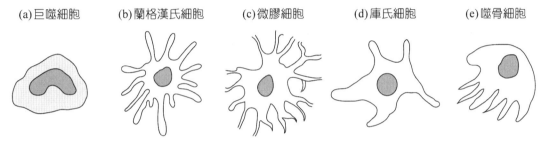

(a)巨噬細胞　(b)蘭格漢氏細胞　(c)微膠細胞　(d)庫氏細胞　(e)噬骨細胞

圖 20-3　組織中的吞噬細胞

表 20-2 組織及器官中的巨噬細胞

器官或組織	名稱
腦(brain)	微膠細胞(microglial cell)
肝臟(liver)	庫氏細胞(Kupffer cell)[註]
腎臟(kidney)	環間膜細胞(mesangial cell)
骨骼(skeleton)	噬骨細胞(osteoclast cell)
肺臟(lung)	肺泡巨噬細胞(alveolar macrophage)
腸道(intestine)	腸巨噬細胞(intestinal macrophage)
結締組織(connective tissue)	組織球(histocyte)
脾臟、腹膜、骨髓、淋巴結 (spleen、peritoneum、bone marrow、lymph node)	巨噬細胞(macrophage)

註： 庫氏細胞來自於卵黃囊，成熟後長時存在肝臟中；除執行吞噬功能外，亦負責維護與修復肝組織。

四、 發炎 (Inflammation)

　　發炎是人體試圖移除異物、病原菌抑或是受傷細胞，進而自我療癒的過程。其發生機轉十分複雜，除吞噬細胞外，補體、細胞激素及後天性免疫亦參與其中。

(一) 症狀

1. **紅**(redness)：微血管中充滿血液，導致發炎處泛紅。

2. **腫**(swelling)：發炎處蓄積大量組織液使其出現腫脹現象。

3. **熱**(heat)：血液集中至發炎處，觸摸時有發熱感。

4. **痛**(pain)：發炎細胞釋出之化學物質刺激末梢神經，產生疼痛感。

(二) 種類

1. **急性發炎**(acute inflammation)

   (1) 誘導物：組織受傷或急性感染症，如咽炎、腦膜炎、闌尾炎、扁桃腺炎。

   (2) 參與細胞：單核球、巨噬細胞、嗜中性白血球。

   (3) 發生時間：短，過程快速，因此又稱短期發炎。

   (4) 持續時間：數日。

   (5) 結果：症狀緩解，但未痊癒處出現膿或膿瘍，有時會轉為慢性發炎。

2. **慢性發炎**(chronic inflammation)

   (1) 誘導物

   　　A. 免疫疾病：氣喘、僵直性脊椎炎、類風濕性關節炎等。

   　　B. 慢性感染症：結核、慢性活動性肝炎等。

   (2) 參與細胞：單核球、漿細胞、巨噬細胞、淋巴細胞、漿細胞、纖維母細胞。

   (3) 發生時間：長，過程緩慢，因此又稱長期發炎。

   (4) 持續時間：數月至數年。

   (5) 結果：組織壞死、纖維化，嚴重者可能喪失功能甚至癌化。

五、 補體系統 (Complement System)

　　補體是一群由肝細胞製造的蛋白質，它在微生物、多醣類、免疫複合物的活化下才具有下列功能：加強吞噬、溶解細胞、中和病毒感染力、增強特異性免疫、協助移除不適任之 B 細胞（詳細說明見第 21 章）。必須提醒的是補體雖與體疫性免疫的關係較深，但它仍屬於先天性免疫。

六、 細胞激素 (Cytokines)

　　先天性免疫中功能最複雜的絕對是細胞激素[註]，它是由免疫細胞分泌的一群蛋白質，目前已知者已超過百種。為方便研究與說明，學界將它們分為：介白質（介

白素，interleukin)、干擾素(interferon)、腫瘤壞死因子(tumor necrosis factor, TNF)以及轉形生長因子(transforming growh factor, TGF)。細胞激素負責執行下列工作。

1. **參與造血、發炎、組織修補。**

2. **介入先天性與後天性免疫反應。**

3. **調控免疫細胞以及它們之間的交互作用。**

4. **連繫免疫系統與體內其他系統。**

註： 細胞激素不僅能作用於其他免疫細胞，亦能作用於同類細胞，或鄰近之細胞。除此之外，一種細胞激素通常擁有多種功能，同一種功能亦能由多種激素執行（詳細說明見第 22 章）。

七、 自然殺手細胞 (Natural Killer Cell)

分化自淋巴母細胞之自然殺手細胞在骨髓、胸腺、脾臟、扁桃腺、淋巴結成熟，成為具有功能的非特異性免疫細胞；其數量約占血中淋巴細胞之 5~10%。

1. **細胞膜表面之重要標誌**：CD16、CD56、CD57。

2. **特性**：不需經抗原刺激即具有功能。

3. **功能**

(1) 細胞凋亡(cell apoptosis)：自然殺手細胞會釋出穿孔素(perforing)與蛋白酶(protease)，前者能在作用對象[註]的細胞膜上打洞造成溶解，後者會進入細胞內分解蛋白質造成死亡。

(2) 抗體依賴性細胞毒殺(antibody-dependent cell-mediated cytotoxicity, ADCC)：抗原表面若附有抗體(IgG)即可被自然殺手細胞之 CD16 辨識，後者利用膜上的接受器(IgG Fc)與之結合再啟動細胞毒殺。

(3) 監控腫瘤細胞(tumor surveillance)

A. 膜上的抑制毒殺型接受器能辨識擁有 MHC-I（主要組織相容複合物，相關說明見第 22 章）之正常細胞，它們不會遭受毒殺。

B. 膜上的毒殺型接受器辨識不具 MHC-I 之腫瘤細胞、被病毒感染細胞，之後立即活化自然殺手細胞、啟動毒殺反應。

(4) 調降過敏的強度。

註： 作用對象包括腫瘤細胞、衰老細胞、遭病毒感染之細胞、胞內寄生性病原菌。

20-2 後天性免疫
Acquired Immunity

　　微生物刺激小型淋巴球（B 細胞、T 細胞）後產生之反應即為後天性免疫，或稱適應性免疫(adaptive immunity)、特異性免疫(specific immunity)。它不僅能辨識抗原（外來蛋白質）並與之反應，更能進一步將處理的經驗鎖入記憶庫中作為未來反應的基礎。後天性免疫可分為體液性免疫(humoral immunity)、細胞性免疫(cellular immunity)，它們分別由 B 細胞與 T 細胞負責。

一、淋巴器官 (Lymphoid Organs)

(一) 初級淋巴器官(Primary Lymphoid Organs)

骨髓 (Bone Marrow)

　　股骨（圖 20-4）等大型骨的骨髓既是造血幹細胞生成所，亦是 **B 細胞成熟處**。分化自幹細胞的 B 細胞必須在骨髓與次級淋巴器官內發育，之後進入血液、脾臟、淋巴結等處辨識抗原，執行體液性免疫的任務。

胸腺 (Thymus)

　　此種初級淋巴器官位於心臟上方（圖 20-5），它在嬰兒出生後快速生長，青春期後逐漸萎縮。胸腺由皮質與髓質組成，前者在外，後者在內，如圖 20-5 所示。來自骨髓之原始 T 細胞經血液進入胸腺皮質，快速分裂為胸腺細胞後，立即在皮質與髓質交界處接受篩選。凡發育不完全或對自體蛋白產生反應之胸腺細胞皆被摧毀，餘者(5%)進入髓質繼續發育為具有辨識能力、執行細胞性免疫之成熟 T 細胞。

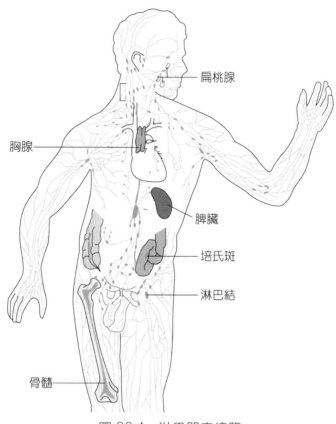

圖 20-4　淋巴器官總覽

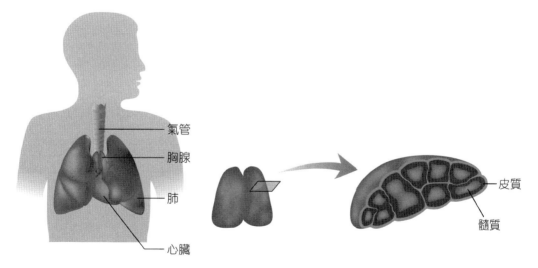

圖 20-5　胸腺的構造

(二) 次級淋巴器官(Secondary Lymphoid Organs)

次級淋巴器官既是 B 細胞的成熟處，亦是淋巴細胞與抗原發生反應的場所。

✿ 脾臟 (Spleen)

存在左上腹之**脾臟**（圖 20-6）**是人體最大的免疫器官**，B 細胞在此增殖、分化與成熟。其主要結構為紅髓質與白髓質，如圖 20-6 所示。紅髓質內有大量紅血球、血小板與巨噬細胞，白髓質內有淋巴細胞與巨噬細胞，**經血液入侵之病原菌（亦即脾臟濾出之病原菌）會在此處誘導特異性免疫**。值得提醒的是脾臟亦能清除血小板與衰老的紅血球。

✿ 淋巴結(Lymph Nodes)或稱淋巴腺

淋巴結遍布全身，但以頸部、頜下、鼠蹊、腋下最為明顯。依據功能將其結構分為皮質、髓質與副皮質三部分，如圖 20-7 所示。副皮質內有 T 細胞與吞噬細胞，負責處理自淋巴濾出之微生物。**皮質中有許多初級濾泡，它們在 B 細胞刺激下發育為次級濾泡。每個次級濾泡內有發生中心**（或稱萌發中心 germinal center），**它提供 B 細胞增殖與分化的場所，因此中心內聚集大量 B 細胞。**髓質存在淋巴結深處，T 細胞、漿細胞與巨噬細胞存在此處。

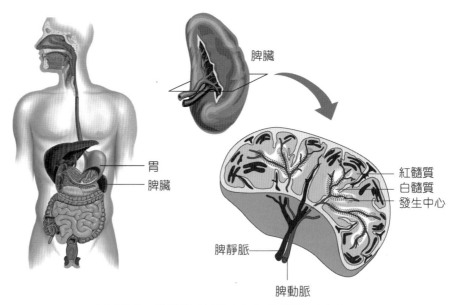

胃
脾臟

脾臟

紅髓質
白髓質
發生中心

脾靜脈

脾動脈

圖 20-6　脾臟的位置（左）與構造（右）

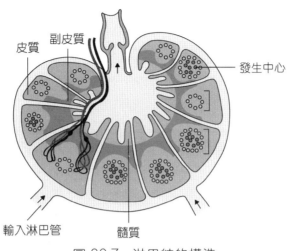

圖 20-7　淋巴結的構造

🦠 黏膜相關淋巴組織　(Mucosa-Associated Lymphoid Tissue, MALT)

　　呼吸道、消化道、生殖泌尿道的黏膜上皮細胞下存在著淋巴組織，例如**扁桃腺(tonsil)、闌尾(appendix)以及主要分布在小腸的培氏斑(Peyer's patches)**，這些黏膜相關淋巴組織是由微皺細胞（M 細胞）與淋巴小結組成。前者將捕獲之抗原（包括病原菌）交予淋巴小結中的 B 細胞、T 細胞或巨噬細胞進行處理，產生的反應有吞噬作用以及特異性免疫反應。

二、 淋巴細胞 (Lymphocytes)

(一) 種類

1. **B 淋巴細胞**(B lymphocytes)：簡稱 B 細胞(B cell)，它利用存在細胞表面的抗體辨識抗原，之後再分化為漿細胞與記憶細胞（相關說明見第 21 章）。

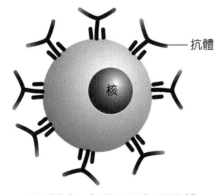

圖 20-8　B 淋巴細胞與抗體

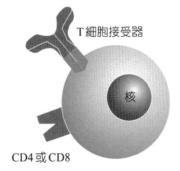

圖 20-9　T 淋巴細胞與接受器

2. **T 淋巴細胞**(T lymphocytes)：簡稱 T 細胞(T cell)，它必須在膜上接受器、抗原呈現細胞、主要組織相容複合物同時存在下才能辨識抗原（相關說明見第 22 章）。

(二) T 細胞與 B 細胞之比較

	B 淋巴細胞	T 淋巴細胞
成熟處	骨髓與次級淋巴器官	胸腺
血中含量	30%	70%，通常聚集成群
壽命	數日至數週	數月至數年
辨識抗原機轉	利用抗體（圖 20-8）直接辨識微生物表面的蛋白質（相關說明見第 21 章）	MHC、接受器（圖 20-9）、抗原呈現細胞的合作下辨識微生物內部的蛋白質（相關說明見第 22 章）
細胞膜表面之重要標誌（相關說明見第 21、22 章）	1. 抗體 2. 主要組織相容複合物 II (MHC-II) 3. CD19、CD20、CD21、CD22、CD23、CD40 4. 補體 C3b 接受器(CR1)	1. 輔助性 T 細胞：接受器、CD2、CD3、CD4、CXCR3、CCR4 2. 毒殺性 T 細胞：接受器、CD3、CD8 3. 調節性 T 細胞：接受器、CD3、CD4、CD25

(三) 淋巴細胞再利用

　　微生物感染後，T 細胞、B 細胞及其他淋巴細胞會隨著血流進入標的組織或器官處理入侵者。工作完成後重回組織中的淋巴管再進入該器官的淋巴結內，接著進入大淋巴管，最後進入血液。學理上稱整個過程為淋巴細胞返家或再利用 (lymphocyte homing, lymphocyte recycling)。

三、 抗原 (Antigen, Ag)

1. **定義**：凡能被 B 或 T 細胞辨識，且誘導特異性免疫反應生成之物質。

2. **特性**

(1) 成分：蛋白質、醣蛋白、脂蛋白或核蛋白，因此脂質與核酸不是抗原。值得提醒的是有些物種（如人類）將多醣類視為抗原，其他物種則視其為非抗原。

(2) 具外來性：對免疫反應發生者而言，抗原必須是外來的；此外，抗原與免疫反應發生者的差異性愈大時愈容易引起反應，例如微生物能刺激人類產生快速且激烈之免疫行為，便是二者的蛋白質組成極為不同所致。

(3) 結構複雜：抗原結構愈複雜者引起之免疫反應愈強烈，儘管核酸的分子量未必小於蛋白質，卻因複雜度不足而無法成為抗原。

(4) 分子量：大於 10,000 道爾頓(Dalton, Da)者較容易成為抗原，小於 10,000 道爾頓者，如藥物、脂質等則屬於非抗原。值得注意的是這些物質進入人體後，極可能與蛋白質結合而成為致命的抗原（相關說明見第 23 章）。

四、 半抗原 (Hapten)

1. **定義**：無法為 B 細胞或 T 細胞辨識之物質。

2. **特性**
   (1) 具外來性。
   (2) 分子量小、結構簡單且成分中缺乏蛋白質，例如脂質、核酸、藥物。
   (3) 與蛋白質(carrier)結合後即成為能刺激淋巴細胞產生反應之複合物(hapten-carrier)。
   (4) 臨床上多種過敏症、自體免疫疾病的發生與半抗原有關，其中最常見的是 Penicillin 引起的過敏性休克（相關說明見第 23 章）。

五、 超級抗原 (Superantigen)

1. **定義**：非特異性刺激 T 細胞，使其活化增生、製造細胞激素、造成病變之物質。換言之，超級抗原在無任何協助下便能結合至 T 細胞接受器、主要組織相容複合物(MHC II)（相關說明見第 22 章）。

2. **特性**：具外來性。

3. **成分**：蛋白質。

4. **範例**：化膿性鏈球菌熱源毒素，金黃色葡萄球菌分泌之腸毒素與中毒休克症候群毒素等。

六、 T 細胞依賴性抗原 (T-Cell Dependent Antigen)

1. **定義**：在 T 細胞協助下活化 B 細胞，刺激其轉形為漿細胞與記憶細胞，前者能生成 IgG、IgA、IgM、IgD，後者對抗原具有記憶力（相關說明見第 21 章）。

2. **特性**：具外來性，擁有複雜多樣之頂位（相關說明見下節）。

3. **種類**：蛋白質、多胜肽（分子量較小的蛋白質）、以及和蛋白質結合的半抗原等。

七、 非 T 細胞依賴性抗原 (T-Cell Independent Antigen)

1. **定義**：可直接活化 B 細胞（不需 T 細胞協助），使其轉形為僅能製造 IgM 之漿細胞，由於無記憶細胞生成，因此不具記憶力。

2. **特性**：具外來性，構造較不複雜且擁有高重複度之頂位。

3. **種類**：核酸、多醣體、脂多醣體（革蘭氏陰性菌細胞壁內的成分）。

八、 自體抗原 (Autoantigen)

　　免疫反應發生者體內的蛋白質或蛋白質複合物，此一名詞通常出現在免疫疾病上。正常情況下 B 細胞與 T 細胞不會對自體免疫起任何免疫反應，一旦發生即對細胞、組織、器官與系統產生極大的傷害（相關說明見第 23 章）。

九、 頂位 (Epitope)

　　學理上稱抗原與抗體結合的部分為頂位 (epitope) 或抗原決定位 (antigenic determinants)，它通常由 6~8 個胺基酸組成。一般而言，抗原愈大、愈複雜，擁有的頂位便愈多。B 與 T 細胞辨識頂位之機轉不同，前者能辨識存在抗原表面之頂位，後者在抗原呈現細胞協助下辨識抗原內部的頂位。值得一提的是抗原與抗體間的結合十分複雜，氫鍵、疏水鍵、離子鍵、共價鍵與凡德瓦爾力皆參與其中。

☑ **重點整理**

一、先天性免疫與後天性免疫之比較

項目	先天性免疫	後天性免疫
別稱	天然免疫、非特異性免疫	特異性免疫、適應性免疫
特性	不需抗原刺激即存在	抗原刺激後產生
特異性	無，不會對特定抗原起反應	有，僅對特定抗原起反應
記憶性	無，免疫反應強弱、速度均與抗原接觸次數無關	有，與特定抗原接觸次數愈多，免疫反應愈強烈或愈快速
組成	天然屏障、常在菌、吞噬作用、發炎反應、補體系統、細胞激素	體液性免疫、細胞性免疫
參與細胞	單核球、巨噬細胞、樹突細胞、嗜中性白血球、嗜酸性白血球、自然殺手細胞	1. 體液性免疫：B 細胞系列（B 細胞、漿細胞、記憶細胞） 2. 細胞性免疫：T 細胞系列（T 細胞、協助性 T 細胞、毒殺性 T 細胞）、抗原呈現細胞

二、顆粒性白血球之異同

項目	嗜中性白血球	嗜酸性白血球	嗜鹼性白血球 （相關說明見第 23 章）
半衰期	數小時至數日		
來源	幹細胞→骨髓母細胞→顆粒球		
細胞核結構	多葉	雙葉	單葉
白血球占比	60~70%	2~4%	＜0.5%
數目上升期	急性細菌感染	燒燙傷、寄生蟲感染	過敏
功能	吞噬（能力最強）	抑制寄生蟲感染，參與發炎及吞噬（能力弱）	誘導發炎、過敏

三、各種抗原的比較

名稱	外來性	複雜性	成分	淋巴細胞辨識	其他
抗原	有	高	蛋白質	能	分子量大於 10,000 道爾頓
半抗原		低	脂質、核酸、藥物	不能	與蛋白質結合後轉為抗原，即可被淋巴細胞辨識
超級抗原		高	蛋白質	能	直接活化 T 細胞，刺激其製造細胞激素；如腸毒素、熱源毒素、中毒休克症候群毒素
自體抗原	無	高	蛋白質	僅能被自體抗體辨識	自體免疫疾病成因之一

( ) 1. T 淋巴細胞主要在下列何種器官進行篩選與教育工作，用以刪除對自身抗原有反應的細胞？(A)脾臟　(B)胸腺　(C)淋巴結　(D)骨髓

( ) 2. 適應性免疫具備之特性為何？(A)未經抗原刺激，此免疫力已經存在　(B)由吞噬細胞建立之免疫力　(C)不需要先天性免疫反應協助，即可建立　(D)具有抗原專一性

( ) 3. 下列何細胞屬於毒殺 T 細胞？(A) CD9　(B) CD4　(C) CD8　(D) CD10

( ) 4. 下列哪一項不是先天性免疫反應的特性？(A)先天性免疫反應迅速在數小時內形成　(B)吞噬細胞(phagocyte)快速吞噬病原菌　(C)辨認病原菌的細胞受體(receptor)會經由基因再排列(gene recombination)而產生的　(D)由細胞激素(cytokines)媒介發炎反應

( ) 5. 下列何者不是哺乳動物先天性(innate)的防衛系統之成員？(A)補體　(B)抗體　(C)巨噬細胞(macrophages)　(D)自然殺手細胞(natural killer cells)

( ) 6. 下列對於先天性免疫力(innate immunity)的描述，何者正確？(A)需要多次抗原的刺激下才會啟動　(B)具有抗原的專一性　(C)只發生在具有吞噬能力的細胞　(D)不具備長期的記憶性

( ) 7. 下列何者並非後天性免疫(adaptive immunity)的功能？(A)毒殺型 T 淋巴細胞(cytotoxic T lymphocyte)以穿孔素(perforin)及 granzymes 攻擊標的細胞(target cell)　(B)抗體透過中和反應(neutralization)、調理作用(opsonization)，以及補體活化(complement activation)來對抗微生物　(C)輔助型 T 細胞(helper T lymphocyte)分泌細胞激素，刺激巨噬細胞以增加細胞內毒殺被吞噬之微生物的活性　(D)自然殺手細胞辨識無 MHC class I 之標的細胞並予以毒殺

( ) 8. 巨噬細胞(macrophages)殺死外來病原的過程機制中，不包括下列哪一種？(A)利用抗體來加速吞噬作用(phagocytosis)　(B)形成補體膜攻擊複合體(membrane attack complex)來溶解病原　(C)會產生一氧化氮(NO)　(D)會分泌腫瘤壞死因子(tumor necrosis factor)

( ) 9. 以下何者不是負擔先天性免疫作用的細胞？(A)自然殺手細胞(natural killer cell)　(B)巨噬細胞(macrophage)　(C)肥大細胞(mast cell)　(D)毒殺性 T 細胞(cytotoxic T cell)

( ) 10. 血液中下列哪一類白血球數目最多？(A)嗜中性球(neutrophil)　(B)嗜酸性球(eosinophil)　(C)嗜鹼性球(basophil)　(D)單核球(monocyte)

( )11. 哺乳類的 B 淋巴細胞的發育及成熟處為：(A)骨髓及胎兒肝臟 (B)周邊淋巴結 (C)胸腺 (D)黏膜相關淋巴系統

( )12. 透過下列哪種細胞來呈現抗原，可以誘發最強的後天性免疫反應？(A)嗜鹼性白血球(basophil) (B)表皮細胞(epithelial cell) (C) CD4 T 細胞 (D)樹狀突細胞(dendritic cell)

( )13. 侵入血液之病原菌，最可能在下列何處引起專一性免疫反應？(A)血管壁 (B)骨髓 (C)脾臟 (D)淋巴結

( )14. 下列何者不是動物的次級淋巴器官(secondary lymphoid organs)？(A)脾臟 (B)淋巴結 (C)骨髓 (D)扁桃腺

( )15. 個體受到細菌感染時，下列何種細胞最早聚集在感染部位？(A)自然殺手細胞(natural killer cell) (B)淋巴細胞(lymphocyte) (C)巨噬細胞(macrophage) (D)多型核白血球(polymorphonuclear leukocyte)

( )16. 下列何者為胸腺的功能？(A)選出可產生抗體的 B 淋巴球 (B)產生胸腺素活化巨噬細胞 (C)使淋巴樹突細胞成熟並活化 (D)剔除有自體反應性的 T 淋巴球

( )17. 與未成熟的樹突細胞比較，下列何者是活化後的樹突細胞的主要免疫作用？(A)吞噬微生物 (B)處理抗原蛋白並且呈現給 T 細胞 (C)辨識病原體 (D)活化補體反應

體液性免疫與補體系統
Humoral Immunity and Complement System

後天性免疫分為兩大部分，體液性與細胞性免疫，近年來有些學者提出第三部分（黏膜性免疫）的觀點，但目前尚未完全被接受，因此暫不予以討論。本章說明的是由抗體、B 細胞、漿細胞、記憶細胞組成之體液性免疫，它藉著辨識抗原的能力，清除微生物並抑制其擴散。

21-1　B 細胞、漿細胞與記憶細胞

B Cell, Plasma Cell and Memory Cell

骨髓中的幹細胞分化為**淋巴母細胞**，後者留在原處或進入次級淋巴器官繼續發育成膜上帶有抗體之 **B 細胞**。經嚴格篩選後，其中 **30%**能與自體抗原作用的會被剔除，餘者便是具有辨識外來抗原能力之成熟 B 細胞（後文中以 B 細胞簡稱之）。

B 細胞執行任務時需要抗原呈現細胞先將外來抗原（以細菌為例）吞入分解，產生的碎片（胜肽）會活化輔助性 T 細胞(T_H2)，後者接著刺激 B 細胞使其轉形為漿細胞與記憶細胞，整個過程約需 1~2 週。漿細胞的體型較大，但細胞膜上無抗體；它會以 B 細胞表面的抗體為模板，製造出大量結構完全相同的抗體。記憶細胞體型較小、膜上帶有抗體，它不僅對特定抗原具有辨識能力，亦具有記憶力。當記憶細胞遭遇同一抗原時，便能快速啟動體液性免疫反應，而且不需要 T 細胞與抗原呈現細胞的協助（相關說明見第 21-4 節）。

身為特異性免疫的重要成員，B 細胞表面（細胞膜）必須存在多種能辨識或聯絡其他免疫細胞之標記（蛋白質或接受器），表 21-1 所列便是當中最重要的。

表 21-1 B 細胞表面之標記

標記	功能
B7	刺激 T 細胞分裂、分泌介白質 2（相關說明見第 22 章）
CD[註]19	先活化激酶再調節 B 細胞內的訊息
CD20	細胞膜上的鈣離子通道，存在成熟 B 細胞的細胞膜中
CD21	結合至補體(C3d)，EB 病毒感染細胞時使用之接受器
CD22	調節濾泡（位於次級免疫器官）中的 B 細胞存活率
CD23	影響 IgE 的生成
CD40	與 T 細胞表面的 CD154 接受器結合
MHC-II	B 細胞辨識抗原時使用之接受器

註： 學理上為了區分免疫細胞表面的蛋白質，特意使用分化抗原群(clusters of differentiation, CD)與其後之數字對它們進行命名。

21-2 抗 體 ☑

Antibody, Ab

丙種球蛋白、γ-球蛋白(γ-globulin)、免疫球蛋白(immunoglobulin, Ig)皆是**抗體**的別稱，此種**存在 B 細胞表面的醣蛋白是體液性免疫辨識抗原以及和抗原作用之所在，因此經常被稱為 B 細胞接受器**(B cell receptor)。每個 B 細胞擁有 5~10 萬個構造完全相同的抗體，每個抗體又能和 2 個頂位（抗原決定位）結合。試想當抗原的表面覆滿抗體，加總各頂位與抗體的作用，最後引起的反應自然十分驚人。除此之外，免疫力正常者約擁有 10^{13} 種抗體，**其多樣性主要來自基因重組、體細胞超突變與類型轉換。**

1. **成分**：醣蛋白(glycoprotein)。

2. **構造**：由 4 條胜肽鏈組成，其中 2 條是分子量較大的重鏈，2 條是分子量較小的輕鏈（圖 21-1）。抗體結構中的輕、重鏈皆成對出現。

   (1) 重鏈(heavy chain)：亦稱 H 鏈，計有 α、δ、ε、γ、μ 五種，它們的胺基酸序列由人類第 14 對染色決定。

   (2) 輕鏈(light chain)：亦稱 L 鏈，計有 κ 與 λ 二種，其胺基酸序列由第 2 與第 22 對染色體決定。

(3) 雙硫鍵(disulfide bond, -S-S-)：
重鏈與重鏈間、輕鏈與重鏈間
的結合力。

(4) 抗原結合位 (fragment of
antigen binding, Fab)：由位於
輕、重鏈氮端的可變區
(variable region, V)組成，亦
是抗體與抗原結合之處。抗體
單體擁有 2 個結構完全相同的
Fab，因此 1 個抗體可以和 2
個頂位結合。

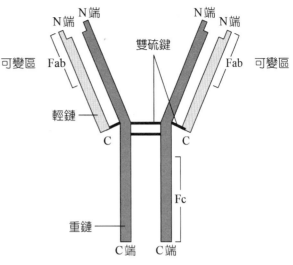

(5) 結晶片段 (fragment of
crystalline, Fc)：位於重鏈的
碳(C)端，其功能如下：

圖 21-1　抗體的基本構造

A. 決定抗體的功能與特性。

B. 與補體 C1q 結合，活化補體。

C. 結合至吞噬細胞表面的 Fc 接受器，提升其吞噬能力。

3. **種類**：依據重鏈的不同將抗體分為 IgA(α)、IgD(δ)、IgE(ε)、IgG(γ)、IgM(μ)，
其中 IgA 擁有二種亞型(IgA1、IgA2)，IgG 有四種亞型(IgG1、IgG2、IgG3、
IgG4)，濃度最高的是 IgG1。

4. **外形**（見圖 21-2）

(1) 單體：IgD、IgE、IgG、血清型 IgA。

(2) 雙體：分泌型 IgA (secreting IgA, sIgA)，結構中有 J 鏈與**分泌片**，前者負責
連結 2 個結構完全相同之單體，後者產自黏膜上皮細胞，**負責將雙體送至外
分泌液，亦能保護此種抗體免受腸道蛋白酶分解。**

(3) 五體：IgM，結構中的 J 鏈將 5 個結構完全相同的單體連結一起。

5. **性質與功能**：如表 21-2 所列。

綜合表 21-2 所述，抗體的功能有：

(1) 加強吞噬（調理作用，IgG）。

(2) 活化補體(IgA, IgG, IgM)。

(3) 阻絕經呼吸道、胃腸道、生殖泌尿道入侵的微生物(IgA)。

(4) 保護胎兒(IgG)與嬰兒(IgA)。

(5) 中和細菌外毒素的毒性(IgG, IgM)。

(6) 對抗寄生蟲感染(IgE)。

(7) 參與發炎及過敏反應(IgE)。

(8) 啟動抗體依賴性細胞毒殺(IgG)。

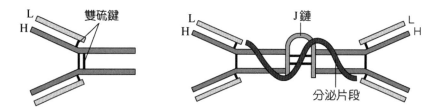

單體：**IgD, IgE, IgG, 血清型 IgA**　　　雙體：**分泌型 IgA**

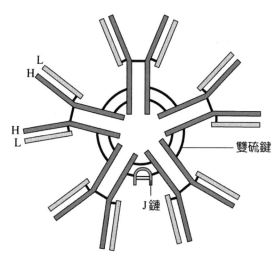

五體：**IgM**

圖 21-2　IgA、IgD、IgE、IgG、IgM 的結構

表 21-2 抗體的性質與功能

抗體	IgA	IgD	IgE	IgG	IgM
重鏈	α	δ	ε	γ	μ
輕鏈	λ 或 κ	λ 或 κ	λ 或 κ	λ 或 κ	λ 或 κ
結構與分子量	1. 血清型：單體，分子量170,000 Da 2. 分泌型：雙體，分子量400,000 Da	單體184,000 Da	單體188,000 Da	單體150,000 Da	五體900,000 Da（分子量最大的抗體）
存在處	1. 血清型：血液、淋巴 2. 分泌型：乳汁、淚液、唾液，呼吸道、胃腸道與生殖泌尿道的黏膜	早期 B 細胞表面	血液，肥大細胞與嗜鹼性白血球表面	血液、淋巴	血液、淋巴、B 細胞表面
血清中濃度	10~15%	0.2%，懷孕時濃度會上升	0.002%，濃度最低之抗體	80~85%，濃度最高的抗體	5~10%
半衰期	6 日	3 日	2 日	21 日	10 日
頂位結合數	1. 血清型：2 2. 分泌型：4	2	2	2	10
特性	1. 血清型 IgA：聚集後可經替代途徑活化補體 2. 分泌型 IgA：活減毒疫苗能刺激黏膜產生此種抗體	未明	結合至肥大細胞、嗜鹼性白血球表面	1. 通過胎盤 2. 經古典路徑活化補體 3. 感染晚期出現	1. 經古典路徑活化補體 2. 感染早期出現，能作為診斷依據 3. 胎兒遭微生物感染時可自行合成

表 21-2 抗體的性質與功能（續）

抗體	IgA	IgD	IgE	IgG	IgM
功能	1. 活化補體 2. 存在黏膜表面，對抗入侵呼吸道、胃腸道、生殖泌尿道之微生物	未知，可能參與 B 細胞的成熟與分化	1. 對抗寄生蟲感染 2. 參與發炎及第一型過敏	1. 活化補體 2. 保護胎兒 3. 中和毒素 4. 加強吞噬作用 5. 參與抗體依賴性細胞毒殺	1. 活化補體的能力最強 2. 中和毒素 3. 參與 ABO 血型之凝集反應
別稱	無	無	反應素 (regain)	調理素 (opsonin)	凝集素 (agglutinin)

21-3 補體系統 ☑

Complement System

補體(Complement, C)是肝細胞製造的醣蛋白與蛋白質，它在古典、替代或凝集素途徑活化後，始具有溶解細胞、加強吞噬反應、參與發炎反應的功能。儘管補體屬於非特異性免疫中的一員，它卻能提升體液性與細胞性免疫功能。

一、組成

目前已知之補體約 20 餘種，其中重要的有 C1 (C1q, C1r, C1s)、C2、C3（濃度最高）、C4、C5、C6、C7、C8、C9、B 因子(B factor)、D 因子(D factor)。活化過程中 C2 被酵素分解為 C2a 與 C2b，C3 被分解為 C3a 與 C3b，C4 被分解為 C4a 與 C4b，C5 被分解為 C5a 與 C5b。

二、特性

1. 活化後才具功能，但活化前後濃度不變。

2. 懼熱，56°C、30 分鐘即喪失活性。

3. 血中補體濃度終生不變。

三、 活化

(一) 古典途徑(Classical Pathway)

1. **別稱**：傳統途徑。

2. **活化物**：抗體（IgG 或 IgM）與抗原結合後形成之**免疫複合物**(immune complex)。

3. **發生時間**：較晚，抗體產生後。

4. **活化順序**（圖 21-3）

   (1) C1q 與 IgG（或 IgM）結合後活化 C1r 的酵素功能，C1r 接著分解 C1s，後者再水解 C2 與 C4，所得的產物結合成 C4bC2a。

   (2) C3 與 C5 分別被轉化酶裂解為 C3a、C3b 以及 C5a、C5b，其中 C3b 結合至 C4bC2a 形成複合物 C4bC2aC3b；C5b 再活化 C6、C7、C8、C9 並與之結合形成 C5b6789（膜攻擊複合物），它能破壞細菌與血球的細胞膜造成溶菌或溶血。

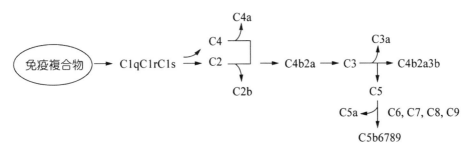

圖 21-3　古典途徑

(二) 替代途徑 (Alternative Pathway)

1. **別稱**：旁道途徑。

2. **活化物**

   (1) 微生物：病毒醣蛋白、真菌表面的多醣體、寄生蟲的蟲體蛋白、革蘭氏陰性菌的脂多醣體。

   (2) 非微生物：多醣類、聚集之 IgA。

3. **發生時間**：較早，抗體產生前。

4. **活化順序**（圖 21-4）

(1) 脂多醣體等活化物誘導 C3 分解成 C3a、C3b，D 因子分解 B 因子為 Ba、Bb，C3b 與 Bb 結合成 C3bBb。

(2) C5 被轉化酶裂解為 C5a、C5b，後者再活化 C6、C7、C8、C9 並與之結合形成 C5b6789。

(3) 膜攻擊複合物(C5b6789)作用於細菌、標的細胞的細胞膜，裂解細胞結構導致細菌、標的細胞死亡。

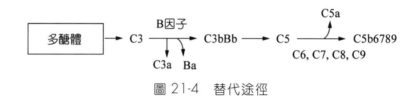

圖 21-4　替代途徑

(三) 凝集素途徑 (Lectin Pathway)

1. **活化物**：細菌表面之甘露糖。

2. **發生時間**：介於古典路徑與旁道途徑之間。

3. **活化順序**（圖 21-5）：凝集素途徑與古典途徑極為相似，但它始於凝集素(IgM)與細菌表面甘露糖(mannose)的結合，二者形成複合物(mannose-binding lectin, MBL)後陸續將 C4 分解為 C4a 與 C4b，C2 分解為 C2a 與 C2b，之後的過程與古典途徑完全相同。

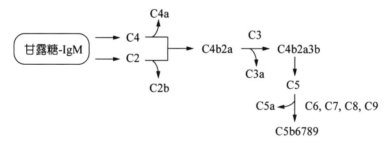

圖 21-5　凝集素途徑

四、 功能

1. **先天性免疫**

(1) **加強吞噬**：補體成分(C3b, C5a)與微生物結合後，使其更容易為吞噬細胞所吞食，學理上稱此現象為調理作用(opsonization)。除補體外，抗體(IgG)亦具有相同能力，因此稱 IgG 為調理素。

(2) **參與發炎、過敏**：活化過程中產生之 **C3a、C4a、C5a 可刺激肥大細胞與嗜鹼性白血球釋放過敏物質，誘導發炎與過敏，因此被稱為過敏毒素** (anaphylatoxin)。

(3) **溶解細胞**：C5b 與 C6、C7、C8、C9 結合後形成膜攻擊複合物，導致溶血與溶菌。必須注意的是人體內有一種名曰「膜攻擊複合物抑制蛋白」的 CD59，它能阻礙 C9 與 C5b678 的結合。無奈的是此種機轉竟被愛滋病毒、巨細胞病毒等利用，它們的作法是將 CD59 整合在套膜上，補體便無法對它們進行任何有效的制約作用。

2. **後天性免疫**

(1) 增強免疫反應：活化 B 與 T 細胞，提高體液性與細胞性免疫能力、加強免疫細胞對抗原產生的記憶效果。

(2) 參與免疫複合物之清除：免疫複合物在 C3b 誘導下結合至紅血球，之後進入肝臟與脾臟，再由吞噬細胞加以清除。此項工作若無法順利進行，免疫複合物將四處蓄積，引起嚴重病變（如血清病，相關說明見第 23 章）。

(3) 清除不適任之 B 細胞：降低自體免疫疾病之發生率。

21-4 體液性免疫反應

Humoral Immune Reaction

一、初次反應 (Primary Response)

第 21-1 節曾提及 B 細胞辨識抗原後需要第二型輔助性 T 細胞(T_H2)的參與才能轉形為漿細胞與記憶細胞，學理上稱整個過程為初次反應（圖 21-6），它耗時較長（5~10 日）。初次反應後生成的抗體多是 IgM，濃度較低且存在血液中的時間較短。IgM 與抗原作用並將其移除後，漿細胞即死亡，留下對抗原產生一次記憶的記憶細胞。

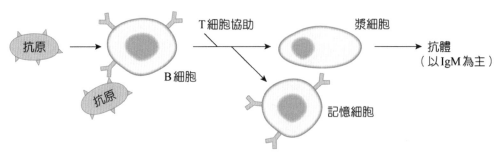

圖 21-6　初次反應

二、二次反應 (Secondary Response)

　　構造完全相同（更正確的說法應是頂位完全相同）之抗原再次進入人體時，對其展開辨識的是記憶細胞表面的抗體（圖 21-7）。由於記憶細胞不需 T 細胞協助即可自行完成轉形，因此漿細胞能在 1~3 日內製造大量抗體（IgG 為主），它清除抗原後消失，留下對抗原擁有二次記憶之記憶細胞。

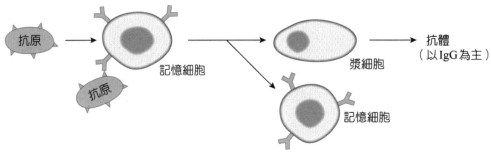

圖 21-7　二次反應

表 21-3　初次反應與二次反應之比較

	初次反應	二次反應
刺激抗體生成所需之抗原量	大量	少量
發生時間	5~10 日	1~3 日
產生之抗體	IgM 為主	IgG 為主
抗體與抗原的親和力	低	高
抗體濃度	低	高
抗體存在之時間	數個月	數年

　　學理上甚少討論抗原在三度入侵後的體液性免疫反應，但它對疫苗產生的保護效果卻極為重要，理由是三次免疫反應產生的抗體(IgG)量最高，存在的時間亦最長。因此目前我國使用的疫苗中有些必須接種三次或以上（如表 21-4 所列）才有保護效果；但每劑接種必須必須間相隔數周或數年。

表 21-4 疫苗接種時程

疫苗	第一劑	第二劑	第三劑	第四劑
B 型肝炎疫苗	出生後滿 24 小時	滿一個月	滿 6 個月	
五合一疫苗[註1] (DTaP-Hib-IPV)	出生後滿 2 個月	滿 4 個月	滿 6 個月	滿 18 個月
13 價結合型肺炎鏈球菌疫苗	出生後滿 2 個月	滿 4 個月	滿 12~15 個月	
日本腦炎疫苗[註2]	出生後滿 15 個月	滿 27 個月	滿 5 歲至入學前	

註 1： 衛福部疾管署建議兒童滿 5 歲至入學前可接種第五劑，但其成分為白喉類毒素、破傷風類毒素、百日咳桿菌蛋白質、非活性小兒麻痺病毒(DTaP-IPV)。

註 2： 第一劑與第二劑至少須間隔 12 個月。

21-5 主動免疫與被動免疫
Active Immunity and Passive Immunity

　　依據抗體來源的不同將體液性免疫再分為主動與被動免疫，前者是抗原刺激後個體自行產生抗體，後者則是個體接受來自他人或動物產生的抗體。

1. **天然主動免疫**(natural active immunity)：免疫功能健全者在感染微生物後， B 細胞會製造特異性抗體（IgM 或 IgG）。

2. **人工主動免疫**(artificial active immunity)：個體接種疫苗後產生特異性抗體。

3. **天然被動免疫**(natural passive immunity)：胎兒在子宮內接受來自母體的 IgG，抑或是新生兒自母乳獲得的 IgA，二種抗體皆可提供近 6 個月的保護。

4. **人工被動免疫**(artificial passive immunity)：提供 2~4 週的短暫保護效果，例如接種麻疹免疫球蛋白、施打 B 型肝炎免疫球蛋白。除此之外，人工被動免疫亦應用於治療上，例如注射白喉抗毒素與破傷風抗毒素[註]，可分別治療白喉及破傷風。

註：抗毒素的成分其實就是抗體。

21-6 體液性免疫與微生物

Humoral Immunity and MIcroorganisms

　　微生物種類繁多，它們的繁殖與致病方式相當不同，免疫系統在防堵其感染時便需使用不同的策略。

一、細菌

　　若以繁殖場所對細菌進行分類，可得胞外寄生與胞內寄生二大類。前者不需進入細胞即能引起疾病，體液性免疫對其具嚇阻效果；後者必須在宿主細胞內繁殖才能造成病變（例如結核），此時便需細胞性免疫，才有緩解之勢。

1. **吞噬細胞**
   (1) 直接吞入，再由胞內酵素將其分解。
   (2) 細菌表面接受器與抗體 IgG (Fc)結合，吸引巨噬細胞前來吞食或增強細菌被吞噬的效果。

2. **抗體**
   (1) IgG 與 IgM 作用於外毒素，解除其破壞細胞、組織、器官的能力。
   (2) 抗體結合至細菌表面的抗原頂位後形成免疫複合物，接著活化補體產生膜攻擊複合物，致使細胞膜破損、細胞質內容物流出，最後細菌溶解死亡（溶菌）。
   (3) 呼吸道、胃腸道、生殖泌尿道的黏膜存有分泌型 IgA，能抑制細菌感染。

3. **T 細胞**：結核桿菌等細胞內寄生菌必須先被抗原呈現細胞吞噬，產生的胜肽片段再交予第一型主要組織相容複合物，最後由毒殺性 T 細胞進行辨識與毒殺（相關說明見第 22 章）。

二、 病毒

除感染性蛋白外，病毒算是構造最簡單的微生物；它利用醣蛋白與接受器結合進入細胞內複製基因體、合成蛋白質、組成新病毒。免疫系統對抗病毒的方法有以下數種。

1. **干擾素**(interferon)：遭受病毒感染的細胞在死亡前會釋出干擾素，通知鄰近未受感染的細胞加速合成抗病毒蛋白質。

2. **中和抗體**(neutralizing Ab)：IgG 或 IgM 作用於病毒醣蛋白，干擾它與接受器的結合，進而抑制吸附（感染第一步）的發生。

3. **吞噬細胞**：各類具吞噬能力的細胞入駐感染處，吞食病毒。

4. **抗原呈現細胞**：吞食病毒後，將分解產生的胜肽片段交予第一型主要組織相容複合物，再由毒殺性 T 細胞加以辨識毒殺。

三、 真菌

此類微生物多感染表皮、皮膚、皮下組織，鮮少進入體內造成全身性感染，因此皮膚、黏膜等先天性物理屏障若能健全，即可有效杜絕感染。真菌的入侵可以啟動多種免疫細胞執行非特異性免疫。

1. **嗜中性白血球**：吞食單細胞真菌（酵母菌）後利用胞內的酵素與活性氧，分解並毒殺入侵之真菌。

2. **巨噬細胞**
   (1) 聚集於單細胞真菌（二形性真菌）周圍，抑制它由酵母菌型轉形為黴菌型。
   (2) 抗體能與巨噬細胞表面之 Fc 接受器結合，加強其吞食真菌的能力。

四、 寄生蟲

免疫系統清除寄生蟲時使用之機轉介紹如下。

1. **IgE**：寄生蟲感染個體時，IgE 先結合至寄生蟲，接著活化補體。

2. **補體**：活化過程中產生之 C3a、C5a 能刺激巨噬細胞與肥大細胞，前者負責破壞蟲體，後者分泌趨化因子吸引嗜酸性與嗜中性白血球，它們一方面誘導發炎，一方面驅使更多細胞前來加入清除生蟲的行列。值得提醒的是寄生蟲蛋白亦能直接活化替代途徑。

✓ 重點整理

一、B 細胞、漿細胞、記憶細胞的比較

比較項目	B 細胞	漿細胞	記憶細胞
抗體附著	有	無	有
功能	辨識初次進入免疫反應者的抗原	製造特定抗體	辨識第二次或之後入侵的抗原
呈現抗原的能力	有	無	無
壽命	數日至數周	1. 短：3~5 日 2. 長：數十年	數十年

二、主動免疫與被動免疫的比較

比較項目	主動免疫	被動免疫
產生抗體者	接種疫苗或感染微生物之個體	動物、健康人
目的	預防感染或再次感染	短期預防、治療感染症
產生保護效果所需時間	長	短
提供保護時間	數年至終生	數週至數月

( ) 1. 在第二次抗原刺激反應(secondary antibody response)後，最大量產生之抗體為：(A) IgG (B) IgM (C) IgE (D) IgD

( ) 2. 下列何種方式不是產生抗體多樣性(diversity)的機制？(A)重鏈及輕鏈基因再排列 (Heavy and light chains gene rearrangement) (B)染色體融合(chromosome fusion) (C)體細胞超突變(Somatic hypermutation) (D)類型轉換(Class switching or Isotype switching)

( ) 3. 對超級抗原(superantigen)的敘述，下列何者錯誤？(A)引起中毒性休克症候群為一種超級抗原 (B)超級抗原為活化 T 細胞非專一性 (C)超級抗原需經由抗原呈現細胞(APC)處理後才能活化 T 細胞 (D)超級抗原與抗原呈現細胞(APC) MHC II 結合

( ) 4. 有關初次及二次以上之抗原刺激 B 細胞製造抗體反應，下列敘述何者錯誤？(A)初次抗原刺激下，naïve B 細胞活化，釋出之抗原專一性之抗體主要為 IgM (B)二次抗原刺激下，記憶型 B 細胞活化，血中抗原專一性之抗體主要為 IgG (C)初次抗原刺激反應的速度較二次以上抗原刺激的反應快 (D)二次以上抗原刺激 B 細胞所分泌之抗體，其與抗原之親和力較初次反應所產生的抗體高

( ) 5. 下列何者是抗體的功能？(A)抗體由 T 細胞製造，直接殺死細胞 (B)成功對抗感冒的疫苗藉由產生抗體，而抑制過敏反應 (C)單一抗體有特異性(specificity)，只結合一個或少數抗原 (D)體內抗體總數跟染色體的多寡有關

( ) 6. 遺傳性血管神經性浮腫很像過敏性蕁麻疹，是因缺乏下列何者所引起？(A) C1 (B) C1 抑制酶 (C) C3 (D) C3 抑制酶

( ) 7. 下列何者在攻膜複合體(membrane attack complex)形成時，可阻礙 C5b-8 與 C9 的結合？(A) CD4 (B) CD16 (C) CD44 (D) CD59

( ) 8. 透過古典途徑(classical pathway)活化補體時，需要以下哪一種分子的參與？(A) IgE (B) IgA (C) IgD (D) IgM

( ) 9. 以下哪一種處理會破壞人類血清中補體溶解細胞的反應？(A)添加生理食鹽水 (B)加熱 56°C，30 分鐘 (C)以濾紙過濾 (D)添加抗生素

( ) 10. 補體系統(complement system)是對抗細菌感染的重要機制之一。下列何者是感染時最早活化的補體反應？(A)傳統途徑(classical pathway) (B)替代途徑

(alternative pathway) (C)凝集素途徑(lectin pathway) (D)抗原呈現途徑
(antigen presentation pathway)

( ) 11. 下列何種補體的成分，可以活化吞噬細胞？(A) C1 (B) C5a (C) C4 (D)
C5b-9

( ) 12. 補體活化啟動一系列的蛋白質水解產生次單位「a」、「b」與其他次單位，具備不同的生物活性。下列何者是補體 C3b 主要的功能？(A)增加血管通透性 (B)吸引吞噬細胞到感染部位 (C)促進發炎反應 (D)促進病原體被吞噬細胞辨識

( ) 13. 補體活化路徑中所產生的膜攻擊複合體(membrane attack complex)包含了下列何者？(A) C1 (B) C3 (C) C5a (D) C5b-9

( ) 14. 有關抗體的敘述，下列何者錯誤？(A) IgG 包含兩個輕鏈及兩個重鏈，由雙硫鍵連結 (B) IgA 以雙體(dimer)的結構，透過黏膜上皮細胞基底部位之 poly-Ig receptor 運送至管腔部位 (C)大部分血清中的 IgG 半衰期大約三週 (D)血清中濃度最高的是 IgE

( ) 15. T 細胞與 B 細胞的交互作用能增強宿主對抗微生物的防禦。下列何者不需要 T 細胞的參與？(A)B 細胞從產生 IgM 的反應轉變成 IgG (B)對細菌夾膜多醣快速產生抗體反應 (C)刺激 B 細胞的增殖與分化 (D)引起續發性、加強抗體反應

( ) 16. 下列有關後天性免疫(adaptive immunity)的敘述，何者錯誤？(A) T_H1 只能幫助細胞性免疫反應，不會幫助 B 細胞製造抗體 (B) IgG 抗體可與自然殺手細胞(natural killer cell)表面的 CD16 結合，幫助自然殺手細胞毒殺標的細胞，稱為 ADCC (antibody-dependent cellular cytotoxicity) (C) TH17 細胞分泌 IL-17，活化上皮細胞與嗜中性細胞(neutrophil)，促進發炎反應 (D) IgG 與 IgM 抗體可活化補體，促進免疫反應

( ) 17. 有關免疫系統作用的敘述，下列何者正確？(A)免疫系統的抗原特異性是藉由 T 淋巴細胞表面的抗原受器(TCR)和 B 淋巴細胞表面的抗體來達成 (B)施打破傷風類毒素是一種被動免疫 (C)在第二次免疫反應時產生的抗體較第一次反應慢，但是量較多，主要以 IgM 為主 (D) B 淋巴細胞的發育過程要經胸腺的作用才能成熟

( ) 18. 下列何種細胞在免疫反應中，可以製造大量的專一性抗體？(A)肥大細胞(mast cell) (B)前驅 B 淋巴細胞 (C)漿細胞 (D) T 淋巴細胞

細胞性免疫與細胞激素
Cellular Immunity and Cytokine

　　細胞性免疫不僅是後先性免疫中不可或缺的部分，更是整個免疫系統的控制者。它利用細胞表面的接受器辨識抗原，亦能協助初次反應中的 B 細胞轉形。細胞性免疫的發生過程與體液性免疫十分相似：抗原刺激下會轉形為致敏化 T 細胞與記憶 T 細胞，前者能分泌細胞激素（如同漿細胞製造抗體），調控先天性與後天性免疫；後者在接觸同一抗原時可迅速產生免疫反應（如同體液性免疫之二次反應）。儘管如此，細胞性免疫在辨識抗原的機轉仍然比體液性免疫複雜，因為它需要**抗原呈現細胞**及**主要組織相容複合物**的加入才能進行。肥大細胞、自然殺手細胞、顆粒性白血球等執行非特異性免疫的細胞，亦是細胞性免疫的重要助手。

22-1　T 細胞

T Cells, T Lymphocytes

　　分化自骨髓幹細胞之淋巴母細胞是 T 細胞的前身，它必須經過嚴格篩選才能成為具特異性、可辨識抗原的成熟 T 細胞。

一、 分化與成熟 (Differentiation and Maturation)

(一) 雙陰性細胞

　　原始的 T 細胞表面僅有 Thy-1、CD25、CD44 醣蛋白，**進入胸腺後，透過基因重組才擁有 CD3 以及由 α、β、γ 三種胜肽組成之 T 細胞接受器**(T cell receptor)。由於此時尚未表現 CD4 與 CD8 蛋白，因此被稱為雙陰性細胞(double negative cell)。

(二) 雙陽性細胞

醣蛋白 CD3 接著誘導雙陰性 T 細胞表現 CD4 與 CD8，使其成為雙陽性細胞 (double positive cell)，CD25 及 CD44 則相繼消失。經過正向與負向篩選[註]後，雙陽性轉為單陽性細胞(single positive cell)。擁有 CD4（無 CD8）的是輔助性 T 細胞 (helper T cell)，擁有 CD8（無 CD4）的是毒殺性 T 細胞(cytotoxic T cell)，它們皆能在辨識抗原後成為致敏化 T 細胞(sensitized T cell, activated T cell)。

註：1. 正向篩選(positive selection)：不與自體抗原結合之 T 細胞能存活，約占 5~10%。

　　2. 負向篩選(negative selection)：與自身抗原結合之 T 細胞被剔除，約占 90~95%。

二、T 細胞接受器 (T Cell Receptor)

T 細胞的細胞膜上存在多種蛋白質，其中之一便是接受器，它能辨識抗原與主要組織相容複合物。抗原接受器是 α 與 β 胜肽鏈（γ、δ 鏈較為少見）組成之穿膜蛋白，如圖 22-1 所示。突出於細胞的部分（氮端）長且複雜，構造上的可變區能與抗原結合。存在細胞質的部分（碳端）較短，負責將抗原的訊息傳至細胞內，這些訊息亦可能決定 T 細胞在正向與負向篩選過程中的存活或死亡。

研究數據顯示 T 細胞接受器與抗體都是基因重組下的產物，但前者的多樣性 （10^{18} 種）遠高於後者（10^{13} 種）。接受器的左側與右側分別和 CD3 緊緊相依，CD3 亦屬穿膜蛋白，其組成有二，一是 ε 與 γ 胜肽鏈，二是 ε 與 δ 胜肽鏈（圖 22-1）。CD3 雖然不會和抗原結合，卻參與抗原辨識、負責訊息傳遞以及活化 T 細胞功能。

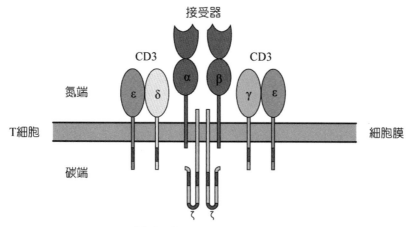

圖 22-1　T 細胞接受器與 CD3

三、 輔助性 T 細胞 (Helper T cell, CD4 T Cell, T_H)

1. **細胞表面蛋白**：CD2、CD3、CD4、CXCR3、CCR4、細胞接受器。

(1) CD2：傳遞細胞內訊息、參與 T 細胞與抗原呈現細胞的結合。T 細胞被抗原刺激後 CD2 濃度會上升。

(2) CD3：參與抗原辨識以及 T 細胞活化。

(3) CD4：共同接受器，協助 T 細胞與抗原呈現細胞的聯繫（圖 22-2）。

(4) CXCR3（T_H1 細胞）：參與 T 細胞在淋巴組織中的移動，加速 T 細胞的轉形。

(5) CCR4（T_H2 細胞）：存在免疫細胞與中樞神經細胞表面，參與幹細胞以及白血球的移動。

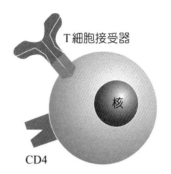

圖 22-2 輔助性 T 細胞與標記

2. **種類與功能**

(1) 第一型輔助性 T 細胞(T_H1)

A. 主掌細胞性免疫。

B. 辨識頂位以及存在抗原呈現細胞表面之 MHC-II。

C. 活化吞噬細胞。

D. 加強發炎反應。

E. 分泌 IL-2、IL-3、IFN-γ、TNF-β 等細胞激素。

F. 清除病毒、披衣菌、立克次體、結核桿菌等胞內寄生性病原菌。

(2) 第二型輔助性 T 細胞(T_H2)

A. 活化體液性免疫反應，協助 B 細胞分化為漿細胞與記憶細胞。

B. 辨識頂位與存在抗原呈現細胞表面之 MHC-II。

C. 分泌 IL-4、IL-5、IL-6、IL-10 等細胞激素。

D. 參與第四型過敏。

註： T_H1 細胞與 T_H2 細胞間其實存在著相互拮抗的關係，例如前者分泌之 IFN-γ 會抑制後者的功能；T_H2 細胞釋出之 IL-4 可抑制 T_H1 細胞的活性。

四、 毒殺性 T 細胞 (Cytotoxic T Cell, CD8 T Cell, Tc)

1. **細胞表面蛋白**：CD3、CD8、T 細胞接受器。

(1) CD3：參與抗原辨識以及 T 細胞活化。

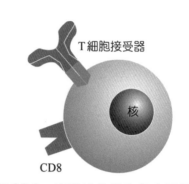

圖 22-3　毒殺性 T 細胞與表面標記

(2) CD8：共同接受器，促進抗原與毒殺性 T 細胞之間的作用（圖 22-3）。

2. **功能**

(1) 辨識頂位與存在抗原呈現細胞表面之 MHC-I 分子。

(2) 誘導遭病毒感染細胞進入凋亡期。

(3) 分泌穿孔素破壞腫瘤細胞以及受病毒感染細胞，導致死亡。

(4) 製造 IFN-γ、TNF-β 等細胞激素。

五、 調節性 T 細胞 (Regulator T Cell, Treg)

1. **舊稱**：抑制性 T 細胞。

2. **細胞表面蛋白**：CD3、CD4、CD25。

(1) CD3：參與抗原辨識以及 T 細胞活化。

(2) CD4：共同接受器，協助 T 細胞與抗原呈現細胞的聯繫。

(3) CD25：誘導細胞死亡、促進 T 細胞分裂。

3. **功能**

(1) 抑制 T 細胞的分裂與細胞激素的生產。

(2) 避免 T 與 B 細胞攻擊自體抗原，預防自體免疫疾病發生。

(3) 調降過激之免疫反應。

22-2　抗原辨識 ☑

Antigen Recognition

　　T 細胞必須在抗原呈現細胞與主要組織相容複合物的協助才能進行抗原辨識，完成後，T 細胞即可利用細胞激素執行非特異性免疫功能。

一、 抗原呈現細胞 (Antigen Presenting Cells, APCs)

1. **巨噬細胞**(macrophage)：單核球進入組織後分化而成，包括微膠細胞、庫氏細胞、噬骨細胞、環間膜細胞，以及存在肺、骨髓、淋巴節中的吞噬細胞。

2. **樹突細胞**(dendritic cell)：存在黏膜與真皮層的吞噬細胞，**可同時與多個 T 細胞作用，因此抗原呈現能力最強。**

3. **B 細胞**(B lymphocytes)：第二型輔助性 T 細胞協助 B 細胞辨識抗原與轉形後，B 細胞會回過頭來協助 T 細胞辨識抗原。

二、 主要組織相容性複合物
(Major Histocompatibility Complex, MHC)

1. **別稱**：人類白血球抗原群(human leucocyte antigens, HLA)。

2. **成分**：細胞表面的醣蛋白複合物，它的胺基酸序列由第 6 對染色體上之 HLA 基因決定。

3. **功能**
   (1) 協助 T 細胞辨識抗原。
   (2) 排斥移植物，器捐者與受贈者的 MHC（或 HLA）愈接近，排斥程度愈低。

4. **種類**：目前已知者計有三種（表 22-1），即 MHC-I、MHC-II、MHC-III，其中 MHC-III 其實是補體與腫瘤壞死因子，因此與抗原辨識無關，但它參與先天性免疫。

表 22-1　主要組織相容性複合物

種類	MHC-I	MHC-II	MHC-III
決定基因	HLA-A、HLA-B、HLA-C	HLA-DP 、 HLA-DQ 、 HLA-DR	HLA-C2、HLA-C4、HLA-BF、TNF
構造	α (α1, α2, α3)胜肽鏈與 β_2 微球蛋白（圖 22-4）	α (α1, α2)與 β (β1, β2)胜肽鏈（圖 22-4）	補體、腫瘤壞死因子
存在處	有核細胞表面	抗原呈現細胞表面	血液
作用	結合至毒殺性T細胞接受器，呈現抗原之內在頂位	結合至輔助性T細胞接受器，呈現抗原之內在頂位	1. 補體：加強體液性免疫 2. 腫瘤壞死因子：細胞激素之一，專門對抗腫瘤
呈現之抗原	內生性抗原（病毒蛋白）	外生性抗原（被吞食之微生物）	無

註：主要組織相容性複合物的基因能決定個體出現自體免疫疾病之機率，例如僵直性脊椎炎與 HLA-B27 有關，類風濕性關節炎與 HLA-DR4 有關、幼年型糖尿病與 HLA-DR3、HLA-DR4 有關。

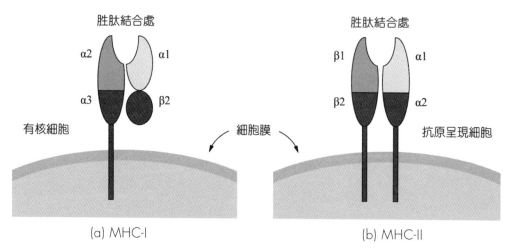

圖 22-4　主要組織相容複合物

三、 抗原呈現途徑 (Pathway of Antigen Presenting)

　　微生物利用空氣、食物、接觸、性行為等媒介進入人體後，血液將它們送至組織內感染特定細胞引起疾病。下文中的抗原呈現是以構造極簡之病毒為例說明，理由是其感染過程中可分為胞內與胞外二階段。當病毒在胞外（血液中）時可以被體液性與細胞性免疫辨識，當它進入細胞後則僅能被細胞性免疫辨識。

1. **外生性途徑**(exogenous pathway)：**此種途徑用於處理細胞外或血液中的微生物**，整個過程始於巨噬細胞或樹突細胞的吞食。病毒（或其他胞外寄生性微生物）遭吞噬後會被酵素分解成 13~18 個胺基酸組成之小胜肽群，胞內傳遞機制接著將它們帶進內質網與 MHC-II 結合，形成的複合物再送往細胞表面，交由輔助性 T 細胞辨識（圖 22-5、圖 22-6），最後啟動細胞性免疫反應清除病毒。

2. **內生性途徑**(endogenous pathway)：**此種途徑專門處理病毒等胞內寄生性微生物**。病毒與接受器結合後會進入細胞繁殖，過程中會被溶小體內的酵素分解，產生許多由 8~9 個胺基酸組成的小胜肽，傳遞機制將它們攜至內質網與 MHC-I 結合，形成之複合物會移至細胞表面交由毒殺性 T 細胞辨識（圖 22-5、22-6），遭受病毒感染的細胞最後被擒殺。

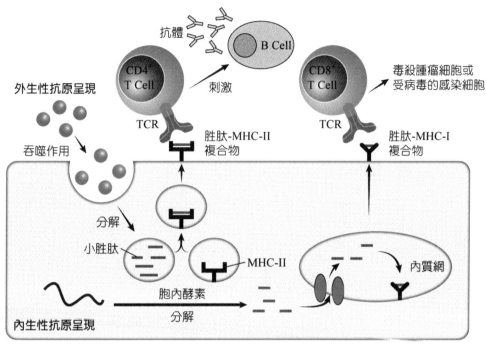

圖 22-5　抗原呈現過程

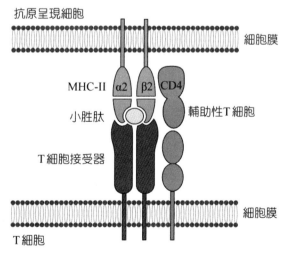

圖 22-6　CD4、T 細胞接受器(TCR)與主要組織相容複合物(MHC-II)之間的結合

22-3 細胞性免疫反應

Cellular Immunity Reaction

T 細胞受外來抗原刺激（即辨識抗原）後會活化或致敏化，成為分泌細胞激素的作用 T 細胞(effect T cell)以及記憶性 T 細胞(memory T cell)，整個過程與體液性免疫十分相似；但作用 T 細胞分泌的是不具特異性之細胞激素，因此作用對象極廣，除後天性免疫外亦能作用於先天性免疫（相關說明見第 22-4 節）。

一、 初次反應 (Primary Response)

微生物被巨噬細胞吞食處理，產生的胜肽與 MHC-II 結合再呈現給輔助性 T 細胞，後者活化後分化為作用輔助性與記憶輔助性 T 細胞。作用輔助性 T 細胞再利用分泌之介白質-2 (IL-2)活化毒殺性 T 細胞、B 細胞、巨噬細胞與自然殺手細胞（圖 22-7）。

1. **記憶輔助性 T 細胞**：負責辨識再次進入人體的相同抗原。

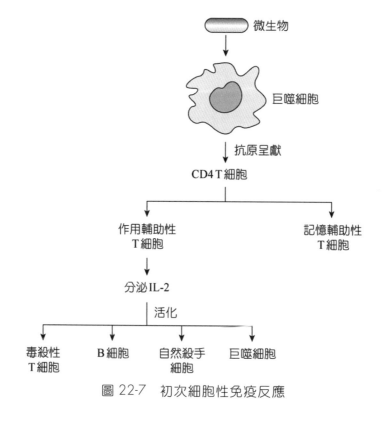

圖 22-7　初次細胞性免疫反應

2. **作用輔助性 T 細胞**：製造介白質-2，活化下列細胞。

  (1) **毒殺性 T 細胞**：分裂且分化為作用毒殺性 T 細胞與記憶毒殺性 T 細胞，前者利用 Fas（細胞凋亡）途徑、顆粒酶與穿孔素，摧毀腫瘤、遭病毒感染以及膜蛋白發生變異之細胞。

  (2) **B 細胞**：分裂並分化為漿細胞及記憶細胞，前者負責製造抗體，執行清除抗原之工作，後者具有辨識抗原的能力。

  (3) **自然殺手細胞**：受介白質-2 活化後亦能利用 Fas 途徑、穿孔素與顆粒酶，清除腫瘤以及病毒感染的細胞。自然殺手細胞尚能製造介白質-1 與干擾素-γ (INF-γ)，二者具有活化顆粒球、巨噬細胞的能力。值得提醒的是自然殺手細胞無特異性，因此它不需要抗原刺激即擁有毒殺細胞的能力。

  (4) **巨噬細胞**：接受來自介白質-2 的刺激後活化，除吞噬與抗原呈現能力皆向上提升外，亦開始分泌細胞激素(IL-1, IL-6, IL-8, IL-12, IL-18)。

二、 二次反應 (Secondary Response)

　　細胞性免疫的二次反應與體液性免疫相似，當它受到來自相同抗原的第二次刺激時，記憶輔助性 T 細胞、記憶毒殺性 T 細胞立即進行辨識，快速產生反應。

22-4 細胞激素
Cytokines

　　細胞激素是免疫細胞受抗原刺激後生成的醣蛋白，其分子量通常小於 30,000 道爾頓(30 kDa)，執行之工作包括誘導發炎反應、參與組織修復、活化或抑制細胞生長與分化、影響神經與血管內皮細胞，如圖 22-8 所示。

一、 特性

1. **多源性**(pleiotropy)：一種細胞激素可由多種參與免疫的細胞製造，例如單核球、巨噬細胞、樹突細胞、B 細胞均能合成 IL-1。

2. **重複性**(redundent)：多種細胞激素擁有相同的作用機轉，例如 IL-1、IL-2、IL-6 均能刺激 B 細胞分裂、分化與轉形。

3. **加乘性**(synergistic)：二種細胞激素同時作用在細胞時產生的效果，更勝於單獨作用時的總合；例如 IL-4 與 IL-13 均能刺激漿細胞製造 IgG，二者若同時作用於漿細胞，IgG 的產量必定大大增加。

4. **拮抗性**(antagonist)：二種細胞激素作用在同一細胞時，效果會相互抵銷，例如輔助性 T 細胞(T_H2)在 IL-12 的作用下功能增強，在 IL-4 的作用下功能降低，二者若同時刺激輔助性 T 細胞，功能則絲毫不受影響。

5. **作用方式**(mode of action)（圖 22-8）

   (1) 旁泌作用(paracrine)：作用於鄰近的同型細胞。

   (2) 自泌作用(autocrine action)：作用於分泌細胞（作用於自身）。

   (3) 內泌作用(endocrine action)：經血液進入肝、骨髓、下視丘等遠端組織器官，影響它們的功能。

6. **微量即具功能**：荷爾蒙的有效濃度為 10^{-9} g/mL (ng/mL)，細胞激素可發揮作用之濃度是它的千分之一，即 10^{-12} g/mL (pg/mL)。

二、 種類

　　學理上將目前已知的細胞激素分為四大類，即介白質、干擾素、腫瘤壞死因子與轉形生長因子，它們擁有以下特性。

1. 介白素(interleukin, IL)

　　亦稱介白質，其數目居所有細胞激素之冠，分泌者包括單核球、巨噬細胞、淋巴細胞等，其功能見表 22-2。必須一提的是目前學界對於介白質的功能尚處眾說紛紜的階段，因此表中所列之內容雖是參考許多資料後所得，但其中仍有未明、未解或矛盾之處。

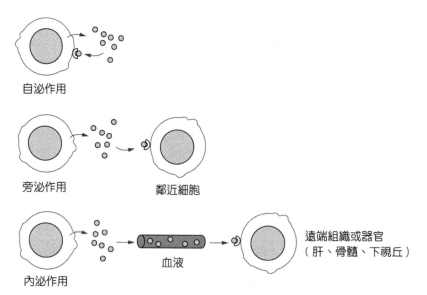

圖 22-8　細胞激素的作用方式

表 22-2 介白質的種類與功能

名稱	製造者	功能
IL-1	B 細胞、單核球、巨噬細胞、樹突細胞	1. 活化 T 細胞 2. 刺激 B 細胞分裂與分化 3. 活化自然殺手細胞 4. 少量時促進肝細胞製造急性發炎蛋白，大量時引起發燒
IL-2	抗原刺激後的 T_H1 細胞	1. 促進 B 細胞轉形、T 細胞生長與分化 2. 增強毒殺性 T 細胞活性 3. 活化自然殺手細胞 4. 治療癌症
IL-3	肥大細胞、內皮細胞、自然殺手細胞、抗原刺激後的 T_H1 細胞	1. 刺激骨髓幹細胞分裂與分化 2. 促進肥大細胞生長、分泌組織胺
IL-4	T_H2 細胞、肥大細胞、巨噬細胞	1. 協助 B 細胞製造 IgE、IG 2. 誘導第一型過敏 3. 抑制 T_H1 細胞之功能 4. 誘導輔助性 T 細胞分化為 T_H2
IL-5	T_H2 細胞、肥大細胞	1. 促進嗜酸性白血球分裂 2. 刺激 B 細胞分裂、合成 IgA
IL-6	T_H2 細胞、巨噬細胞、纖維母細胞	1. 誘導急性發炎期蛋白生成 2. 活化骨髓幹細胞 3. 促進 B 細胞轉形 4. 引起發燒
IL-7	骨髓與胸腺基質細胞	1. 刺激骨髓幹細胞分裂與分化 2. 提升毒殺性 T 細胞、自然殺手細胞活性 3. 促進 T 細胞、B 細胞生長
IL-8	巨噬細胞、上皮細胞	1. 活化嗜中性白血球 2. 趨化免疫細胞
IL-9	T_H2 細胞	活化肥大細胞
IL-10	T_H2 細胞、單核球、肥大細胞、巨噬細胞	1. 抑制 T_H1 細胞合成細胞激素(IL-2, IFN-γ, TNF-β) 2. 活化 T_H2 細胞
IL-11	骨髓基質細胞	提升急性發炎期蛋白的產量
IL-12	巨噬細胞	1. 活化巨噬細胞及自然殺手細胞 2. 加強 T_H1 細胞功能，提升干擾素-γ 產量 3. 抑制 T_H2 細胞活性

表 22-2　介白質的種類與功能（續）

名稱	製造者	功能
IL-13	T$_H$2 細胞	1. 抑制 T$_H$1 細胞活性 2. 抑制巨噬細胞分泌發炎性細胞激素(IL-1, IL-6) 3. 促進 B 細胞轉形，製造 IgG 與 IgE
IL-14	T 細胞	調控 B 細胞的生長與分化
IL-15	T 細胞	活化自然殺手細胞並促進其分裂與分化
IL-16	毒殺性 T 細胞、嗜酸性白血球	1. 誘導 T 細胞的趨化反應 2. 增加 MHC 的產量
IL-17	輔助性 T 細胞	活化嗜中性白血球，趨化其前往發炎處
IL-18	單核球、巨噬細胞、樹突細胞	刺激 T 細胞與自然殺手細胞合成干擾素-γ

2. 干擾素(interferon, IFN)

　　干擾素（表 22-3）是有核細胞被病毒感染後數小時內產生之蛋白質，因此稱得上是宿主對抗病毒感染的第一道防線。它無法直接抑制病毒繁殖，但能透過干擾病毒蛋白合成，間接阻斷病毒的複製。干擾素具有種特異性，但不具病毒特異性，亦即人類細胞產生之干擾素只能對抗人類病毒感染，A 病毒感染後產生的干擾素亦能抑制 B 病毒的繁殖。

表 22-3　干擾素的種類與功能

名稱	別稱	製造者	功能
IFN-α IFN-β	第一型干擾素	淋巴細胞、巨噬細胞、樹突細胞、上皮細胞	1. 抑制病毒繁殖 2. 活化自然殺手細胞 3. 調控細胞表現 MHC-I
IFN-γ	第二型干擾素	T$_H$1 細胞、自然殺手細胞	1. 抑制病毒繁殖 2. 活化毒殺性 T 細胞 3. 加強巨噬細胞的能力 4. 協助 B 細胞產生 IgG 5. 抑制 T$_H$1 細胞功能

3. **腫瘤壞死因子-α (tumor necrosis factor-α, TNF-α)**
   (1) 製造者：單核球、巨噬細胞、肥大細胞、嗜中性白血球、致敏化 T 細胞、自然殺手細胞。
   (2) 功能

   　A. 毒殺腫瘤細胞。

   　B. 促進發炎反應[註]。

   　C 誘導內皮細胞表現吸附分子。

   　D. 活化自然殺手細胞，對抗細胞內病原菌的感染。

   　E. 調控骨髓的造血功能。

   　F. 刺激體溫中心，導致發燒。

註：加重僵直性脊椎炎、類風濕性關節炎等自體免疫疾病的症狀，患者若使用腫瘤壞死因子抑制劑，症狀可獲改善。

4. **轉形生長因子-β (transforming growth factor-β, TGF-β)**
   (1) 製造者：血小板、B 細胞、T 細胞、巨噬細胞。
   (2) 功能

   　A. **抑制 B 細胞、T 細胞及其他細胞分裂與分化。**

   　B. 干擾自然殺手細胞功能。

   　C. 影響組織修復。

22-5 細胞性免疫與微生物
Cellular Immunity and Microorganisms

一、 胞內寄生菌

　　細胞性免疫利用抗原呈現機轉制約披衣菌、立克次體、分枝桿菌等胞內寄生菌的感染。巨噬細胞、樹突細胞將細菌吞食、分解後，交與輔助性、毒殺性 T 細胞進行辨識。二者釋出細胞激素活化其他細胞參與清除感染的工作（相關說明見第 22-3 節）。

二、 真菌

真菌引起之疾病中以全身性、伺機性感染最為嚴重,治療上亦最為棘手。前者多是經由呼吸道進入人體,造成肺炎、腦膜炎等,後者通常出現在免疫力不足者。目前對細胞性免疫之抗真菌過程仍所知有限,但從愛滋病患容易感染隱孢子蟲、白色念珠菌、卡氏肺囊蟲的事實看來,細胞性免疫的確在預防真菌感染上扮演極重要的角色。

三、 病毒

細胞性免疫對抗病毒感染較體液性免疫重要、有效,理由是抗體僅能作用於細胞外的病毒的醣蛋白,病毒一旦進入細胞即束手無策,尤其是愛滋病毒與 B 型肝炎病毒。此時僅能依賴輔助性 T 細胞、毒殺性 T 細胞、抗原呈現細胞、自然殺手細胞,再加上細胞激素的通力合作,才能清除存在細胞內的病毒。

四、 寄生蟲

細胞性免疫受寄生蟲感染刺激後,輔助性 T 細胞會釋出干擾素-γ,活化巨噬細胞進行破壞。

( ) 1. 下列是主要是哺乳細胞表面之組織相容複合物的功能？(A)增加吞噬能力 (B)將抗原呈現給 B 細胞辨識　(C)將抗原呈獻給 T 細胞辨識　(D)促進免疫細胞在組織中的移行

( ) 2. CD8 T 細胞可辨識：(A) MHC-I　(B) MHC-II　(C) MHC-III　(D) MHC-IV

( ) 3. 透過下列哪種細胞來呈現抗原，可以誘發最強的後天性免疫反應？(A)嗜鹼性白血球(basophil)　(B)表皮細胞(epithelial cell)　(C) CD4 T 細胞　(D)樹突細胞(dendritic cell)

( ) 4. 有關免疫系統作用的敘述，下列何者正確？(A)免疫系統的抗原特異性是藉由 T 淋巴細胞表面的抗原受器(TCR)和 B 淋巴細胞表面的抗體來達成　(B)施打破傷風類毒素是一種被動免疫　(C)在第二次免疫反應時產生的抗體較第一次反應慢，但是量較多，主要以 IgM 為主　(D) B 淋巴細胞的發育過程要經胸腺的作用才能成熟

( ) 5. 抗原呈現細胞能活化輔助性 T 細胞，最重要之特性為具有：(A) Fc 受器(Fc receptor)　(B)第一型主要組織相容性複合體(class I MHC)分子　(C)第二型主要組織相容性複合體(class II MHC)分子　(D)第三型主要組織相容性複合體(class III MHC)分子

( ) 6. 有關 T 淋巴細胞的敘述，下列何者正確？(A)是由骨髓的幹細胞分化而來 (B)是淋巴結的濾泡聚集的主要細胞　(C)可經由 IL-4 的作用而分化為 T_H1 細胞　(D)可活化第二型過敏反應

( ) 7. 下列哪一種細胞不具有抗原呈現(antigen presentation)功能？(A) B 淋巴細胞 (B)嗜中性球　(C)樹突細胞(dendritic cell)　(D)巨噬細胞

( ) 8. 有關毒殺性 T 淋巴細胞的特性之敘述，下列何者錯誤？(A)辨識由第一型主要組織相容性複合體(classs I MHC)分子呈獻之胜肽(peptide)　(B)殺死病毒感染之細胞　(C)殺死細胞外寄生病原菌　(D)誘導感染細胞進行凋亡(apoptosis)

( ) 9. 下列哪一種細胞激素(cytokine)與 B 淋巴細胞產生 IgE 最相關？(A)介白質-1 (IL-1)　(B)介白質-4 (IL-4)　(C)干擾素-α (IFN-α)　(D)干擾素-γ (IFN-γ)

( ) 10. 疫苗中使用佐劑，受其影響的主要細胞是：(A) B 淋巴細胞　(B)輔助性 T 淋巴細胞　(C)毒殺性 T 淋巴細胞　(D)抗原呈現細胞

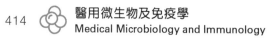

(　) 11. 人體被病毒感染後，常會出現發燒、寒顫、肌肉疼痛等類似感冒的症狀，這些病毒感染初期的共同不適症狀，最可能和下列何者有關？(A)病毒所分泌的外毒素　(B)人體受病毒刺激所產生的細胞激素(cytokines)　(C)人體受病毒刺激所產生的抗體　(D)血液中的補體

(　) 12. 下列何種細胞執行的適應性免疫反應，可對於不同的病原菌發生特異性的反應？(A)自然殺手細胞　(B)血小板　(C)血管內皮細胞　(D) T 淋巴細胞

(　) 13. 骨髓類血球細胞(myeloid cell)由造血幹細胞(hematopoietic stem cell)分化而來，下列何者在其分化過程中，具有負向調控其分化的作用？(A)介白質-1 (IL-1)　(B)介白質-3 (IL-3)　(C)介白質-4 (IL-4)　(D)轉形生長因子(TGF-β)

(　) 14. 下列何者不是細胞激素的特性？(A)有調控免疫細胞的功能　(B)使 T 淋巴細胞活化及增生　(C)刺激免疫細胞產生更多的細胞激素　(D)具抗原特異性

(　) 15. 有關干擾素(Interferon)之敘述，下列何者錯誤？(A)干擾素是宿主對抗病毒感染的一道防線　(B)只能用人的干擾素治療人類被病毒感染所引起之疾病　(C)干擾素直接殺死入侵的病毒　(D)干擾素抑制病毒蛋白的合成

(　) 16. T 淋巴細胞的功能不包含下列何者？(A)促進 B 淋巴細胞增生　(B)促進 B 淋巴細胞分化　(C)協助 B 淋巴細胞吞入病毒　(D)促使 B 淋巴細胞轉為產生高效能抗體

(　) 17. 對於造成胞內感染細菌的免疫反應中，下列何者最為重要？(A)嗜中性白血球(neutrophils)　(B)體液性免疫反應(humoral immunity)　(C) T 淋巴細胞(T lymphocytes)　(D)補體(complement)的活化

(　) 18. 下列何者與 CD8 T 細胞的作用較無關？(A)清除腫瘤細胞　(B)清除病毒感染的細胞　(C)分泌多種細胞激素幫助產生抗體　(D)誘發標的細胞(target cells)的細胞凋亡

(　) 19. 當體細胞受到病毒感染後，主要啟動下列何種細胞的功能，可以有效的控制病情？(A)樹狀突細胞(dendritic cell)　(B) CD8 T 細胞　(C) B 細胞　(D)肥大細胞

(　) 20. 從胸腺發育而來，未曾受抗原刺激的 T 細胞，主要由下列何種細胞啟動第一步的活化？(A) B 細胞　(B)巨噬細胞　(C)嗜中性白血球細胞　(D)樹突細胞

免疫疾病

Immune Disease

先天性免疫的非特異性圍堵、後天性免疫的特異性清除，再加上二者之間的交互作用，網住了入侵人體的微生物，讓它們無所遁形、無法引起疾病。然而相同的組合卻也帶來令人難以承受的過敏與自體免疫疾病。

學理上將**過敏分為四型**（有些分為五型），**它們是 B 細胞或 T 細胞和過敏原(allergen)**註、**類毒素(toxoid)、抗血清(antiserum)、紅血球等自體或外來抗原作用後的結果**。更麻煩、更棘手的**自體免疫疾病則是抗體、細胞激素與免疫細胞作用至自體蛋白後導致的病變**，其發生機轉極為複雜，目前仍有許多待解之謎。

註：舉凡能引起過敏者皆謂之過敏原，例如細胞、抗原、半抗原等。

23-1 過 敏 ☑

Hypersensitivity, Allergy

一、第一型過敏 (Type I Hypersensitivity)

1. **別稱**：即發型過敏(immediate hypersensitivity)。

2. **參與反應之抗體**：IgE。

3. **參與反應之免疫細胞**：肥大細胞、嗜鹼性白血球。

4. **發生機轉**

   (1) 抗原呈現細胞處理初次進入人體之過敏原再將它交給 T_H2 細胞辨識，工作完成後，T_H2 細胞會分泌 IL-2、IL-4 等細胞激素，**其中 IL-2 能誘導 B 細胞轉形成漿細胞與記憶細胞**（圖 23-1），**IL-4 接著刺激漿細胞製造 IgE，產生的 IgE 會和肥大細胞、嗜鹼性白血球表面的 Fc 接受器結合**（注意：此時不會出現過敏反應）。

   (2) 相同過敏原二度進入人體後，立即和肥大細胞或嗜鹼性白血球表面之 IgE 結合，導致細胞質內的顆粒破裂（去顆粒化，degranulation），釋出組織胺

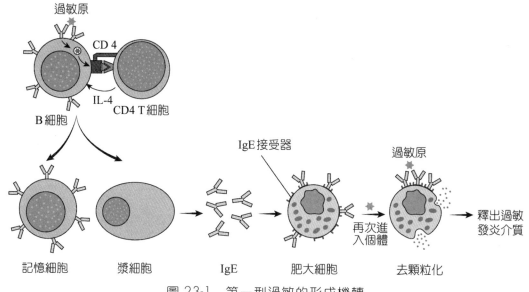

圖 23-1　第一型過敏的形成機轉

(histamine)、肝素(heparin)、前列腺素(prostaglandin)、遲緩胜肽(bradykinin)等過敏或發炎物質。造成血管擴張、血壓下降、血管外平滑肌收縮、呼吸道分泌物增加，引起氣喘與呼吸困難。

(一) 全身性過敏 (Anaphylaxis)

1. **別稱**：過敏性休克。

2. **過敏原**
   (1) 蜂、蟻等昆蟲釋出之毒素。
   (2) 花生、海鮮、豆類、核果類、乳製品等。
   (3) 胰島素、類毒素，抗生素（尤其是 penicillin、cephalosporin）。

3. **治療**：接觸過敏原後 **30 分鐘**內即出現過敏性休克，因此必須先**為患者注射腎上腺素**(Epinephrine)，待血壓回升後，再以類固醇緩解其他症狀。

(二) 局部性過敏 (Atopy)

1. **別稱**：異位性過敏。

2. **過敏原**
   (1) 昆蟲蛋白：主要來自塵蟎、蟑螂，它們分別是台灣過敏原排行榜中的前二名。
   (2) 花粉：楓樹、柳樹、茅草、鼠尾草。

(3) 寵物：貓、犬、鼠的毛屑與排泄物。

(4) 食物：蛋、酒、海鮮、芝麻、芒果、核果類、乳製品。

(5) 表面活性劑：肥皂、清潔劑。

(6) 真菌孢子：麴菌、青黴菌。

3. **疾病**：臨床上將局部性過敏分為四種，發生在氣管的是「氣喘」、發生在鼻腔與眼睛的是「過敏性鼻炎」、出現在皮膚及胃腸道者則分別稱為「異位性皮膚炎」、「異位性胃腸炎」。臨床數據顯示患者血清中的 IgE 濃度十餘倍於一般人；除此之外，過敏體質能由親代傳給子代。

(1) **氣喘**(asthma)：局部性過敏中致死率最高者，它可以發生在任何年齡層。過敏原造成的去顆粒化，使呼吸道分泌大量黏液導致氣管、支氣管阻塞，最後出現喘、咳嗽、呼吸困難。

(2) **過敏性鼻炎**(allergic rhinitis)：最常見的異位性過敏。過敏原經呼吸道進入過敏體質者後造成鼻塞、流鼻涕、打噴嚏、眼睛紅腫癢等症狀。

(3) **異位性皮膚炎**(atopic dermatitis)：亦稱異位性濕疹，它**經常與氣喘、異位性鼻炎合併出現，好發於 5 歲以下之嬰幼兒**。除前項所提之過敏原外，氣候（潮濕高溫）、生理（流汗、皮膚乾燥）與情緒（壓力與沮喪），亦能誘導異位性皮膚炎。典型症狀為紅疹，病灶處多集中在臉部、手肘及膝蓋，患者因頻繁抓癢，導致脫屑、起水疱；紅疹轉為皮疹後，皮膚逐漸粗糙增厚。照護時應在患部塗抹潤滑劑保濕，以降低復發率；其他如沖澡、降低體溫、排除沮喪與壓力亦能緩解症狀。值得一提的是患者必須慎防皮癬菌、化膿性鏈球菌、金黃色葡萄球菌、單純疱疹病毒等微生物感染。

(4) **異位性胃腸炎**(allergic gastroenteritis)：此症即俗稱之食物過敏，較前三種疾病少見。患者多在進食後 2 小時內出現噁心、嘔吐、腹痛、腹瀉等症狀，若視其為一般胃腸炎而未適當處理，將出現經常性復發。魚、蝦、蟹、酒等過敏原若由胃腸道進入皮膚亦能引起**蕁麻疹**(hives)，典型症狀為皮膚紅疹。

4. **治療**

(1) 藥物：類固醇、抗組織胺、抗發炎劑；益生菌、轉形生長因子(TGF-β_2)。

(2) 減敏療法(hyposensitization therapy)：先為患者進行皮膚試驗，確認過敏原後，再將它少量多次注入皮膚（此處存在可以呈現過敏原之樹突細胞），使患者的免疫系統逐漸產生特異性 IgG（非 IgE），它能抑制過敏原與 IgE 結合。療程結束後，當患者再次接觸相同過敏原時，便不會出現惱人的過敏。減敏療法的缺點是效果不一且因人而異，部分患者甚至在療程中因過敏性休

克死亡。目前改以舌下減敏療法，只需將含有特定過敏原之製劑置於舌下，治療後不僅效果相同，死亡率亦明顯降低。含有塵蟎萃取物阿克立(Acarizax)舌下錠便是利用此種概念設計而成之減敏藥劑，它專門治療 12~65 歲之過敏性鼻炎患者。

二、 第二型過敏 (Type II Hypersensitivity)

1. **別稱**：抗體依賴性細胞毒殺型過敏 (antibody-dependent cytotoxic hypersensitivity)。

2. **過敏原**：細胞性抗原，其中最常見的是**紅血球**。

3. **參與反應之抗體**：IgG 或 IgM。

4. **參與反應之免疫細胞**：吞噬細胞、自然殺手細胞。

(一) ABO 不合輸血反應 (ABO Incompatible Reaction)

1. **血型抗原與抗體**：見表 23-1。

2. **發生過程**：舉例而言，A 型人若接受 B 型血液，存在其血清中的 B 抗體(anti-B IgM)會與 B 型紅血球作用，形成之免疫複合物先活化補體，再經下列機轉引起致命性傷害，如圖 23-2 所示。

   (1) 紅血球破裂，引起血管內溶血。

   (2) 驅動吞噬細胞吞食 B 型紅血球。

   (3) 嗜中性白血球釋出細胞激素，造成組織發炎與受損。

   (4) 紅血球破裂後產生大量碎片與血紅素，前者蓄積在肝、脾，後者則堆積在腎小管內或進一步被分解為膽紅素後引起中毒。A 型受血者會出現發燒、寒顫、血管內凝血、肝與腎衰竭，最後死亡。

表 23-1 ABO 血型(ABO blood type)抗原與抗體

血型	血型抗原（凝集原）	血型抗體（凝集素，成分為 IgM）	可接受之血液	不可接受之血液
A	A	anti-B	A 型、O 型	B 型、AB 型
B	B	anti-A	B 型、O 型	A 型、AB 型
O	無	anti-A 與 anti-B	O 型	A 型、B 型、AB 型
AB	A 與 B	無	所有血型	無

(二) Rh 輸血反應 (Rh Transfusion Reaction)

　　Rh (rhesus)抗原是另一種存在紅血球表面的凝集原，因著此種抗原的有無，可以將人類分為 Rh 陽性與 Rh 陰性，東方人大多(99%)屬於 Rh 陽性，西方人則是 85%為 Rh 陽性，因此出現下列問題的比例較高。

1. **輸血反應**：Rh 陰性者若接受 Rh 陽性血液，其 B 細胞在 Rh 抗原刺激下產生特異性抗體 IgG，由於此種抗體濃度較低，補體無法被大量活化，因此不會誘導嚴重溶血。此人若再接受 Rh 陽性血液，體液性免疫會生成高濃度 IgG；由於它活化補體的能力遠低於 IgM，出現溶血的機率因此較低，血尿、肝腎腫大等症便不易發生。受血者通常僅有發燒、黃疸、輕度溶血、膽紅素上升等症狀。

2. **新生兒溶血症**：Rh 陰性孕婦若懷有 Rh 陽性胎兒（對東方人而言機率極低），分娩時胎兒的臍帶血會進入母體，刺激 B 細胞製造 IgG，後者在補體、吞噬細胞的協同作用下清除母體中的胎兒紅血球。值得提醒的是留在母體內的記憶細胞會繼續製造特異性抗體 IgG。若此孕婦的第二胎仍是 Rh 陽性，母體血清中的 IgG 便能進入胎盤破壞胎兒紅血球，導致新生兒溶血，症狀包括貧血、腦部受創，嚴重者甚至死亡。若要預防此症發生，可以在 Rh 陰性孕婦分娩後 24 小時內注射 Rh 抗體，它能即早清除進入母體的胎兒紅血球。

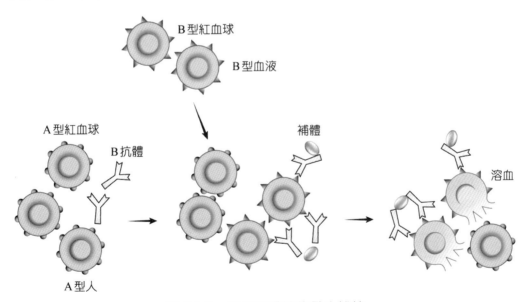

圖 23-2　第二型過敏的發生機轉

(三) 器官特異性自體免疫疾病

　　惡性貧血、橋本氏症、重症肌無力、愛迪生氏症、多發性硬症、幼年型糖尿病、凸眼性甲狀腺腫、天疱瘡等自體免疫疾病的發生亦與第二型過敏有關，詳細說明見 23-2 節。

三、 第三型過敏 (Type III Hypersensitivity)

1. **別稱**：免疫複合物型過敏(immune complex hypersensitivity)。

2. **過敏原**：藥物、疫苗、抗毒素。

3. **參與反應之抗體**：IgG 或 IgM。

4. **發生機轉**（圖 23-3）：正常情況下，抗原與抗體形成之免疫複合物由補體直接清除，或附著在老化的紅血球表面，再由吞噬細胞吞食後加以清除（相關說明第 21-3 節補體系統）。當免疫複合物快速形成且無法被及時排除時，即四處堆積造成第三型過敏。

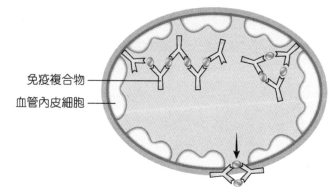

免疫複合物

血管內皮細胞

圖 23-3　第三型過敏的形成機轉

(一) 血清病 (Serum Sickness)

　　最常見的全身性第三型過敏為血清病，它通常出現在注射抗毒素後，因此好發於接受治療之白喉、破傷風或肉毒桿菌症患者。過程中抗毒素成分（IgM 或 IgG）會與病人體內的毒素作用，形成的免疫複合物堆積在關節、腎臟、血管壁，造成發燒、紅斑、淋巴腺病、關節發炎疼痛等症狀。儘管少數患者會出現腎絲球腎炎，但大多在 30 日內緩解。輕症者以鎮痛劑、抗組織胺治療，重症者以類固醇治療。

(二) 亞瑟氏反應 (Arthus Reaction)

亞瑟氏反應屬於局部性第三型過敏，較為少見。第 21 章曾提及疫苗必須接種三次後才能產生最高量特異性抗體(IgG)，但必須注意的是接種者產生之抗體有時會和疫苗成分發生作用，形成免疫複合物活化補體，引起發炎、血栓、組織潰瘍等。除此之外農夫肺、飼鴿者病亦與亞瑟氏反應有關，前者是吸入腐爛稻草中的放線菌所致，後者是吸入鴿糞內的蛋白質造成。

(三) 自體免疫疾病 (Autoimmune Disease)

類風濕性關節炎、全身紅斑性狼瘡、索格倫氏症候群的發生與第三型過敏有關，見下節說明。

四、 第四型過敏 (Type IV Hypersensitivity)

1. **別稱**：遲發型過敏(delayed type hypersensitivity, DTH)、細胞媒介型過敏(cell-mediated hypersensitivity)。

2. **過敏原**：金屬、橡膠、植物分泌物、移植組織、細菌蛋白質。

3. **參與反應之免疫細胞**：T 細胞、吞噬細胞。

4. **發生過程**（圖 23-4）
   (1) 過敏原在巨噬細胞或樹突細胞的吞噬及分解下成為小分子胜肽。
   (2) 胜肽與細胞表面的 MHC-II 結合後，輔助性 T 細胞(T$_H$2)即對其進行辨識。致敏後分泌細胞激素，造成發炎與組織受損。

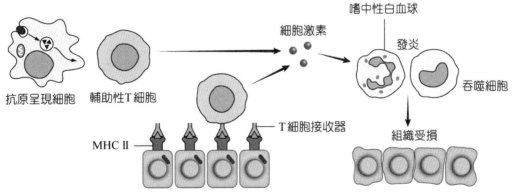

圖 23-4　第四型過敏的形成機轉

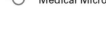
(一) 接觸性皮膚炎

橡膠、植物分泌物、金屬（鎳或鉻）進入皮膚與蛋白質結合，之後為抗原呈現細胞分解、輔助性 T 細胞辨識。在細胞激素與吞噬細胞聯合作用下造成接觸性皮膚炎(contact dermatitis)，症狀包括紅斑、水疱與膿疱。臨床治療時使用類固醇或抗組織胺，遇有細菌感染時會合併使用抗生素。

(二) 結核菌素試驗

愛滋病的流行導致結核感染率與復發率上升，此種現象使得結核菌素試驗(tuberculin test, tuberculosis skin test)再度受到重視。其理論基礎建立在第四型過敏的發生機轉上。

1. **檢測**：將 0.1 毫升純化結核桿菌所得之蛋白衍生物(purified protein derivative, PPD)注入受測者的前臂皮下，2~3 日後測量注射處之紅腫硬結直徑。

2. **反應判讀**（表 23-2）

表 23-2 結核菌素試驗結果判讀

紅腫硬結直徑	≤0.5 公分	≥0.5 公分	≥1 公分	≥1.5 公分
結果	陰性反性	陽性反性	陽性反性	陽性反性
解讀	1. 未感染過結核 2. 未曾接種過卡介苗	1. 曾經感染結核 2. 最近接觸結核病患 3. 接受過移植 4. 感染愛滋病 5. 長期使用類固醇	1. 結核盛行地區之人們 2. 結核桿菌實驗室工作人員 3. 療養院、收容所之住民 4. 接觸結核病患之幼兒或青少年	1. 感染過結核 2. 接種過卡介苗
機轉	體內缺乏與 PPD 作用之致敏化 T 細胞	體內擁有能與 PPD 作用之致敏化 T 細胞		
其他	1. 偽陽性(false-positive) 　(1) 曾接種過卡介苗：以干擾素-γ 血液試驗確認 　(2) 感染結核桿菌以外之分枝桿菌 2. 偽陰性(false-negative) 　(1) 8~10 週內感染結核 　(2) 近來接種卡介苗 　(3) 6 個月以下之嬰兒 　(4) 免疫反應較差者			

23-2　自體免疫疾病 ☑

Autoimmune Disease

　　免疫系統若無力區分我(self)與非我(non-self)之不同，極可能出現攻擊自身細胞、蛋白質、細胞表面接受器的現象，最後導致自體免疫疾病。學理上將不正常抗體命名為自體抗體(autoantibody)，將遭受其攻擊之蛋白質命名為自體抗原(autoantigen)。自體免疫疾病的確實發生機轉目前仍不清楚，但下列線索能解釋部分成因。

一、病因

1. 能與自體抗原作用之不適任之 B 與 T 細胞未被完全清除，因此喪失自我耐受性 (self-tolerance)。

2. 調節性 T 細胞功能不足，致使 B 細胞產生具攻擊性之自體抗體。

3. 藥物代謝後生成之產物結合至細胞表面，導致細胞結構發生改變，免疫系統因此將它視為外來物而加以攻擊。

4. 受傷或感染使存在免疫豁免區[註]之自體抗原進入血液循環，啟動免疫反應。

5. 其他因素：環境、遺傳、年齡、性別、荷爾蒙等亦可能與自體免疫疾病的發生有關，例如橋本氏症、格雷夫氏症、類風濕性關節炎、全身紅斑性狼瘡、索格倫氏症候群皆好發於女性，可能與激素或懷孕有關。

註：　免疫豁免(immune privilege)：能與自體抗原反應之 B 或 T 細胞因解剖構造上的屏障，無法邂逅存在晶狀體、睪丸與精子、胎兒與胎盤的蛋白質，結果在篩選過程中存活下來。當上述細胞、組織或器官受損時，存在其中的蛋白質（自體抗原）會顯露出來甚至進入血液，它們若不幸遭遇先前應亡而未亡的 B 或 T 細胞，便誘導出一場不該發生的免疫戰爭（自體免疫疾病）。經過多年研究人們發現免疫豁免區中仍有免疫細胞，只是它們會分泌抑制因子增強免疫耐受性而已。

二、全身性自體免疫疾病 (Systemic Autoimmune Disease)

　　此類病變涉及多種細胞、組織、器官，它的發生機轉與自體抗體、免疫複合物、補體活化有關，因此被列入第三型過敏。

(一) 類風濕性關節炎 (Rheumatoid Arthritis, RA)

1. **自體抗體**：成分是 IgM，亦稱類風濕性因子(rheumatoid factor, RF)，它會破壞血液以及淋巴中的 IgG。

2. **發生機轉**：IgG 與自體抗體 IgM 作用後形成的免疫複合物蓄積在關節腔，之後活化補體、啟動發炎反應。

3. **症狀**：血管炎、關節炎，病情逐漸惡化，患者終將不良於行；女性患者人數是男性的 2~3 倍。

4. **治療**

   (1) 抗發炎劑：水楊酸、吲哚類製劑等能緩解發炎與疼痛。

   (2) 免疫抑制劑：如 cyclosporine，干擾細胞激素生成、降低自體抗體濃度。

(二) 全身紅斑性狼瘡 (Systemic Lupus Erythematosus, SLE)

1. **自體抗體**：種類極多，包括類風濕性因子、紅血球抗體、白血球抗體、血小板抗體、核蛋白抗體、雙股 DNA 抗體等。

2. **發生機轉**：自體抗體分別作用於紅血球、白血球、血小板、核蛋白、雙股 DNA，形成之免疫複合物蓄積在皮膚、腎絲球、小血管，活化補體後造成各種病變。

3. **症狀**：因人而異，其中較常見的是關節炎、關節疼痛、雙頰皮膚紅斑（似張翼之蝴蝶，又名**蝴蝶斑**(butterfly rash)），發生率較低的則有心包膜炎、腎絲球腎炎、中樞神經病變。女性患者人數 9 倍於男性，懷孕、服用避孕藥皆能使症狀加劇。

4. **治療**

   (1) 抗發炎劑：治療發炎引起疼痛。

   　　A. 固醇類：cortisol、prednisolone、betamethasone。

   　　B. 非固醇類(NSAID)：aspirin、ibuprofen、indomethacine。

   (2) 免疫抑制劑：如 cyclosporine，干擾細胞激素生成、降低自體抗體濃度。

(三) 索格倫氏症候群 (Sjogren's Syndrome)

1. **自體抗體**：醣蛋白抗體。

2. **發生機轉**：自體抗體與細胞表面醣蛋白作用後形成免疫複合物，它會蓄積在許多器官活化補體，干擾胰、肝、淚腺、汗腺、唾液腺的正常功能。

3. **症狀**：慢性關節炎，眼睛、口腔、皮膚乾燥，女性患者人數通常是男性的 9 倍。

4. **治療**：使用人工淚液緩解眼睛乾燥、塗抹乳液保持皮膚濕度，多喝水減緩口乾舌燥感、降低蛀牙發生率；出現發炎時，可服用水楊酸或其他抗發炎劑。

三、 器官特異性自體免疫疾病 (Organ-Specific Autoimmune Disease)

相較於全身性自體免疫疾病，此種病變僅發生在一種細胞或接受器，但它造成的影響可能擴及全身，因此不可輕忽。器官特異性自體免疫疾病的發生機轉與第二型過敏的相關性較強。

(一) 重症肌無力 (Myasthenia Gravis, MG)

1. **自體抗體**：乙醯膽鹼接受器(acetylcholine receptor)抗體，其成分為 IgG。

2. **發生機轉**：自體抗體與肌肉表面的乙醯膽鹼接受器結合後抑制乙醯膽鹼(acetylcholine)的作用，導致肌肉無法正常收縮。抗體與接受器的結合亦能活化補體，造成肌肉細胞溶解。

3. **症狀**：四肢肌肉無力、呼吸困難、吞嚥困難，值得一提的是女性患者人數約為男性患者的 2 倍。

4. **治療**
   (1) 手術：切除胸腺。
   (2) 藥物：類固醇、免疫抑制劑、乙醯膽鹼抑制劑。

(二) 惡性貧血 (Pernicious Anemia)

1. **自體抗體**：胃壁細胞抗體、內在因子抗體。

2. **發生機轉**：自體抗體作用至胃壁細胞，干擾胃酸合成。胃酸濃度降低時，內在因子(intrinsic factor)產量即明顯下降，維生素 B_{12} 的吸收亦受影響，紅血球因此無法正常生成，最終導致惡性貧血。除此之外，部分自體抗體亦能直接作用於內在因子，造成相同病變。

3. **症狀**：貧血。

4. **治療**：補充高劑量維生素 B_{12}，症狀即可獲得改善。

(三) 第 1 型糖尿病 (Type 1 Mellitus Diabetes)

1. **別稱**：幼年型糖尿病。

2. **自體抗體**：胰島細胞(β cell)抗體。

3. **發生機轉**：自體抗體與 β 細胞結合後抑制胰島素生成，體細胞因此無法利用血中葡萄糖，致使血糖濃度上升，葡萄糖自尿液排出，造成糖尿病。

4. **症狀**：多尿、口渴、高血壓、酮酸中毒，症狀嚴重或血糖長期未獲控制之個體，可能出現腎衰竭、動脈硬化、網膜病變，最後甚至失明或必須截肢。

5. **治療**：補充胰島素，運動、調整飲食與作息亦能有效控制血糖。

(四) 凸眼性甲狀腺腫 (Hyperthyroidism, Thyrotoxicosis)

1. **別稱**：格雷夫氏症(Graves' disease)。

2. **自體抗體**：甲狀腺刺激素接受器抗體，其成分為 IgG。

3. **發生機轉**：自體抗體與甲狀腺刺激素接受器結合後，持續誘導甲狀腺細胞製造甲狀腺素，導致腺體腫大及其他病變。

4. **症狀**：凸眼、過動、失眠、代謝率升高、大脖子（甲狀腺腫大所致），嚴重者會出現發燒、心血管功能障礙等。

5. **治療**
   (1) 藥物：抗甲狀腺製劑。
   (2) 手術：割除甲狀腺。
   (3) 放射線：以 ^{131}I 治療。

6. **女性病患人數大約是男性的 7~10 倍。**

(五) 多發性硬症 (Multiple Sclerosis, MS)

1. **部分學者認為此症屬於全身性自體免疫疾病。**

2. **發生機轉**：T 細胞、自體抗體分別與髓鞘蛋白結合，釋出細胞激素、活化吞噬細胞，破壞髓鞘蛋白與神經細胞。

3. **症狀**：失智、四肢麻痺、平衡感喪失、視覺障礙、消化與泌尿生殖功能減退。

4. **治療**：干擾素-β，抑制 T 細胞的作用。

(六) 愛迪生氏症 (Addision's Disease)

1. **自體抗體**：腎上腺細胞抗體。

2. **發生機轉**：自體抗體作用至腎上腺細胞誘導細胞死亡，造成腎上腺萎縮，糖皮質固醇、礦物質皮質固醇合成受阻。

3. **症狀**：膚色變深、血壓下降、體重減輕、胃腸道不適。

4. **治療**：注射腎上腺皮質刺激素，提高皮質固醇的合成率；若未獲改善可直接補充皮質固醇。

(七) 橋本氏症 (Hashimoto's Disease)

1. **別稱**：甲狀腺炎。

2. **發生機轉**：自體抗體與 T 細胞同時破壞甲狀腺素，導致「甲狀腺素濃度降低」之訊號不斷刺激甲狀腺，使其持續製造甲狀腺素，最後造成腺體腫大。女性患者人數 10 倍於男性。

3. **症狀**：舌頭肥厚、聲音沙啞、身體虛弱、皮膚乾燥與黏膜水腫。

4. **治療**：補充甲狀腺素。

(八) 天疱瘡 (Pemphigus Vulgaris)

1. **發生機轉**：自體抗體(IgG)作用至橋粒（細胞間的黏著劑）導致表皮與真皮層分離，好發於 50~60 歲的中年人。

2. **症狀**：天疱瘡為慢性、高復發性之皮膚病變，患者的口腔、手肘、頭皮、顏面、鼠蹊部等處出現小水疱。

3. **治療**：皮質類固醇（首選）、免疫抑制劑，若發生細菌感染必須加入抗生素。

(九) 古德帕斯症候群 (Goodpasture's Syndrome)

1. **別稱**：肺出血腎發炎症候群。

2. **發生機轉**：自體抗體(IgG)作用至腎臟基底膜第四型膠原蛋白，有時亦會攻擊肺部組織。

3. **症狀**
   (1) 腎臟：血尿、蛋白尿、尿毒症。
   (2) 肺部：胸痛、呼吸困難、咳嗽甚至咳血。

4. **治療**：血漿分離置換術（除去抗體）合併藥物（皮質類固醇、免疫抑制劑）治療。

四、感染相關性自體免疫疾病

以下自體免疫疾病的發生與第三型過敏（免疫複合物型過敏）較為相關。

(一) 僵直性脊椎炎 (Ankylosing Spondylitis)

目前對此症之發生原因未竟明瞭，但一般認為**它與 HLA-B27 抗原的關聯性極深**，理由是僵直性脊椎炎患者中近九成擁有此種蛋白質。他們若再感染志賀氏桿菌、耶爾辛氏桿菌，發病機率將大增、症狀亦會加重；因為上述細菌的構造與 HLA-B27 抗原極為相似，使得免疫細胞誤將 HLA-B27 抗原視為外來物而加以攻擊。

僵直性脊椎炎患者多是 20~40 歲男性，他們的脊椎與周圍組織僵硬鈣化，脊柱無法正常彎曲，活動性因此變差，經常出現下背部疼痛。症狀嚴重時胸骨、肋骨亦出現壓痛感覺，臨床上常以「**竹竿病**」稱之。治療時會使用止痛劑、抗發炎劑或免疫抑制劑，症狀嚴重者可施以手術。除此之外，多運動、勿久坐、保持正確姿勢、盡量減少同一姿勢過久亦能改善病情。

(二) 風濕熱 (Rheumatic Fever)

此症是化膿性鏈球菌(*Streptococcus pyogenes*)感染後發生之自體免疫疾病，目前對其成因仍無定論，但部分學者認為心肌蛋白與化膿性鏈球菌 M 蛋白的相似度極高，抗體在無法區分下同時對二者展開攻擊（交叉反應，cross reaction）造成以下病變。

1. **心肌炎**(carditis)：最重要且最常見之症狀，除心肌發炎外，尚有心臟肥大、心包膜炎、充血性心衰竭等，極為嚴重。

2. **多發性關節炎**(polyarthritis)：多始於膝關節或踝關節，之後擴及其他關節。

3. **邊緣性紅斑**(erythema marginatum)：出現在軀幹與四肢皮膚、外觀似圓癬，當多個紅斑相連時則有蛇狀般彎曲的外觀。

4. **舞蹈症**(Sydenham's chorea)：亦稱小舞蹈症(chorea minor)，患者因中樞神經受損而出現無目的之快速運動，好發於臉部與四肢。

5. **皮下結節**(subcutaneous nodule)：膠原蛋白集結成無痛且堅硬之結節，多出現在手肘、膝關節、腕關節。

(三) 急性腎絲球腎炎 (Acute Glomerulonephritis)

急性腎絲球腎炎亦是化膿性鏈球菌感染後引起之免疫疾病。抗體與化膿性鏈球菌抗原形成之免疫複合物蓄積在腎絲球中，造成腎炎與腎衰竭。

☑ **重點整理**

一、過敏反應

項目	第一型過敏	第二型過敏	第三型過敏	第四型過敏
別稱	即發型過敏	抗體依賴性細胞毒殺型過敏	免疫複合物型過敏	遲發型過敏
過敏原	花粉、藥物、食物、清潔劑、寵物毛屑、昆蟲毒素、真菌孢子	細胞（如紅血球）	藥物、疫苗、抗毒素	金屬、橡膠、植物分泌物、細菌蛋白
參與者	IgE、肥大細胞、嗜鹼性白血球	IgG 或 IgM	IgG 或 IgM	T 細胞、吞噬細胞
疾病	1. 全身性過敏（過敏性休克） 2. 局部性過敏：氣喘、食物過敏、過敏性鼻炎、異位性皮膚炎	輸血錯誤、新生兒溶血症	血清病、亞瑟氏反應	接觸性皮膚炎

二、ABO 血型與 Rh 血型之比較

項目	ABO 血型				Rh(D)血型	
存在處與成分	紅血球表面的醣蛋白					
血型種類	O 型	A 型	B 型	AB 型	Rh(+)	Rh(-)
血型抗原	無	A	B	A 與 B	Rh	無 Rh
血型抗體	IgM，不需刺激即存在血液				Rh(-)血型者受 Rh 抗原刺激後產生 IgG	
輸錯血的後果	發燒、寒顫、血管內凝集、死亡				輕度溶血、血紅素微升	
對胎兒影響	無				新生兒溶血症	

三、異位性皮膚炎與接觸性皮膚炎之比較

項目	異位性皮膚炎	接觸性皮膚炎
過敏型	第一型過敏（局部性過敏）	第四型過敏（遲發型過敏）
過敏原	花粉、食物、清潔劑、寵物毛屑、昆蟲蛋白、真菌孢子	金屬、橡膠、菌體蛋白、移植組織、植物分泌物
症狀	紅疹、皮膚粗糙增厚	紅斑、水疱、膿疱
治療	類固醇、抗組織胺、減敏療法	類固醇、抗組織胺，細菌感染合併抗生素治療

四、全身性自體免疫疾病

病名	自體抗體作用對象	致病機轉	症狀
風濕性關節炎	IgM	免疫複合物蓄積在關節腔，活花補體，誘導發炎反應	血管炎、關節炎
全身紅斑性狼瘡	IgM、血球、雙股 DNA 等	免疫複合物蓄積在皮膚、腎絲球等處，活化補體	關節炎、蝴蝶斑、中樞神經病變等
索格倫氏症候群	細胞膜上之醣蛋白	免疫複合物蓄積在多個器官活化補體，破壞肝、胰、淚腺、汗腺、唾液腺功能	眼乾、口乾、皮膚乾、關節炎

五、器官特異性自體免疫疾病

病名	自體抗體作用對象	致病機轉	症狀
重症肌無力	乙醯膽鹼接受器	干擾乙醯膽鹼的作用，肌肉無法收縮	呼吸困難、吞嚥困難、四肢肌肉無力
惡性貧血	胃壁細胞、內在因子	影響胃酸合成→降低 B_{12} 吸收→紅血球數目不足	貧血
幼年型糖尿病	胰島細胞	抗體作用至胰島細胞，導致胰島素無法合成，血中葡萄糖不能被使用而排入尿中	糖尿病

病名	自體抗體作用對象	致病機轉	症狀
凸眼性甲狀腺腫（格雷夫氏症）	甲狀腺刺激素接受器	抗體與接受器結合，刺激甲狀腺素合成	凸眼、過動、失眠、代謝率升高
橋本氏症（甲狀腺炎）	甲狀腺素	T 細胞與自體抗體破壞甲狀腺素，導致不足	舌頭肥厚、聲音沙啞、身體衰弱、皮膚乾燥
愛迪生氏症	腎上腺細胞	自體抗體→腎上腺細胞死亡→皮質固醇無法合成	膚色深、血壓下降、體重減輕、胃腸道不適
多發性硬症	神經髓鞘蛋白	抗體、T 細胞→髓鞘蛋白→細胞激素與吞噬細胞破壞神經細胞、髓鞘蛋白	失智、四肢麻痺、視覺障礙、平衡感喪失
天疱瘡	橋粒	自體抗體(IgG)→橋粒→表皮與真皮層分離	皮膚出現小水疱
古德帕斯症候群	腎臟基底膜第四型膠原蛋白	自體抗體(IgG)→腎臟基底膜→腎臟發炎	腎炎、肺出血

六、感染相關性自體免疫疾病

病名	相關病因	致病機轉	症狀
僵直性脊椎炎（竹竿病）	1. 擁有 HLA-B27 基因 2. 感染志賀氏桿菌、耶爾辛氏桿菌	抗體→攻擊 HLA-B27 抗原→脊椎與周圍組織鈣化、脊柱無法正常彎曲	活動性差、下背痛、胸骨與肋骨有壓痛感
風濕熱	化膿性鏈球菌	化膿性鏈球菌抗體→作用至心肌蛋白（可能原因）	紅疹、心臟炎、關節炎、皮下結節
急性腎絲球腎炎	化膿性鏈球菌	免疫複合物→蓄積在腎絲球	腎臟炎、腎衰竭

EXERCISE　學習評量　　　　　✔ 解答 QR Code

(　) 1.　下列何者為延遲型過敏反應？(A)接觸型過敏性皮膚炎　(B)輸血反應　(C)蕁麻疹　(D)過敏性肺泡炎

(　) 2.　重症肌無力症是因下列何種抗體所引起的？(A)抗 DNA 抗體　(B)抗 RNA 抗體　(C)抗乙醯膽鹼受器抗體　(D)抗 RNP 抗體

(　) 3.　對於魚類、海鮮或是其他食物過敏者，在吃下這類食物後，會很快的出現全身性紅斑、甚至氣管收縮現象，這是由於下列何種抗體所引起？(A) IgA　(B) IgD　(C) IgE　(D) IgG

(　) 4.　因免疫複合物沉積(immune-complex deposition)進而誘發補體活化所造成的過敏反應屬於：(A)第一型過敏反應　(B)第二型過敏反應　(C)第三型過敏反應　(D)第四型過敏反應

(　) 5.　下列何種過敏原非引起第四型過敏反應？(A)鎳(nickel)　(B)塵蟎(mite)　(C)橡膠(rubber)　(D)有毒植物（如 poison ivy）

(　) 6.　下列自體免疫疾病，何者屬於非器官 特異性(non organ-specific)？(A)全身性紅斑狼瘡(Systemic lupus erythematosus)　(B)重症肌無力(Myasthenia gravis)　(C)橋本氏甲狀腺炎(Hashimoto's thyroiditis)　(D)胰島素依賴型糖尿病(Insulin-dependent diabetes mellitus)

(　) 7.　下列有關自體免疫疾病的成因，何者錯誤？(A)全身性紅斑狼瘡(systemic lupus erythematosus)起因於體內無法清除凋亡細胞，致使細胞核內成分暴露誘發自體抗體的形成　(B)微生物感染過程中，微生物抗原可能引發分子模擬(molecular mimicry)機制，致使抗微生物抗原之抗體攻擊自體器官　(C)葛瑞夫茲症(Graves' disease)乃自體抗體結合甲狀腺上皮細胞之甲狀腺刺激素受體(thyroid stimulating hormone receptor, TSHR)，導致細胞活化增生　(D)自體免疫引起之糖尿病(autoimmune diabetes)乃自體抗體對胰島 β 細胞的破壞，與 T 細胞無關

(　) 8.　下列何者非第二型過敏反應(type II hypersensitivity)引起之疾病？(A) Rh 血型陰性的母體所製造的 IgG 抗體，透過胎盤進到 Rh 陽性胎兒造成紅血球破壞　(B)將 AB 型血輸給 O 型血的人，引起溶血性輸血反應　(C)小分子藥物或代謝產物引發自體免疫溶血性貧血　(D)巨量免疫複合體沉積引發血清病(serum sickness)

( ) 9. 下列何者不屬於第三型過敏反應(type III hypersensitivity)引起之疾病或反應？
(A)血清病(serum sickness) (B)亞都司氏現象(Arthus reaction) (C)肺出血－腎
炎綜合症(Goodpasture's syndrome) (D)系統性紅斑狼瘡之腎絲球腎炎
(glomerulonephritis of lupus erythematosus)

( ) 10. 下列自體免疫疾病中，何者為自體抗體模擬特定分子結合在受體上導致細
胞活化及增生，而非造成該細胞的破壞及死亡？(A)全身性紅斑性狼瘡
(systemic lupus erythematosus) (B)重症肌無力(myasthenia gravis) (C)葛瑞夫
茲症(Graves' disease) (D)風濕性關節炎(rheumatoid arthritis)

( ) 11. 有關第一型過敏反應(Type I hypersensitivity)，下列敘述何者錯誤？(A)肥大細
胞(mast cell)被過敏原刺激後，釋出組織胺(histamine)、前列腺素
(prostaglandins)、白三烯素(leukotrienes)等物質造成氣管擴張，血管收縮
(B)過敏性鼻炎以減敏療法(desensitization)治療可降低 IgE 但增加 IgG 的製
造，以達到減少肥大細胞被過敏原刺激，所需時間長達一至兩年 (C)避免
接觸過敏原是最直接避免發生第一型過敏反應最好的方法 (D)皮膚敏感測
試(skin test)及測量血中總 IgE 與各過敏原專一性 IgE 是常用之檢測病患是否
有第 型過敏疾病的方法

( ) 12. 下列疾病何者不屬於自體免疫疾病(autoimmune disease)？(A)猩紅熱(scarlet
fever) (B)尋常天疱瘡(pemphigus vulgaris) (C)重症肌無力(myasthenia
gravis) (D)第一型糖尿病

( ) 13. 惡性貧血的病因是因為體內產生對抗下列何者的自體抗體？(A)維生素 C
(B)維生素 B$_{12}$ 內在因子(intrinsic factor) (C)胰島素(insulin) (D)血清素
(serotonin

( ) 14. 因為 IgG 和可溶性抗原形成免疫複合物(immune complex)造成的過敏反應，
屬於哪一型過敏反應？(A)第一型過敏反應 (B)第二型過敏反應 (C)第三型
過敏反應 (D)第四型過敏反應

( ) 15. 下列何種自體免疫疾病，病人體內會有 IgG 抗體對抗腎臟基底膜上第四型
膠原蛋白，引起腎組織內的發炎反應？(A)全身紅斑性狼瘡(Systemic Lupus
Erythematosus, SLE) (B)古德帕斯丘氏症候群(Goodpasture's syndrome) (C)
類風溼性關節炎(Rheumatoid arthritis) (D)多發性硬症(Multiple sclerosis)

( ) 16. 下列何者屬於第二型過敏反應？(A)阿圖斯氏反應(Arthus reaction) (B)全身
性過敏反應(systemic anaphylaxis) (C)結核菌素反應 (D) ABO 血型不合造
成的溶血與輸血反應

( ) 17. 若 A 血型的人輸血給 B 血型的人，受血者因抗原刺激產生的抗體是屬：
(A) IgM　(B) IgG　(C) IgA　(D) IgE

( ) 18. 結核菌素(tuberculin)皮膚試驗的陽性反應之敘述，下列何者正確？(A)有 T 淋巴細胞的參與　(B)屬於體液性免疫力　(C)是第一型即發性過敏反應　(D)組織反應以嗜中性球的浸潤為主

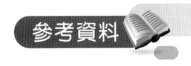

行政院衛生署(2007)．*漢生病*．行政院衛生署 2007 年 10 月 9 日署授疾字第 0960000892 號公告。

吳俊忠等(2016)．*臨床微生物學－細菌與黴菌學*（第六版）．五南。

李龍綠等(2008)．*醫護微生物及免疫學*（第三版）．新文京。

衛生福利部(2020)．中華民國 2020 年 1 月 15 日衛授疾字第 1090100030 號公告，新增「嚴重特殊傳染性肺炎」為第五類法定傳染病。

衛生福利部(2024)．2024 年 4 月 3 日舉行第 2 次專家會議，衛福部次長王必勝會後宣布，與會人員一致決議，米酵菌酸應更名，改用音譯「邦克列酸」(Bongkrekic Acid)。

衛生福利部疾病管制署(2007)．*多重抗藥性結核*。

衛生福利部疾病管制署(2024)．*類鼻疽*．衛福部疾管署 2024 年 7 月至 11 月報導。

賴志河(2024)．*2024 最新版全方位護理應考 e 寶典：微生物學與免疫學*．新文京。

Animal Diversity Web (n.d.). Trichinella spiralis. https://animaldiversity.org/site/accounts/information/trichinella_spiralis.html

Cedric Mims, C., Dockrell, H., Goering, R., & Roitt, I. (2004). *Medical Microbiology*. Elsevier.

Centers for Disease Control and Prevention (n.d.). *DPDx-Laboratory Identification of Parasites of Public Health Concern.* https://www.cdc.gov/dpdx/

Delves, P., Martin, S., Burton, D., & Roitt, I. (2011). *Roitt's Essential Immunology*. Wiley-Blackwell.

diArk (n.d.). *Species.* https://www.diark.org/diark/species_list?char=E

Drotman, D. P. *et al.* (2018). Emerging Infectious Diseases－Vaccine-Preventable Diseases. *Peer-Reviewed Journal Tracking and Analyzing Disease Trends, 24*(7), 1173-1400.

Fourwinds10.com. (n.d.). *Worms 'N' Us: A look at 8 parasitic worms that live in humans.* http://fourwinds10.com/siterun_data/environment/plants_and_animals/news.php?q=1268759267

Irving, W., Boswell, T., & Ala'Aldeen, D. (2005). *Medical Microbiology*. Taylor & Francis.

Talero, K. P. (2011). *Foundations in Microbiology*. McGraw-Hill.

Todd, I., & Spickett, G. (2010). *Lecture Note on Immunology*. Blackwell.

Yamagishi, J. *et al.* (2009). Toxoplasma gondii: sensitive and rapid detection of infection by loop-mediated isothermal amplification (LAMP) method. *Experimental Parasitology, 122*(1), 47-50.

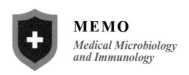

MEMO

*Medical Microbiology
and Immunology*

New Wun Ching Developmental Publishing Co., Ltd.

New Age · New Choice · The Best Selected Educational Publications — NEW WCDP